Band 5 Praxis der physikalischen Therapie

Herausgegeben von
A. Hüter-Becker und H. Thom

Bearbeitet von
W. Rulffs, Th. Schmidt und H. Thom

98 Abbildungen
13 Tabellen

1997
Georg Thieme Verlag
Stuttgart · New York

Die Deutsche Bibliothek –
CIP-Einheitsaufnahme

Physiotherapie : Taschenlehrbuch in 14 Bänden / hrsg. von A. Hüter-Becker ... – Stuttgart ; New York : Thieme.
NE: Hüter-Becker, Antje [Hrsg.]

Bd. 5. Praxis der physikalischen Therapie : Tabellen / hrsg. von A. Hüter-Becker und H. Thom. Bearb. von W. Rulffs ... – 1997
NE: Hüter-Becker, Antje [Hrsg.]; Rulffs, Walther

Printed in Germany

Satz und Druck:
Druckhaus Götz GmbH, Ludwigsburg
Gesetzt auf CCS Textline (Linotronic 630)

ISBN 3-13-101281-1 1 2 3 4 5 6

Umschlaggestaltung:
Matthias Winkler, Thun/Schweiz

Zeichnungen von
Oxford Illustrators, Oxford
V. Constantinescu, Bukarest

Wichtiger Hinweis: Wie jede Wissenschaft ist die Medizin ständigen Entwicklungen unterworfen. Forschung und klinische Erfahrung erweitern unsere Erkenntnisse, insbesondere was Behandlung und medikamentöse Therapie anbelangt. Soweit in diesem Werk eine Dosierung oder eine Applikation erwähnt wird, darf der Leser zwar darauf vertrauen, daß Autoren, Herausgeber und Verlag große Sorgfalt darauf verwandt haben, daß diese Angabe **dem Wissensstand bei Fertigstellung des Werkes** entspricht.

Für Angaben über Dosierungsanweisungen und Applikationsformen kann vom Verlag jedoch keine Gewähr übernommen werden. **Jeder Benutzer ist angehalten,** durch sorgfältige Prüfung der Beipackzettel der verwendeten Präparate und gegebenenfalls nach Konsultation eines Spezialisten festzustellen, ob die dort gegebene Empfehlung für Dosierungen oder die Beachtung von Kontraindikationen gegenüber der Angabe in diesem Buch abweicht. Eine solche Prüfung ist besonders wichtig bei selten verwendeten Präparaten oder solchen, die neu auf den Markt gebracht worden sind. **Jede Dosierung oder Applikation erfolgt auf eigene Gefahr des Benutzers.** Autoren und Verlag appellieren an jeden Benutzer, ihm etwa auffallende Ungenauigkeiten dem Verlag mitzuteilen.

Weitere Bände

Band 1	Biomechanik, Ergonomie, Arbeitsmedizin
Band 2	Physiologie, Trainingslehre
Band 3	Psychologie, Pädagogik, Soziologie, Berufslehre, Wissenschaftliches Arbeiten, Geschichte
Band 4	Untersuchungs- und Behandlungstechniken
Band 6	Massage, Gruppenbehandlung, Hygiene, Erste Hilfe, Verbandtechnik, Allgemeine Krankheitslehre
Band 7	Orthopädie
Band 8	Chirurgie, Frauenheilkunde
Band 9	Traumatologie, Querschnittlähmungen
Band 10	Innere Medizin
Band 11	Neurologie, Psychiatrie
Band 12	Pädiatrie, Neuropädiatrie
Band 13	Sportmedizin
Band 14	Prävention, Rehabilitation, Geriatrie

Anschriften

Heipertz, Wolfgang, Prof. Dr. med., Universität Frankfurt, Mozartstr. 18, 65779 Kelkheim

Hüter-Becker, Antje, Hollmuthstr. 20, 69151 Neckargemünd

Rulffs, Walther, Dr. med., Thoner Weg 22, 90425 Nürnberg

Schewe, Heidrun, Dr., Franklinstr. 21, 10587 Berlin

Schmidt, Thomas, Prof. Dr. rer. nat., Klinikum Nürnberg,
Institut für Med. Physik, Flurstraße 17, 90419 Nürnberg

Thom, Harald, Prof. Dr. med., Georg-Ledebour-Str. 12, 90473 Nürnberg

Vorwort der Herausgeber zum Gesamtwerk

1959 wurde das Lehrbuch der Krankengymnastik erstmals von Lindemann, Teirich-Leube und Heipertz herausgegeben, ein damals vierbändiges Werk, das vielen Schülern und Lehrern eine wertvolle Lern- und Unterrichtshilfe war.

1979 wurde das Konzept erneuert: Aus vier gebundenen Bänden wurden elf Taschenbücher mit neuen Autoren und erweiterten Inhalten. In der Nachfolge von Lindemann war H. Cotta Herausgeber und mit ihm W. Heipertz – spiritus rector der Erstausgabe – sowie A. Hüter-Becker und G. Rompe. Auch dieses Lehrbuchkonzept hat sich über viele Jahre mit mehrfachen Aktualisierungen der Einzelbeiträge bewährt.

1994 ist das neue Gesetz über die Berufe in der Physiotherapie verabschiedet worden und ebenfalls eine neue Ausbildungs- und Prüfungsverordnung für Physiotherapeuten, die jetzt gesetzlich geschützte Berufsbezeichnung der bisherigen Krankengymnasten. Der Lehrgang in der Physiotherapie dauert nun drei Jahre, die Ausbildungsinhalte wurden dem erweiterten Spektrum und der gewachsenen Kompetenz des Berufsbildes angepaßt. Diese strukturelle und inhaltliche Neugliederung der Ausbildung war Anlaß, auch die Lehrbuchreihe völlig neu zu konzipieren:

Die wissenschaftlichen Grundlagenbeiträge wurden ergänzt durch die neuen Ausbildungsfächer Pädagogik, Soziologie, Einführung in wissenschaftliches Arbeiten, Rehabilitation, Prävention, Sportmedizin und Arbeitsmedizin. In die klinischen Fächer wurde die Geriatrie eingefügt; die krankengymnastischen Behandlungstechniken wurden erweitert. Der Umfang der Lehrbuchreihe ist auf vierzehn Bände gewachsen, die in einem zeitgemäßen Layout erscheinen.

Dieses neue Konzept wird verantwortet von einer Physiotherapeutin/Krankengymnastin – A. Hüter-Becker – sowie Prof. Dr. W. Heipertz und einer Expertin für Bewegung und Bewegungskontrolle – Dr. H. Schewe – als Herausgeber der Gesamtreihe. Die Einzelbände werden zusätzlich von Bandherausgebern betreut: bei überwiegend krankengymnastischen Inhalten von Physiotherapeuten, bei überwiegend medizinischen Inhalten von Ärzten.

Die jetzt ausgeschiedenen Herausgeber des Taschenlehrbuches Krankengymnastik, H. Cotta und G. Rompe, haben über Jahrzehnte mit ihrer über die Grenzen Deutschlands hinaus anerkannten Fachkompetenz dem Lehrbuch der Krankengymnastik Geltung verschafft und dazu beigetragen, es als Standardwerk zu etablieren. Sie haben sich mit diesem Engagement um die Krankengymnastik verdient gemacht.

Auch dieses neue Lehrbuchkonzept lebt vom Austausch zwischen Herausgebern, Autoren und Lesern, zu dem wir Schüler und Lehrer der Physiotherapie ausdrücklich ermutigen wollen. Wir sind dankbar für alle Vorschläge, die dazu beitragen, diese Lehrbücher den Erwartungen derer, für die sie geschrieben wurden, anzugleichen, damit sie eine optimale Lern- und Arbeitshilfe werden.

Heidelberg, Berlin, Frankfurt, März 1996

Antje Hüter-Becker
Heidrun Schewe
Wolfgang Heipertz

Vorwort

Seit der ursprünglichen Ausgabe des Standardwerkes hat sich ein grundsätzlicher Wandel vollzogen, der zahlreiche Veränderungen und Ergänzungen des Textes notwendig werden ließ. Die großen Fortschritte auf allen Gebieten der Physiotherapie, insbesondere im Bereich der gesamten Elektrotherapie, machte eine völlige Neufassung dieser Abschnitte erforderlich. Andere Kapitel mußten grundlegend überarbeitet werden.

Darüber hinaus hat die Bedeutung der gesamten physikalischen Therapie seit einigen Jahren wesentlich zugenommen. Hierfür lassen sich verschiedene Gründe anführen.

Ganz allgemein kann man erfreulicherweise ein deutlich verstärktes Gesundheitsbewußtsein weiter Bevölkerungskreise konstatieren. Zugleich führt eine erheblich vermehrte Angst vor unerwünschten Nebenwirkungen der Chemo- bzw. Pharmakotherapie fast zwangsläufig zu einer generellen Bevorzugung „natürlicher Heilmethoden".

Fernerhin hoffen zahlreiche Patienten durch die Anwendung physiotherapeutischer Maßnahmen jede Art von Operationen zumindest hinausschieben, wenn möglich sogar ganz vermeiden zu können.

Schließlich bedingt die laufende Zunahme des prozentualen und absoluten Anteils älterer Menschen an der Gesamtbevölkerung eine Häufung zahlreicher chronischer Erkrankungen, insbesondere der degenerativ bedingten Leiden. Man spricht daher von einer Multimorbidität. Gerade hierfür aber sind die verschiedenen Verfahren der Physiotherapie vorzüglich geeignet. Durch die wiederholte Ingangsetzung des Reiz-Reaktions-Mechanismus vermögen sie die Selbstordnungskräfte des Organismus wieder anzuregen und damit seine Abwehrlage und Widerstandskraft zu erhöhen. Gerade die serien- bzw. kurmäßige Anwendung zahlreicher physikalischer Behandlungsmethoden hilft dem Patienten, seine optimale selbsttätige Anpassungsfähigkeit an veränderte Bedingungen wiederzugewinnen.

Eine bevorzugte Rolle fällt der Physiotherapie auch im Rahmen der gesamten Rehabilitation zu. Beide Therapiemaßnahmen sind eng miteinander verbunden und ergänzen sich zugleich.

Darüber hinaus bedient man sich zahlreicher Anwendungsformen auch zur Prophylaxe verschiedener Erkrankungen. Dabei ergeben sich fließende Übergänge, einschließlich der vorbeugenden Anwendung beim Gesunden.

Auf allen diesen Gebieten kommt dem Physiotherapeuten insofern eine große Bedeutung zu, als ihm vielfach auch die Funktion eines mit diesen Fragen besonders vertrauten „Ratgebers" für den von ihm behandelten Patienten zufällt.

Er muß deshalb auch über solche Verfahren orientiert sein, die er zwar nicht selber durchführt, die aber als Ergänzung oder Alternative zu den von ihm angewendeten Therapiemethoden in Betracht kommen. Wenngleich jede physiotherapeutische Anwendung nur auf eine ärztliche Anordnung hin erfolgt, so bleibt für die praktische Durchführung der jeweiligen Maßnahme dennoch ein relativ breiter Ermessensspielraum. Neben der Kenntnis der Indikationen und Kontraindikationen der zahlreichen Therapieverfahren gehört hierzu auch ein ausgesprochenes Fingerspitzengefühl für die jeweilige Belastungsfähigkeit des Patienten sowie die sich daraus ergebenden Variationen hinsichtlich Durchführung und Dosierung der Behandlung.

Nicht zuletzt sollte jeder Physiotherapeut darum bemüht sein, zwischen ihm und seinem Patienten eine ganz besondere Vertrauensatmosphäre herzustellen, da nur auf dieser Grundlage Behandlungsresultate erzielt werden können.

Im Interesse einer guten Zusammenarbeit zwischen Physiotherapeut und Arzt wendet sich dieses Buch als kurzgefaßte Informationsquelle auch an ihn. Es vermag dem Arzt Anhaltspunkte für seine Verordnungen und Therapieempfehlungen zu vermitteln, zumal das umfangreiche Gebiet der Physiotherapie, nicht zuletzt wegen der vielen Neuentwicklungen, in letzter Zeit schwer überschaubar geworden ist.

Bei der Überarbeitung dieser Neuauflage hat Herr Dr. Walther Rulffs als erfahrener Kenner der Physiotherapie, vornehmlich aus internistischer Sicht, zahlreiche wertvolle Ergänzungen beigesteuert. Hierfür bin ich ihm zu großem Dank verpflichtet.

Unser besonderer Dank gilt dem Georg Thieme Verlag und seinen zahlreichen, hochqualifizierten Mitarbeitern für alle Unterstützung bei der Neuherausgabe dieses wichtigen Bandes, der sich in erster Linie an den Physiotherapeuten, aber auch den Masseur und medizinischen Bademeister wendet. Darüber hinaus erscheint uns gerade dieser Band der Reihe für alle diejenigen Ärzte von Interesse zu sein, die sich schnell über die Möglichkeiten der physikalischen Therapie, ihre verschiedenen Techniken und insbesondere auch die Indikationen informieren möchten.

Nürnberg, Herbst 1996 Harald Thom

Inhaltsverzeichnis

1 Grundregeln und Zielsetzungen

H. Thom

„Die Heilkunst lehrt uns die beiden Neigungen der Natur kennen: die Neigung, Elemente aufzunehmen, und die Neigung, Elemente abzustoßen, und wer hier die gesunde Neigung von der kranken zu unterscheiden weiß, der ist der beste Arzt (Therapeut), und wer noch dazu die eine Neigung durch die andere zu ersetzen, hier die gesunde Neigung zu erregen, dort die kranke zu vernichten weiß, der ist der Meister."

Eryximachos in Platos (427 – 347 v. Chr.) „Gastmahl"

- Die Physiotherapie stellt einen Teil der physikalischen Medizin dar, die wiederum einen Zweig der wissenschaftlichen Heilkunde bildet.

  Die physikalische Therapie bedient sich ganz überwiegend physikalischer Faktoren wie der mechanischen Energie, der Wärme und Kälte, sichtbarer und unsichtbarer Lichtstrahlung sowie zahlloser, sehr verschiedener Formen elektrischer Energie zu therapeutischen Zwekken.

Sie wurde bereits in Urzeiten durch Erfahrungen am kranken Menschen in manchen Anwendungsformen rein empirisch entwickelt. So sind einfache thermotherapeutische Verfahren und gewisse Traktionsbehandlungen schon aus 2000 – 3000 Jahre alten Überlieferungen bekannt. Wie alle anderen Fächer der Medizin, so nahm auch die physikalische Therapie an den enormen Fortschritten der gesamten medizinischen Wissenschaft, speziell der Physik und Technik, teil, insbesondere seit der 2. Hälfte des vorigen Jahrhunderts. Dabei erfuhr nicht nur die Elektrotherapie eine rasante Ausbreitung. Auch die anderen Verfahren der Physiotherapie konnten aufgrund von Erkenntnissen ihrer physikalischen und physiologischen Gesetzmäßigkeiten in zunehmendem Maße auf eine gesicherte wissenschaftliche Basis gestellt werden. Dementsprechend ist die physikalische Therapie heutzutage – neben der medikamentösen und chirurgischen Behandlung sowie der Psychotherapie – zu einer gleichwertigen und gleichbedeutenden Behandlungsform geworden. Sie kann entweder, je nach Indikation und Erfahrung, als selbständige Therapie oder, und das vorzugsweise als Begleittherapie, zur Ergänzung und Unterstützung der übrigen Behandlungsverfahren eingesetzt werden. Einige Therapiemethoden, wie die Behandlung mit Badezusätzen, die Iontophorese oder die Inhalationstherapie, bedienen sich von vornherein der Kombination von physikalischen Faktoren und medikamentöser Behandlung.

Zwar stellt die Behandlung mit Röntgen- bzw. ionisierenden Strahlen im engeren Sinne auch eine Form der physikalischen Therapie dar, doch hat sich die Anwendung dieser Verfahren, gerade aber auch in Verbindung mit den zugehörigen Indikationen, inzwischen so sehr von dem ursprünglichen Aufgabengebiet der physikalischen Therapie fortentwikkelt, daß eine Berücksichtigung in diesem Zusammenhang unterbleiben kann.

Physikalisch-therapeutische Maßnahmen wirken fast stets als *Reize,* welche die Aufgabe haben, *Antworten* des menschlichen Organismus hervorzurufen. Diese stellen keine lineare Folge physikalischer Einwirkungen dar, sondern sind *physiologische Reaktionen.*

■ *Merke:* Die Methoden der Physiotherapie sind charakterisiert durch in überwiegendem Maße aktivierende Wirkungen auf den menschlichen Körper.

Sie eröffnen damit die Wege zu einer vorzugsweise funktionellen Therapie. Ihre Maßnahmen lösen im Körper bestimmte, oft reproduzierbare Reaktionen aus; man spricht deshalb auch von einer *Reaktionstherapie.* Der durch die physikalischen Behandlungsmaßnahmen gesetzte Reiz vermag jedoch, in Abhängigkeit von der jeweiligen individuellen Reaktionsweise, eine ganze Reihe zum Teil sehr unterschiedlicher Reizantworten, d. h. Reaktionen, auszulösen. Da diese in Form einer gegenregulatorischen Funktion ablaufen, ist auch die Anwendung des Begriffes Reiz- oder *Regulationstherapie* berechtigt. Gerade durch die vielfältigen Auswirkungen auf die verschiedenen Regulationssysteme des Organismus vermögen die physikalisch-therapeutischen Anwendungen eine ganzheitliche Einflußnahme auf körpereigene Gesundungs- und Heilungstendenzen zu nehmen. Diese erfolgt über eine Stärkung von Abwehr- und Anpassungsreaktionen sowie durch eine Verbesserung verschiedener Regenerations- und Kompensationsmechanismen. So beeinflussen z. B. (intensive) thermische Reize nicht nur die wärmeregulatorischen Funktionen des Hautgefäßnetzes, sondern zugleich auch die Regulation des Gesamtkreislaufs, den Stoffwechsel, die Höhe des Muskeltonus, das Wechselspiel der Drüsen mit innerer Sekretion u. a. Darüber hinaus gestattet gerade die Vielzahl der uns zur Verfügung stehenden Verfahren der physikalischen Therapie durch eine feine Abstufung in ihrer Reizintensität eine sehr enge Anpassung an die jeweilige Reaktionslage bzw. Reaktionsfähigkeit des Patienten.

■ *Merke:* Physikalische Therapie ist stets eine Reaktionstherapie. Sie ist gleichzeitig auch eine Reiz- und Regulationstherapie.

Über die für die Praxis so wichtigen Beziehungen zwischen der Dosis, d. h. der Reizstärke, und der daraufhin zu erwartenden Reaktion bietet die *Arndt-Schulz-Regel* zumindest einen groben Anhalt. Sie besagt, daß schwache Dosen die Lebenstätigkeit anfachen, mittelstarke sie fördern, starke hemmen und stärkste sie sogar aufheben (Abb. 1.**1**). Diese Regel macht deutlich, daß neben der Entscheidung für ein bestimmtes therapeutisches Verfahren auch die jeweilige Reizstärke von ausschlaggebender Bedeutung für den Erfolg ist. Als Beispiel möge der Einsatz von Wärme diese Aussage bestätigen: Milde Wärmeanwendungen regen die periphere Durchblutung an, starke führen ggf. durch eine extreme Weitstellung der Blutgefäße zur völligen Stase des Blutkreislaufs, und stärk-

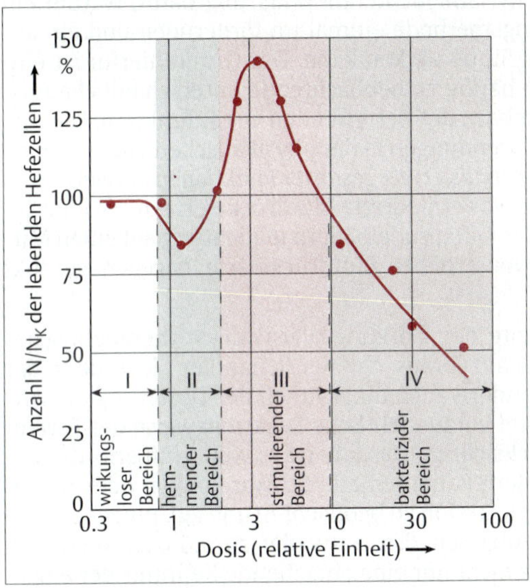

Abb. 1.**1** Einwirkung von UVC-Strahlen (254 nm) auf Mikroorganismen (Hefezellen). Temperatur 20 °C, konstante Bestrahlungszeit von 6 h (nach Lembke u. Bönicke)
Der Verlauf der Kurve läßt sehr anschaulich erkennen, welchen unterschiedlichen Einfluß die Dosierung auf die Wirkung ein und desselben Agens u. U. ausüben kann. Während sich nach einem wirkungslosen Bereich (I), einschließlich eines kurzen, unbedeutenden hemmenden Bereiches (II), eine breite Zone mit kräftiger, stimulierender und das Wachstum der Zellen anregender Wirkung findet (III), ergibt eine weitere Steigerung der Dosis jetzt einen umgekehrten Effekt, wobei die Hefezellen in zunehmendem Maße abgetötet werden (IV)

ste Wärmereize können sogar Verbrennungen und Gewebstod (Nekrosen) hervorrufen.

Eine weitere, mit dieser Regel eng verwandte biologische Gestzmäßigkeit formuliert das sog. *Ausgangswertgesetz nach Wilder:* Je stärker die Erregung der vegetativen Nerven bzw. der Tätigkeitsgrad eines vegetativen Organs ist, desto geringer ist die Erregbarkeit für alle fördernden, aber desto stärker die Ansprechhbarkeit auf hemmende Reize. Liegt beispielsweise bereits eine erhebliche (oberflächliche) Mehrdurchblutung vor, so läßt sich diese durch weitere Wärmereize lediglich noch ein wenig weiter verstärken. Wesentlich deutlicher wird die Reaktion jedoch ausfallen, wenn die Blutgefäße auf einen Kältereiz mit einer anhaltenden Vasokonstriktion reagieren.

Hierdurch ergibt sich eine einleuchtende Erklärung dafür, warum ein und dieselbe Behandlungsmethode einmal im fördernden und ein andermal im hemmenden Sinne wirken kann. Der Grund hierfür ist einfach die in der Therapie häufig zu beobachtende unterschiedliche Ausgangslage des Patienten bzw. der betreffenden Organfunktion. Dies erklärt ferner, daß viele Anwendungen in der physikalischen Therapie eine generelle *Tendenz zur Normalisierung gestörter Funktionen* aufweisen. So können beispielsweise zuvor erniedrigte Blutdruckwerte durch eine Serie von Kohlensäure- oder Luftsprudelbädern in Richtung auf einen Mittelwert angehoben, zuvor erhöhte Blutdruckwerte dagegen gesenkt werden (Abb. 1.**2a–c**).

Die große Variationsbreite der Wirkung physikalisch-therapeutischer Anwendungen setzt deshalb voraus, daß der Behandler nicht nur in der Wahl des Verfahrens, sondern auch hinsichtlich der Dosierung die vorliegende Konstitution und voraussichtliche Reaktionsweise des Patienten sehr sorgfältig berücksichtigt. Deshalb ist es weiterhin erforderlich, in stetem Kontakt mit dem Patienten alle Schwankungen oder möglichen Änderungen seiner Reaktion zu beobachten und ggf. umgehend die Dosis entsprechend anzupassen, d.h. entweder zu reduzieren oder zu verstärken. All dies setzt nicht nur eine eingehende Kenntnis der eingesetzten physiotherapeutischen Verfahren und ihrer unterschiedlichen Wirkungen voraus, sondern auch hinsichtlich des Wesens, Verlaufs und gleichzeitiger anderer Behandlungsverfahren der unterschiedlichsten Krankheitsbilder. Ebenso wichtig ist es für den Behandler, sich möglichst früh über die mutmaßliche Reaktionslage bzw. den Reaktionstyp des Patienten ein möglichst genaues Bild zu verschaffen.

Stärker ausgeprägte, häufig gegensätzlich reagierende *Konstitutionstypen* stellen Menschen mit pyknischem oder leptosomem Habitus dar. Während beim Pykniker die Körperoberfläche im Verhältnis zur Masse des Körperkerns relativ klein ist, so ist beim Leptosomen die Körper-

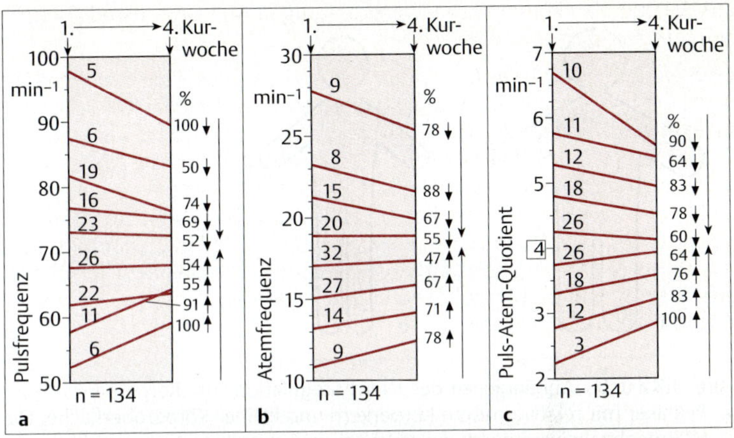

Abb. 1.**2 a–c** Veränderungen der Ruhepuls-Frequenzen (**a**), der Ruheatem-Frequenz (**b**) und des Puls-Atem-Quotienten (**c**) im Laufe einer 4wöchigen CO_2-Badekur bei 134 Patienten (nach Hildebrandt)
Die sämtlich auf einen gedachten Punkt zusammenlaufenden Linien veranschaulichen deutlich den normalisierenden Effekt balneotherapeutischer bzw. physikalischer Behandlungsmaßnahmen an diesem Beispiel. Das heißt, alle über das Normalmaß hinaus veränderten Funktionsgrößen verkleinern sich, und alle unter das durchschnittliche Maß abgesunkenen Werte erhöhen sich. (Die Zahlen innerhalb des Feldes geben die Anzahl der in den Ausgangswertklassen zusammengefaßten Fälle an. Die Prozentzahlen geben an, welcher Anteil jeder Klasse an der durchschnittlichen Verlaufsrichtung teilnahm)

oberfläche im Hinblick auf den schmächtigen Körperkern verhältnismäßig groß. Diese Beziehungen sind mit dafür verantwortlich, daß beide Konstitutionstypen gerade im Rahmen der physikalischen Therapie ganz unterschiedliche Reaktionsweisen zeigen bzw. unterschiedliche *Reaktionstypen* darstellen. So wirkt sich die relativ geringe Körperoberfläche eines Menschen mit pyknischem Habitus dahingehend aus, daß er nur über eine geringere Abstrahl- und Schwitzfläche verfügt. Das bedeutet, daß beim *Pykniker,* der im übrigen über eine gute Ausnutzung seiner Eigenwärme verfügt, die Wärmeabgabe ganz allgemein erheblich reduziert ist. Dies ist günstig bei tiefer Außentemperatur, er kühlt weniger rasch aus. Als ungünstig erweist sich dies dagegen im heißen Milieu: Der in seiner Wärmeabgabe eingeschränkte Körper erleidet rascher einen Wärmestau. Der Pykniker muß deshalb jede Art von Hitze schnell als belastend empfinden (Abb. 1.**3 a** u. **b**).

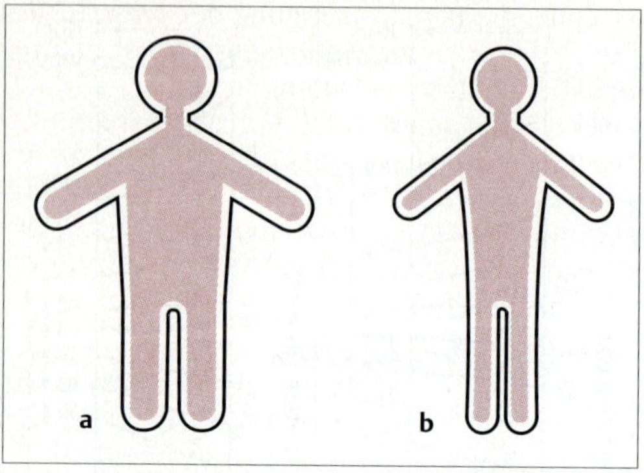

Abb. 1.**3 a** u. **b** Abhängigkeit der Thermoregulation vom Körperbau
a Pykniker mit relativ großem Körperkern und kleiner Körperoberfläche. Die Wärmeabgabe wird durch die verhältnismäßig geringe Austauschfläche erschwert, d.h. er schwitzt relativ leicht. Andererseits verträgt er Kaltanwendungen relativ gut
b Leptosomer mit relativ kleinem Körperkern und großer Körperoberfläche. Hieraus ergibt sich eine geringe Ausnutzung der Eigenwärme und eine verhältnismäßig starke Wärmeabgabe, d.h. er friert leicht und verträgt Heißanwendungen relativ gut

Gänzlich anders reagiert dagegen der *Leptosome.* Bei ihm läßt die relativ große Wärmeaustauschfläche der Körperdecke nur eine schlechte Ausnutzung der eigenen Wärme zu. Er verträgt im allgemeinen anstandslos auch hohe Außentemperaturen. Bei tiefer Umgebungstemperatur kühlt er dagegen rasch aus und fröstelt schon sehr bald. Aus diesen Gründen spricht Kowarschik (1958) beim Pykniker von einem „Wärmesatten" und beim Leptosomen von einem „Wärmehungrigen".

Lampert (1955) bezeichnet in seiner Reaktionstypenlehre den Wärmehungrigen als A-Typ. Er versteht darunter einen schlanken und langgliedrigen Menschen von schwachem Körperbau, vegetativ labil, der überwiegend vagoton reagiert und zur Hypotonie neigt. Sein B-Typ ist mit dem wärmesatten Pykniker praktisch identisch. Dieser ist von rundlichem Körperbau und neigt eher zur Blutfülle sowie zum Bluthochdruck.

■ Auch wenn man diese Reaktionstypen nur selten in ausgeprägter Reinform vorfindet, so läßt sich dennoch bei entsprechender Kenntnis ihrer konstitutionellen Gesetzmäßigkeiten und Merkmale eine weitgehende Zuordnung des Patienten zu diesem oder jenem Reaktionstyp vornehmen.

Nicht minder wichtig ist indes die Berücksichtigung der *individuellen Reaktionslage.* Diese ist von vielerlei Faktoren abhängig. Hierzu gehören das kalendarische und biologische Alter des Patienten, seine Ernährung, sein Wohlbefinden usw. Schon eine banale Infektion, wie etwa ein Rachenkatarrh, vermag seine Reaktionslage von einer Behandlung zur andern u. U. deutlich zu verändern. Dies bedeutet, daß bei jeder Behandlung nicht nur die jeweilige individuelle, sondern stets auch die aktuelle Reaktionslage sorgfältig beachtet werden und ggf. eine Änderung im laufenden Therapiekonzept erfolgen muß.

- Ein ganz wesentliches gemeinsames Kennzeichen der überwiegenden Zahl selbst unterschiedlichster Verfahren der physikalischen Therapie ist die Erzeugung einer *Hyperämie*, vorzugsweise im Bereich der Körperoberfläche.

Die Beobachtung zeigt, daß sich die Hyperämie je nach Wirkfaktor unterschiedlich ausprägt. So kann man nach Klare u. Scholz (1949) unterscheiden:
- eine hellrote Kältehyperämie, sie wird als reinste Form einer arteriellen Hyperämie angesehen;
- eine tiefrote Wärmehyperämie, bei ihr ist das venöse System stärker mitbeteiligt;
- eine chemische Reizhyperämie;
- eine mechanische Hyperämie, sie wird durch Massagen und ähnliche Einwirkungen erzeugt;
- eine aktinische Hyperämie, diese entspricht dem Erythem, wie es durch Sonnen- oder UV-Licht-Bestrahlungen hervorgerufen wird.

Die vermehrte Durchblutung, d. h. die aktive Hyperämie, ist zu einem großen Teil für die Behandlungserfolge physikalischer Maßnahmen verantwortlich. Sie bewirkt einerseits eine verbesserte Versorgung der Gewebe mit Sauerstoff, Nähr- und Abwehrstoffen, andererseits führt sie zu einem beschleunigten Abtransport von Stoffwechselprodukten sowie von verschiedenen, oft schmerzverstärkend wirkenden sauren Gewebsschlacken. So sieht Holzer (1947) vornehmlich in der Verminderung des Säuregrades (pH-Wertes) des Gewebes eine wesentliche Mitursache für die durch eine Hyperämie bewirkte Schmerzlinderung.

Die Reaktionen des Gefäßsystems auf unterschiedliche Reize unterliegen jedoch, trotz differenter Ausprägungen der Hyperämie, gewissen Gesetzmäßigkeiten, deren Kenntnis für die Wirkung physikalisch-therapeutischer Maßnahmen notwendig ist.

Gewöhnlich bleibt die Hyperämie nicht, wie etwa beim Kohlensäurebad, auf den Bereich der Reizeinwirkung beschränkt, sondern sie breitet sich auch in die nähere und weitere Umgebung aus. Bei starken örtlich einwirkenden thermischen Reizen kann sie sogar die gesamte Körperdecke erfassen.

Die Ausbreitung der angewandten thermischen oder mechanischen Reize erfolgt überwiegend über die segmentale Nervenversorgung. Über ihre in das gleiche Rückenmarkssegment einmündenden oder von dort wieder ausgehenden Nervenbahnen sind auch die Hautbezirke (Dermatome) der rechten und linken Körperseite in gewisser Beziehung miteinander verbunden. Dadurch vermögen stärkere, eine Hyperämie auslösende Reize in einem Dermatom zugleich auch eine, wenngleich deutlich schwächere Mehrdurchblutung des gleichen Hautsegmentes auf der kontralateralen Seite auszulösen.

Man bezeichnet diesen Effekt als *konsensuelle Reaktion.* Er spielt vor allem bei der physikalischen Therapie von peripheren Durchblutungsstörungen verschiedener Genese eine bedeutsame Rolle.

Bei Anwendung kräftiger Reize führt die Hyperämie außerdem zu einer Mitbeteiligung benachbarter, d.h. kranial- oder kaudalwärts gelegener Körpersegmente. Dabei kann es sogar zu einer Ausbreitung über die gesamte Körperoberfläche (Irradiation) kommen.

Aber auch zwischen jeweiligen segmentalen Hautbezirken und den mit ihr im gleichen Rückenmarkssegment verbundenen inneren Organen bestehen oftmals deutlich ausgeprägte Verbindungen. So bewirkt manche Funktionsstörung von Eingeweideorganen in den ihnen segmental zugeordneten Muskel- und/oder Hautbereichen durch Vermittlung sog. *viszerokutaner Reflexe* deutlich erkennbare Veränderungen. Diese äußern sich vorwiegend im Sinne einer tast- oder sichtbar erhöhten Gewebsspannung. Durch Beeinflussung der entsprechenden Dermatome, z.B. vermittels einer Bindegewebsmassage, lassen sich über den umgekehrten, den *kutiviszeralen Reflexweg* entsprechende Änderungen der gestörten Organfunktion zu therapeutischen Zwecken herbeiführen.

Die engen Beziehungen zwischen Reiz und Reizbeantwortung lassen sich an den Blutgefäßen der Haut besonders deutlich studieren. Jeder thermische, mechanische oder auch elektrische Reiz, der die Haut trifft, löst an deren Gefäßen zunächst eine lokale Reaktion aus. Er wird darüber hinaus aber auf dem Nervenwege auch zu tieferliegenden Geweben und Organen weitergeleitet und kann evtl. selbst dort noch eine Reizantwort hervorrufen.

Auf Wärmereize erweitern sich die Blutgefäße gemeinhin (Vasodilatation). Dabei wirkt das Blut in ihnen als „Kühlstrom" und verhindert damit eine Überhitzung der Haut, deren Eiweiß bei Erreichen von 44 °C denaturieren würde.

Unter Kälteeinfluß kommt es dagegen zu einer Engstellung der Gefäße (Vasokonstriktion). Dies kann als Schutzmaßnahme gegen zu starken Kälteeinstrom bzw. zur Erhaltung der Temperaturkonstanz des Körpers gesehen werden.

Eine Änderung dieses Reaktionsverhaltens der Gefäße sehen wir jedoch bei plötzlich und kräftig einwirkenden Reizen. Es kommt dann auch bei stärkeren Wärme- bzw. Hitzereizen sowie bei mechanischen und selbst bei kurzeinwirkenden Kaltreizen zunächst zu einer Vasokonstriktion von Kapillaren, kleinen Venen und Arterien (primäre Gefäßreaktion).

Erst einige Sekunden später erfolgt dann eine allmähliche Erweiterung der Gefäße. Wir sprechen hier von einer sekundären Gefäßreaktion bzw. einer reaktiven Hyperämie (Abb. 1.**4a**).

Bei einschleichenden Wärmemaßnahmen erfolgt jedoch die erwünschte, langsam zunehmende Gefäßerweiterung, ohne daß es vorher zu einer Vasokonstriktion kam. Dieses Effektes bedient man sich bei temperaturansteigenden Teilbädern (Abb. 1.**4b**). Ein typisches Beispiel hierfür ist das ansteigende Teilbad im Bereich des linken Armes nach Schweninger-Hauffe, wobei es mit Hilfe kutiviszeraler Reflexe zu einer Änderung der Relation von Sauerstoffzufuhr zum Sauerstoffverbrauch des Herzens kommt (Schweninger war der Leibarzt Bismarcks). Das ansteigende Armbad wird in erster Linie zur Prophylaxe und Therapie der Angina pectoris bzw. der koronaren Herzkrankheit angewendet.

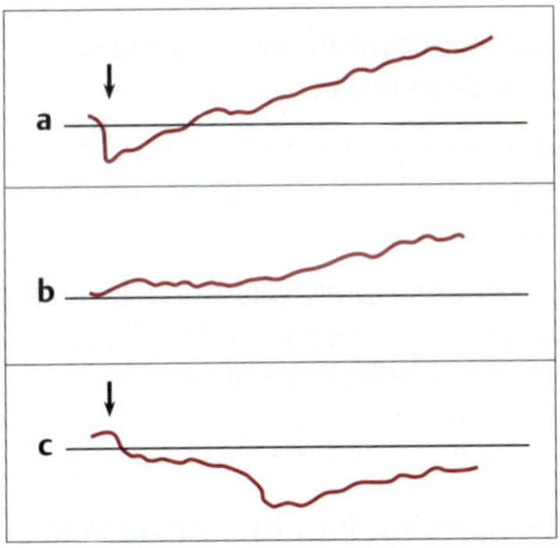

Abb. 1.**4a–c** Plethysmographische Kurvenverläufe (nach Lampert)

a Nach einem Heißreiz (43 °C) von 10 s Dauer (↓) erfolgt zunächst eine Verkleinerung des Armvolumens infolge der Vasokonstriktion. Anschließend kommt es zu einer allmählichen Volumenzunahme, d. h. einer reaktiven Hyperämie bei Vasodilatation

b Bei einem langsam ansteigenden Handbad von 35 °C bis schließlich 44 °C erfolgt keinerlei Vasokonstriktion

c Bei einem Patienten mit diabetischer Gangrän kommt es auf einen Temperaturreiz hin (↓) zu einer paradoxen Reaktion. Hier erfolgt eine Vasokonstriktion unterschiedlichen Ausmaßes, jedoch ohne nachfolgende Dilatation

Andererseits kommt es durch starke und langeinwirkende Reize schließlich zu einer vollständigen *Erschöpfung der Reaktionsbereitschaft* der Gefäßwände. Diese äußert sich in einer extremen Gefäßerweiterung infolge einer Lähmung der Gefäßmuskulatur. Hierdurch geht die tiefrote Hyperämie bald in eine dunkellivide Hautverfärbung über.

Abweichend von dem bisher geschilderten Verhalten gesunder Gefäße kann es bei organisch bedingten Gefäßwandveränderungen, z.B. bei einer peripheren arteriellen Durchblutungsstörung, unter der Einwirkung plötzlich einsetzender intensiver thermischer Reize zu einer Änderung der Reaktionsweise kommen. Auch hier tritt zunächst eine Vasokonstriktion ein; diese wird jedoch nicht von der gewohnten Vasodilatation abgelöst. Sie bleibt vielmehr langanhaltend, krampfartig bestehen und verstärkt dadurch noch die ohnehin bereits vorhandene Minderdurchblutung (Abb. 1.**4c**). Dieses gewöhnlich sehr schmerzhafte Verhalten wird als *paradoxe Reaktion* bezeichnet.

Natürliche Heilmittel zeigen einerseits eine Sofort- bzw. *Immediatwirkung* thermischer, mechanischer und chemischer Natur und andererseits – bei wiederholter Anwendung am Kurort – eine Wirkung in Form einer *Reiz- und Reaktionstherapie* sowie der gleichzeitigen Induktion adaptativer Prozesse.

Sofortwirkungen spielen bei der Therapie entzündlicher, vorzugsweise rheumatischer Erkrankungen, eine besondere Rolle.

Adaptative Wirkprinzipien gelten vorzugsweise für eine Stabilisierung des vegetativen Systems, z.B. bei einem generalisierten Weichteilrheumatismus wie der primären Fibromyalgie.

In keinem anderen medizinischen Fachgebiet spielt das buchstäbliche „Behandeln" eine derartig wesentliche Rolle wie gerade in der physikalischen Therapie. Hieraus ergibt sich zwangsläufig eine besonders enge somatische und psychische Verbindung zwischen Patient und Behandler. Diese Chance gilt es ganz bewußt zum Wohle des Kranken zu nutzen.

Es kann bei dieser gezielt auf das Arbeitsgebiet der Physiotherapeuten ausgerichteten Darstellung der physikalischen Therapie nicht jede Anwendung eingehend aufgezeigt werden. Vielmehr ist es erforderlich, den Wissensstoff auf die wesentlichen Anwendungsbereiche zu beschränken. Gewisse Aufgaben der physikalischen Therapie werden überwiegend von Masseuren und medizinischen Bademeistern ausgeführt. Sie sollen deshalb nur relativ kurz besprochen werden. Andere Verfahren dagegen besitzen für die heutige Physiotherapie eine so überragende Bedeutung, daß sie in gesonderten Bänden dieser Lehrbuchreihe ausführlich abgehandelt werden.

2 Thermotherapie

H. Thom und W. Rulffs

Einführung und geschichtliche Entwicklung

- Unter Thermotherapie (thermos, griech. = warm) versteht man die Behandlung mit Wärme. Sie kann in sehr verschiedener Form und unterschiedlichen Behandlungstechniken durchgeführt werden. Wärme beschreibt eine Form der Bewegungsenergie, die als Brown-Molekularbewegung sogar sichtbar gemacht werden kann.

Wärme umfaßt alle Temperaturbereiche über dem absoluten Temperaturnullpunkt, der bei minus 273 °C (0°Kelvin) liegt. Je weiter die Entfernung von diesem Nullpunkt ist, desto intensiver erfolgt die Bewegung der Moleküle. Dementsprechend ausgeprägt ist auch die erzeugte Wärme.

In bezug auf unsere Temperaturempfindung sprechen wir von einer subjektiv empfundenen Kälte. Alle Temperaturen, die unterhalb unseres Behaglichkeitsempfindens liegen, pflegen wir im allgemeinen als „kalt" zu bezeichnen, obgleich die sog. „Indifferenztemperatur" gegenüber Wasser zwischen 33 °C und 35 °C, gegenüber zugfreier Luft bei 22 °C liegt.

Die Zufuhr therapeutischer Wärme kann auf sehr unterschiedliche Weise erfolgen. Bei der Behandlung mit Licht bedient man sich hierzu der wärmenden Infrarotstrahlen und in Verbindung mit Hochfrequenzwellen der sog. Joule-Wärme. Im Rahmen der Anwendung von Heißpackungen geschieht dies mit Hilfe von Peloiden oder anderen Materialien.

Eine örtliche Erwärmung löst naturgemäß andersartige therapeutische Effekte aus als eine lokale Kühlung. Beide Methoden können dabei auch unerwünschte Nebenwirkungen auslösen, die nicht immer im voraus berechenbar sind.

Hinsichtlich der jeweils bevorzugten Anwendung des einen oder anderen Verfahrens kann man als grobe Richtlinie davon ausgehen, daß akute, exsudative Entzündungen zumeist besser auf Kälte als auf Wärme ansprechen. Chronische torpide Entzündungen reagieren demgegenüber im allgemeinen besser auf Wärmeanwendungen jeder Art.

Einen großen Raum innerhalb der Thermotherapie nimmt die *Hydrotherapie* ein. Hierzu gehört die methodische Anwendung von Wasser mit unterschiedlicher Temperatur bzw. in seinen verschiedenen Aggregatzuständen, d.h. als Wasser, Dampf oder auch als Eis, sowohl zu therapeutischen, prophylaktischen wie auch diätetischen Zwecken im weitesten Sinne dieser Worte. Die heute wieder mehr zu Bedeutung gelangte Kryotherapie, d.h. die lokale Behandlung mit Kälte, läßt sich deshalb ebenso wie zahlreiche Formen der Wärmetherapie in gleicher Weise als eine Methode der Hydrotherapie wie der Thermotherapie ansehen (Kryotherapie S. 60 ff).

Auch die *Balneotherapie* (balneum, lat. = Bad) bedient sich, abgesehen von den chemischen Wirkungen der im Badewasser befindlichen Inhaltsstoffe, in ganz überwiegendem Maße thermischer Reize. Im allgemeinen Sprachgebrauch versteht man unter Balneotherapie jedoch nicht nur die Behandlung mit Bädern, sondern ebenso auch die Benutzung natürlicher Quellwässer zu Trinkkuren und Inhalationen.

Entsprechend dieser Begriffsbestimmung finden wir thermotherapeutische Maßnahmen weit verbreitet in der physikalischen Therapie. Sie sind allerdings oft mit anderen Reizfaktoren zu einer gemeinsamen Wirkeinheit vergesellschaftet, wie beispielsweise bei der Unterwassergymnastik, der Unterwasserdruckstrahlmassage oder den hydroelektrischen Bädern.

Anwendungen der Thermotherapie dienen in vielfältiger Weise sowohl der Vorbeugung wie der Bekämpfung verschiedenster funktioneller Störungen oder auch organischer Leiden sowie zur Rekonditionierung und Rehabilitation.

Kurzer Abriß der geschichtlichen Entwicklung der Thermo-, Hydro- und Balneotherapie

ca. 4500 v. Chr.
Erste Hinweise, daß Schwitzbäder in Erdlöchern, Höhlen oder Zelten genommen werden.

ca. 2000 v. Chr.
In Indien und am Euphrat entstehen großzügige Badeanlagen.

ca. 1500 v. Chr.
In den minoischen Palästen auf Kreta werden Badewannen genutzt. Ähnliche Einrichtungen finden sich auf dem griechischen Festland.
In Ägypten wird heißer Nilschlamm zu Packungen verwendet.

ca. 500 v. Chr.
Im hellenistischen Einflußbereich entwickeln sich Kureinrichtungen an als heilkräftig angesehenen Quellen, die Asklepios, dem Gott der Ärzte, geweiht sind (Abb. 2.**1**).

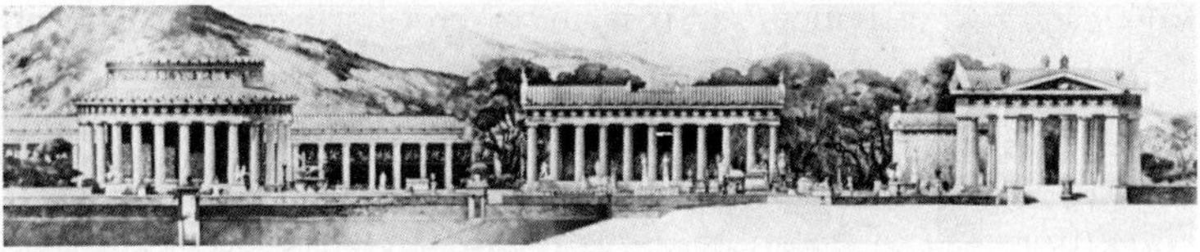

Abb. 2.1 Rekonstruktion des Sanctuariums von Asklepios in Epidaurus, Griechenland

ca. 400 v. Chr.
Der griechische Arzt Hippokrates erwähnt bereits die therapeutische Anwendung von Dampf, heißen Umschlägen und Kataplasmen.

ca. 100 v. Chr. bis 260 n. Chr.
Während der Blütezeit des Römischen Reiches entstehen nicht nur in Rom, sondern im gesamten Einflußbereich (von Nordafrika bis England) in Verbindung mit Siedlungen und Militärlagern zahlreiche Badeanlagen. Mehrere Kaiser stifteten in Rom als Thermen bezeichnete riesige Einrichtungen, die bis zu 2300 Besuchern gleichzeitig Platz boten (Abb. 2.**2**). Die Ruinen der Caracalla- und der Diokletianthermen sind auch heute noch zu besichtigen. Livius gibt genaue Anweisungen für die therapeutische Anwendung von Bädern. Plinius berichtet über die Nutzung heißer Quellenschlamme. Galen befaßt sich mit der Indikation heißer Schlammpackungen bei chronisch-entzündlichen Veränderungen.

ca. 400 n. Chr.
Verbreitung von Schwitzbädern – in Skandinavien als Heißluftschwitzbad (Sauna), in Rußland als Dampfbad (Banja).

ca. 1300 – 1650 n. Chr.
In Mitteleuropa zunehmende Zahl von Badestuben, bevorzugt in den Städten, und verbreitete Nutzung natürlicher Quellen (Abb. 2.**3**). Nur kurzes Aufblühen einer neuen Badekultur, beendet durch Seuchenzüge (Lues, Pest) und die Wirren des 30jährigen Krieges.

1702
Der englische Arzt Floyer weist in seiner „Psychrolusia" auf die heilsame Wirkung von Wasseranwendungen hin.

um 1750
Weitere Ärzte – Albrecht von Haller in der Schweiz, van Swieten in Österreich, Siegmund Hahn und sein Sohn Johann Siegmund in Deutschland – sprechen sich für eine systematische Anwendung hydrotherapeutischer Maßnahmen aus. Die Empfehlungen finden wenig Beachtung.

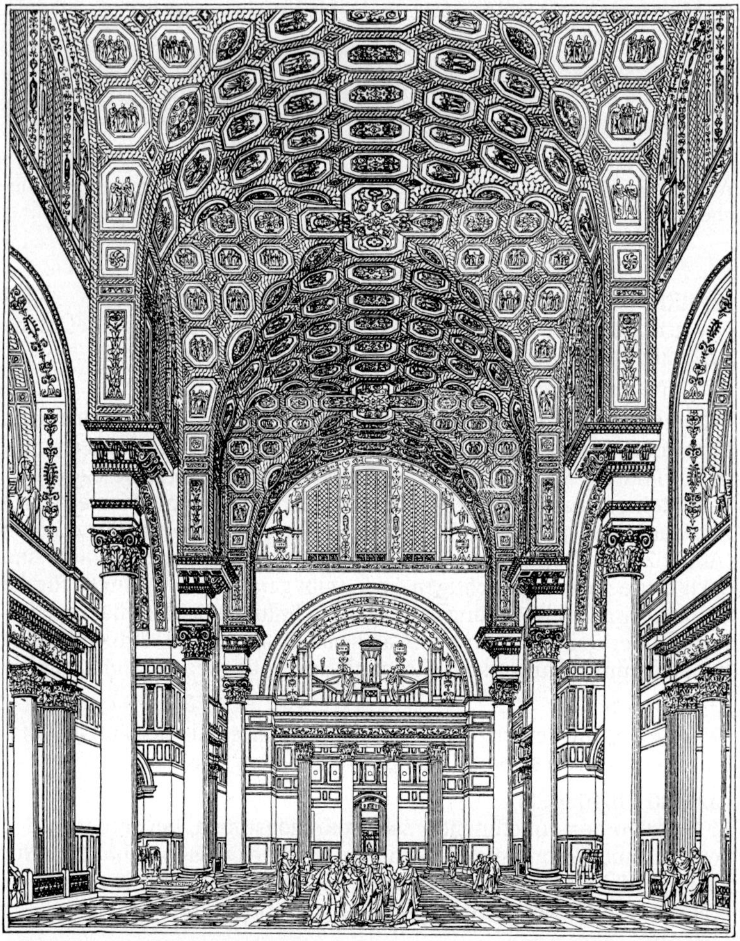

Abb. 2.**2** Die Thermen des Caracalla in Rom (Tepidarium). Versuch einer Rekonstruktion (aus Marcuse, I.: Bäder und Badewesen in Vergangenheit und Gegenwart. Enke, Stuttgart 1903). Unter einem Tepidarium verstand man den „Warmraum" eines altrömischen Dampfbades

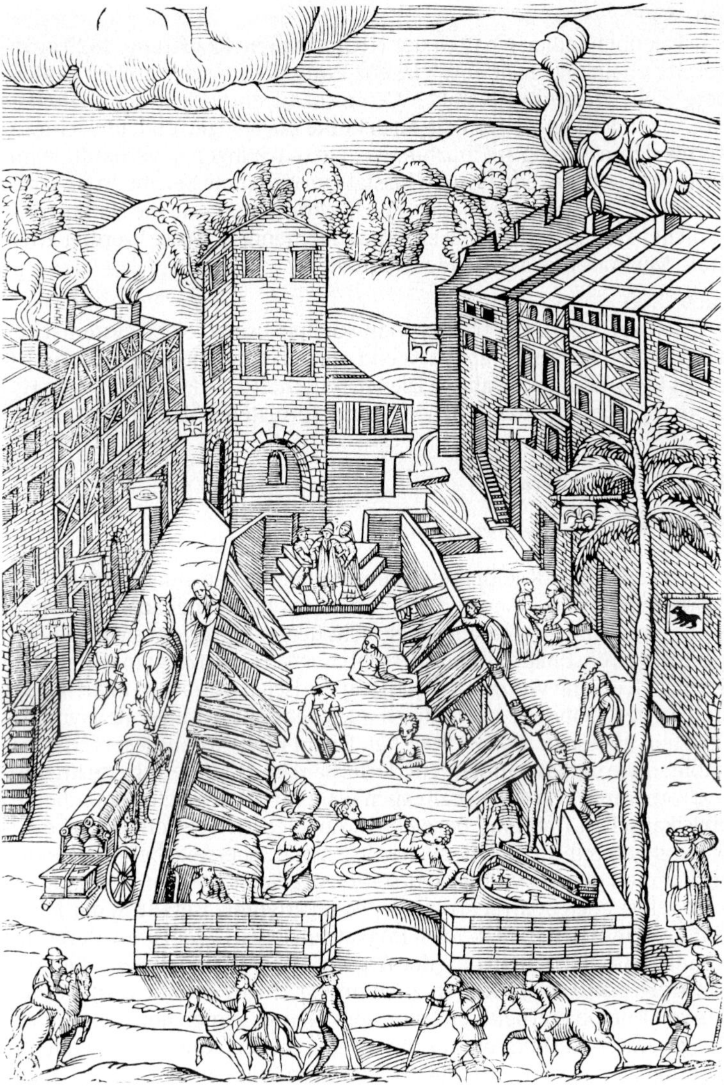

Abb. 2.**3** Darstellung eines mittelalterlichen Badebetriebes (aus dem Buch „De Balneis“, Venedig 1553). Man erkennt zahlreiche stärker körperbehinderte Patienten, die an Achselstützen gehen. Männer und Frauen baden gemeinsam. Zu beiden Seiten des Bades finden sich die Aushängeschilder der Gaststätten und „Badehotels“

um 1830
Erst Laienbehandler schaffen der Hydrotherapie Beachtung. 1829 eröffnet der ehemalige Landwirt Vincenz Prießnitz im schlesischen Gräfenberg eine „Wasserheilanstalt“. Wenig später entwickelt der ehemalige Fuhrmann Johann Schroth die auch heute noch angewendeten Schroth-Kuren, deren Prinzip auf feuchten Schwitzpackungen in Verbindung mit Trockenkost bzw. reduzierter Flüssigkeitsaufnahme beruht. Inzwischen hat sich in Deutschland wieder eine Rückbesinnung auf die Nutzung natürlicher Heilmittel entwickelt. In zunehmendem Maße werden Thermal-, Mineral- und Moorbäder frequentiert.

nach 1860
Der schwäbische Pfarrer Sebastian Kneipp bringt einer systematisch aufgebauten Hydrotherapie den endgültigen Durchbruch als wirkungsvolles Behandlungsverfahren. Die wissenschaftliche Fundierung der Hydrotherapie erfolgt durch den Wiener Internisten Wilhelm Winternitz.

2.1 Hydrotherapie

2.1.1 Kneipp-Anwendungen

Die von Sebastian Kneipp besonders gepflegten verschiedenartigen hydrotherapeutischen Anwendungen sind bis heute vielfach mit seinem Namen verbunden, wenngleich er nicht der erste war, der sie in die Therapie eingeführt hat. Sein unübersehbares Verdienst liegt in erster Linie darin, daß er eine Vielzahl hydrotherapeutischer Verfahren nicht nur systematisiert, sondern sie zugleich auch hinsichtlich ihrer Reizwirkung sehr fein abgestuft angewendet hat. Die in ihrer Art ausgesprochen variable sowie individuell sehr gut dosierbare und breitgefächerte Kneipp-Hydrotherapie wurde deshalb auch als eine „Mikrometerschraube der physikalischen Therapie“ bezeichnet. Auf diese Weise können diese Anwendungen mit unterschiedlicher Intensität einerseits beim Gesunden im Rahmen der Gesundheitsvorsorge eingesetzt werden und andererseits selbst noch beim schwerstkranken Patienten. Gerade in der heutigen Zeit, in der die Reaktionsfähigkeit unseres Organismus durch die ständige Abschirmung vor jeder Art von thermischen, kinetischen und sonstigen natürlichen Reizen zunehmend eingeschränkt wird, kommt der von Kneipp erarbeiteten Lehre sowohl im Rahmen der Therapie wie der gesamten Gesundheitserziehung eine nicht zu unterschätzende Bedeutung zu. Mit dem von ihm entwickelten Prinzip:

- So mild wie möglich und so stark wie nötig

erfaßte er bereits instinktiv die Grundzüge des später von Arndt und Schulz entwickelten Reizgesetzes.

Bei der Beurteilung der allseits bekannten Kneipp-Hydrotherapie wird indes zumeist völlig übersehen, daß gerade er sich stets für eine umfassende *Ganzheitsbehandlung* eingesetzt hat. Er verlangte deshalb die strenge Beachtung wesentlich weiter gehender Behandlungsprinzipien, die synergistisch seine spezielle Wasserbehandlung ergänzen und vertiefen sollten. So verwendete er bei entsprechenden Erkrankungen bevorzugt milde wirkende, pflanzliche Arzneien (Phytotherapie). Wo notwendig empfahl er zusätzlich eine dosierte Bewegungstherapie sowie auch nach heute gültigen ernährungsphysiologischen Gesichtspunkten ausgerichtete, breit angelegte diätetische Maßnahmen. Nicht zuletzt jedoch empfahl er seinen Patienten einen möglichst „natürlichen" Lebensrhythmus mit physiologischem Wechsel von Aktivität und Entspannung im körperlichen und seelischen Bereich im Sinne einer umfassenden *Ordnungstherapie.*

Die von Kneipp entwickelte Hydrotherapie, die anfänglich eine reine Kaltwasserbehandlung darstellte, wurde im Laufe der Zeit der sich wandelnden Reaktionsbereitschaft der Patienten angepaßt. Hierzu gehört auch die Einbeziehung von temperierten Waschungen und Wechselgüssen.

Allgemeine Grundsätze der Hydrotherapie

- Nach Kaltreizen kommt es zu einer reaktiven Mehrdurchblutung sowie einer nachfolgenden Erwärmung. Dieses Wirkungs- und Behandlungsprinzip wird ganz gezielt und individuell dosiert angewendet.

Der Ablauf einer ungestörten Reaktion ist jedoch nur dann möglich, wenn die nachstehenden Grundregeln konsequent eingehalten werden:

Jede Kaltanwendung darf nur an einem *warmen Körper* bzw. Körperabschnitt angewendet werden, jedoch niemals bei einem frierenden Patienten oder in einem kalten, schlecht durchbluteten Bereich. Sofern erforderlich, ist deshalb eine Vorwärmung des Patienten durchzuführen. Diese kann entweder durch aktive Bewegungen oder durch ein warmes Bad erfolgen.

Jede Kaltanwendung sollte nur *kurz* erfolgen. Tritt dabei nicht die gewünschte, gut sichtbare Rötung der Haut auf oder kommt es gar als Ausdruck mangelhafter Reaktionsfähigkeit der Gefäße zu einer lividen Verfärbung, so muß die Kaltanwendung sofort abgebrochen werden. Durch vorsichtig dosierte Kaltreize und ihre einschleichende Wiederholung läßt sich indes nicht selten im Verlauf der weiteren Behandlung doch noch die erforderliche Reaktion erzielen. Man sollte daher in derartigen Fällen nicht von vornherein eine nicht beeinflußbare Kaltunverträglichkeit konstatieren.

Schroffe Kaltanwendungen haben, ebenso wie Heißanwendungen an den Extremitäten, grundsätzlich dann zu unterbleiben, wenn organische Gefäßwandschäden entweder bekannt oder zu vermuten sind, beispielsweise bei Bestehen einer Claudicatio intermittens. Anderenfalls könnte es zur Auslösung einer unerwünschten *paradoxen Reaktion* kommen (vgl. S. 10).

Alle Behandlungen sollten in einem gut belüfteten, zugleich aber auch zugfreien und mindestens 25 °C warmen Raum erfolgen.

Nach jeder Kaltanwendung ist für eine möglichst rasche *Wiedererwärmung* des Patienten zu sorgen. Diese geschieht entweder durch Anlegen einer Trockenpackung oder durch aktive Bewegung.

❖ Jede Anwendung erfordert die laufende *Kontrolle der Reaktion* des Patienten und seines subjektiven Befindens.

Dies gilt im übrigen auch für alle anderen physikalisch-therapeutischen Maßnahmen. Aus diesen Beobachtungen sollten die notwendigen Schlüsse gezogen werden und ggf. entweder die Dosierung oder auch die Art der Behandlung geändert werden. Alle größeren, in den vegetativen Reaktionsablauf des Körpers eingreifenden Maßnahmen erfordern eine *anschließende Nachruhe,* damit die hierdurch angeregten Reizantworten ungestört ablaufen können. Letzteres setzt aber auch voraus, daß der Patient nicht durch sein etwaiges Fehlverhalten infolge von Nikotin- oder Alkoholabusus, ein Schlafdefizit oder einen Behandlungsantritt mit vollem Magen oder in abgehetztem Zustand die ungestörte Reizverarbeitung selbst beeinträchtigt.

Alter, Konstitution und Zustand des Kranken sind bei der Wahl der Wassertemperatur bzw. der Intensität der Anwendung, ihrer Dauer und Flächenausdehnung in jedem Einzelfall zu berücksichtigen. Grundsätzlich empfiehlt sich anfangs zumeist eine *„einschleichende" Dosierung,* die bei guter Verträglichkeit allmählich zunehmend gesteigert werden kann. Auf diese Weise läßt sich jede schädliche Überdosierung vermeiden.

Bei allen *Wechselbehandlungen,* d. h. der wechselweisen Anwendung von Warm- bzw. Heiß- und Kaltreizen nacheinander, sollte zwischen den beiden Temperaturbereichen mindestens eine Differenz von 12 °C bestehen. Dabei erfolgt jeder Kaltreiz nur flüchtig für wenige Sekunden; alle Warmanwendungen werden demgegenüber bedeutend länger ausgedehnt, d. h. im allgemeinen 1 – 3 Minuten lang. Je nach Art der Anwendung und der Reaktionsweise des Patienten ist eine ein- bis zweimalige Wiederholung des Wechsels üblich. Den Abschluß der Behandlung bildet stets die kurze Kaltphase.

•••• Waschungen

■ Waschungen stellen eine hydrotherapeutische Anwendungsform von geringer Reizstärke dar. Waschungen werden bevorzugt in der pflegerischen Betreuung von Schwerstkranken eingesetzt, um bestehende Regulationseinbußen ihrer Kreislauforgane und des Wärmehaushaltes infolge der langen Bettruhe so gering wie möglich zu halten.

Teil- und Körperganzwaschungen können andererseits auch beim Gesunden regelmäßig zum Zweck der Anregung der peripheren Kreislaufregulation bzw. zur „Abhärtung" angewendet werden. Sie stellen hydrotherapeutische Behandlungsverfahren dar und dürfen deshalb nicht mit hygienischen Maßnahmen verwechselt werden.

Durchführung

Man benutzt ein mehrfach zusammengelegtes, mit kaltem Wasser getränktes Tuch. Es kann auch ein Waschhandschuh verwendet werden. Damit fährt man, ohne einen besonderen Druck auszuüben, in langen, verhältnismäßig raschen Strichen über die Extremitäten und in festgelegter Strichführung über die einzelnen Abschnitte des Körperstammes. Dabei bleibt ein feiner Feuchtigkeitsfilm auf der Haut zurück, der einen kurzen, sehr flüchtigen Kaltreiz bewirkt. Zwischendurch muß das Tuch, welches hierbei Körperwärme aufnimmt, immer wieder in kaltes Wasser eingetaucht werden, damit der Temperaturreiz während der gesamten Waschung annähernd konstant erhalten bleibt.

Die Waschungen werden gewöhnlich im Bett vorgenommen. Nur zu Ganzwaschungen kann der Patient ggf. das Bett verlassen. Der Kranke wird nur so weit aufgedeckt, wie es für die durchgeführten Waschungen der einzelnen Körperabschnitte jeweils erforderlich ist. Anschließend verbleibt er noch eine Zeitlang zugedeckt im Bett, um die Wiedererwärmung zu fördern und hierdurch den Übergang in eine vagotone Phase zu unterstützen.

Bei Auftreten von Schüttelfrost sind Kaltwaschungen grundsätzlich kontraindiziert.

Einzelwaschungen werden kurmäßig täglich durchgeführt. Sie dienen vorwiegend der Anregung von Atmung und Kreislauf sowie zur Stabilisierung des Neurovegetativums.

Serienwaschungen werden entweder zur Senkung der Temperatur bei bestehendem hohen Fieber oder zur Stimulierung der Schweißsekretion bzw. zur Förderung des Schweißausbruchs vorgenommen. Sie werden in kurzen Abständen von etwa 15 – 30 Minuten ggf. mehrfach wiederholt.

•••• Wickel

■ Unter Kneipp-Wickeln (Abb. 2.4) bzw. Umschlägen nach Prießnitz versteht man zirkulär um einzelne Körperabschnitte gewickelte, feuchte kalte Tücher mit entsprechender Abdeckung.

Typische Beispiele sind der *Waden-* oder *Brustwickel.* Bedecken die Wikkel 2/3 der Körperoberfläche oder mehr, so spricht man auch von Packungen. Diese sind allerdings nicht identisch mit den zu Kalt- oder Heißpakkungen verwendeten Materialien.

Wickel stellen je nach Größe und Liegedauer milde bis stärkere hydrotherapeutische Reize dar. Dies sollte auch im Hinblick auf Konstitution und Reaktionsfähigkeit des Patienten beachtet werden.

Durchführung und Indikationen

Ein Wickel besteht nach Kneipp aus drei Lagen:

Zunächst aus einem grobporösen Wickeltuch aus Leinen, sodann einem allseits etwa 2 cm größeren Zwischentuch aus Leinen oder Baumwolle sowie schließlich einem Wolltuch oder einer Wolldecke. Auf diese Weise soll die äußere Wickelhülle vor dem Benetzen mit Schweiß geschützt werden. Alle drei Tücher werden nacheinander um den Körperabschnitt gelegt, dabei jeweils straff gezogen, damit der Wickel möglichst dicht, faltenlos und ohne Luftzutritt zwischen Haut und Wickeltuch seine volle Wirkung entfalten kann. Der Patient ruht dabei mit dem Wickel und gut zugedeckt im Bett.

Der Wickel kann, ebenso wie die Waschungen, allerdings intensiver, auch als **wärmeentziehende Maßnahme** eingesetzt werden, beispielsweise bei Fiebernden. Bei dieser Indikation wird das mit kaltem Wasser getränkte Wickeltuch nur soweit ausgedrückt, daß es nicht mehr tropft.

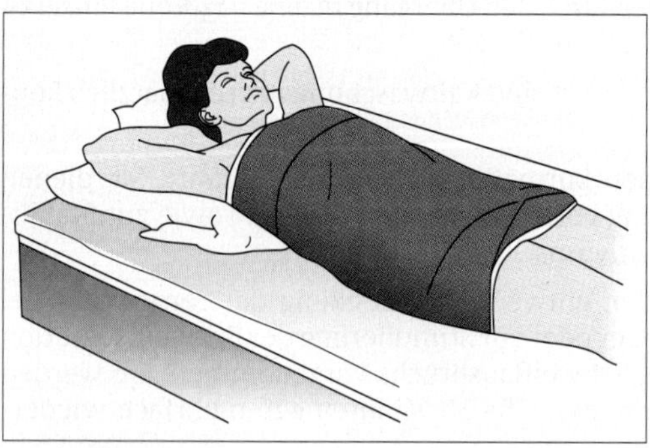

Abb. 2.**4** Anlegen eines Rumpf- oder Stammwickels (Kurzwickel nach Kneipp). Dieser Wickel reicht von den Achselhöhlen bis zu den Oberschenkeln

Um diese größere Wassermenge im Tuch zu erwärmen, ist deshalb eine relativ große Zahl von Wärmeeinheiten erforderlich, die dabei dem Körper entzogen werden. Je nach der Höhe des Fiebers, nach der Temperatur des verwendeten Wassers und dem Feuchtigkeitsgehalt des Wickeltuches variiert die Zeitdauer, bis ein Ausgleich zwischen der Temperatur der Körperoberfläche und derjenigen des Wickels erfolgt ist. Gewöhnlich wird dies nach 15 – 20 Minuten der Fall sein. Dann muß der wärmeentziehende Wickel abgenommen und ggf. erneuert werden. Der Wickel wird so oft wiederholt, bis die gewünschte Temperatursenkung erfolgt ist.

Bleibt ein Wickel oder eine Packung über den Zeitraum des Temperaturausgleichs zwischen Körper und Wickeltuch noch länger liegen, etwa insgesamt 45 – 60 Minuten, so kommt es zu einem zunehmenden *Wärmestau* unter dem Wickeltuch und damit zu einer (milden) Erhöhung der Körpertemperatur.

Dies hat Auswirkungen auf den Stoffwechsel im Sinne einer mäßigen Anregung des Vegetativums, welches hierdurch vagoton gestimmt wird.

Wärmestauende Wickel werden vorwiegend als Teilwickel angewendet. Dabei muß das getränkte Tuch vor dem Anlegen gut ausgewrungen werden, damit es möglichst bald zum gewünschten Temperaturausgleich kommt.

Der wärmestauende Wickel wird spätestens dann wieder abgenommen, wenn sich erste Zeichen der Schweißbildung, zumeist auf der Stirn des Patienten, zeigen.

Bleibt der Wickel über diesen Zeitpunkt hinaus liegen, so nimmt der Wärmestau weiter zu und es kommt zum allgemeinen Schweißausbruch.

Typische *Indikationen* für Teilwickel im Bereich des Abdomens sind Funktionsstörungen des Magen-Darm-Traktes oder zur reflektorischen Verminderung eines erhöhten Muskeltonus sowie bei Schlaflosigkeit und nervösen Reizzuständen. Brustwickel haben sich bei akuter und chronischer Bronchitis sowie bei Restsymptomatik nach Pneumonie und Pleuritis bewährt. Kurmäßig werden sie zur Stoffwechselanregung oder zur Umstimmungsbehandlung eingesetzt.

Ein **schweißtreibender Wickel** kann maximal bis zu 2 Stunden angelegt bleiben. Er wird vorzugsweise bei Erkältungskrankheiten eingesetzt, um durch seine kräftige Stoffwechselanregung die Abwehrkräfte des Körpers zu steigern.

Der Patient muß aus einem schweißtreibenden Wickel oder einer entsprechenden Ganzpackung mit einer anschließenden Abwaschung „herausgewaschen“ werden. Danach ist noch mindestens 1 Stunde

Nachruhe erforderlich. Hierbei soll der Kranke nur lose zugedeckt liegen, damit kein stärkeres Nachschwitzen mehr auftritt und die durch die Anwendung ausgelösten Körperreaktionen allmählich abklingen können.

•••• Güsse

- Ein Kneipp-Guß ist die Anwendung eines fast drucklosen gebundenen Wasserstrahles, der sich wie ein „Wassermantel" auf der begossenen Region ausbreitet.

Obgleich schon lange vor Kneipp Übergießungen mit kaltem Wasser durchaus gebräuchlich waren, so haben wir ihm dennoch das noch heute zur Anwendung kommende, äußerst differenzierte System der Güsse zu verdanken. Dieses reicht von der Auslösung eines außerordentlich milden Reizes bis zu einem relativ starken Reiz. Alle Güsse sollen deshalb den individuellen Reaktionsverhältnissen optimal angepaßt werden. Dies geschieht vorwiegend über ihre Ausdehnung, beispielsweise als Knieguß oder als Vollguß.

Durchführung und Indikationen

Ausgeführt werden die Güsse heutzutage nicht mehr wie zu Zeiten Kneipps mit einer Gießkanne, sondern mit einem 2–3 m langen Schlauch von etwa 2 cm Durchmesser.

Bei diesen **Flachgüssen** kommt praktisch nur der thermische Reiz des *kalten* Wassers zur Wirkung. Der Patient steht während des Gusses auf einem Holzrost, um ein reaktionshemmendes Auskühlen der Füße zu vermeiden. Die Gießfolge ist für jeden Guß genau vorgeschrieben. Er beginnt immer rechtsseitig und dorsal. Dadurch ist es möglich, kreislaufbedingte Fehlreaktionen rechtzeitig zu erkennen und ggf. zu verhindern.

Flachgüsse werden gewöhnlich kurmäßig in steigender Dosierung durchgeführt. Sie beginnen beim Knieguß, um über den Schenkelguß, Armguß, Brustguß, Oberguß, Unterguß und Rückenguß (Abb. 2.**5**) schließlich beim Vollguß (mit Ausnahme des Kopfes) zu enden.

Insgesamt ist die Gießdauer relativ kurz. Sie liegt bei einem Knieguß unter 1 Minute. Bei einem normalen Reaktionsverhalten wird jeweils so lange gegossen, bis die gewünschte Reaktion in Form einer rosaroten Verfärbung der Haut und einem subjektiven Wärmegefühl auftritt. Kommt es zu einer lividen Hautverfärbung, wie sie bei zu langer Gießdauer oder auch bei ungenügender Gefäßregulation auftreten kann, muß die Anwendung sofort abgebrochen werden.

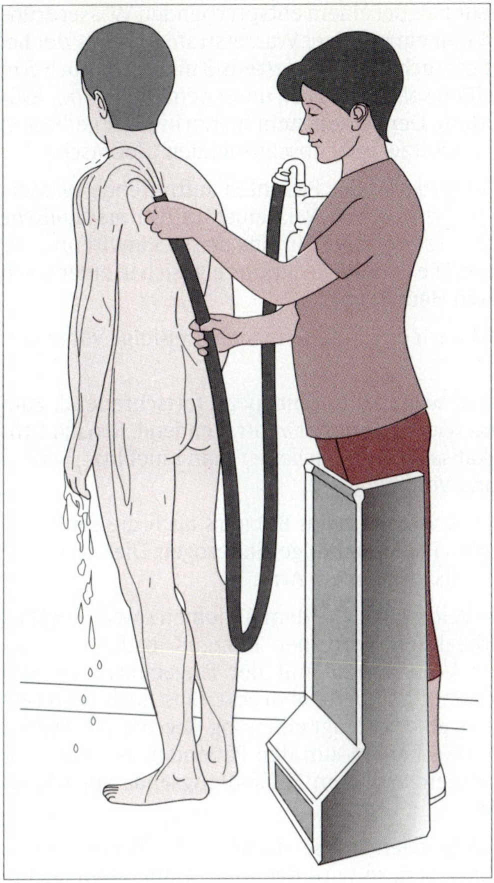

Abb. 2.5 Durchführung eines Rückengusses. Der kalte Guß nach Kneipp erfolgt mit einer Temperatur von 15 – 20 °C

Bestehen bei einem Patienten ausgesprochene Probleme bei der Wiedererwärmung nach einem kalten Flachguß, so können statt dessen **Wechselgüsse** angewandt werden. Auf eine längere Warmphase folgt auch hier nur eine kurze Kaltphase. Üblicherweise wird diese Folge einmal wiederholt. Es sind aber auch zweimalige Wiederholungen gebräuchlich, die als „verstärkter“ Wechselguß bezeichnet werden.

Blitzgüsse oder Druckstrahlgüsse werden immer dann eingesetzt, wenn hierdurch ein stärkerer Reiz ausgeübt werden soll. Hierfür versieht man das Schlauchende mit einem „Mundstück“, welches nur eine Öffnung von 4 – 5 mm Durchmesser hat. Bei einem entsprechenden Wasserdruck von 1,5 – 3 atü läßt sich damit ein kräftiger Wasserstrahl erzielen, der bei horizontal gehaltenem Schlauchende mindestens 3 m, besser noch 5 m in der Waagerechten bleiben soll, ehe er sich unter dem Einfluß der Erdschwere nach unten krümmt. Der Patient steht hierzu in einer gefliesten und die Umgebung gegen Spritzwasser abschirmenden Gießnische.

Der senkrecht auf die Körperdecke des Patienten auftreffende Wasserstrahl bringt neben dem thermischen Reiz eine *kräftige mechanische Komponente zur Geltung*. Letztere sorgt für eine starke Einwirkung auf die tieferen Hautschichten. Die erzielte Reaktion zeigt sich in einer rasch auftretenden ausgeprägten Hautrötung.

Auch beim Blitzguß wird nach einer einheitlichen Gießfolge vorgegangen:

Peripher rechts und dorsal beginnend, zentripetal fortschreitend, zum Abschluß zentrifugal und wieder peripher ventral endend. Je nach Größenausdehnung und Lokalisation unterscheidet man Knieblitz-, Schenkelblitz-, Rückenblitz- und Vollblitzgüsse.

Abweichend vom Flachguß werden beim Blitzguß auch die seitlichen Körperpartien des Patienten in die Gießfolge einbezogen. Dies geschieht in Schrittstellung mit jeweils erhobenem Arm.

Bei der Behandlung von Weichteilen wie dem Abdomen sowie von Narben- oder Krampfaderbezirken wird der Blitzguß dadurch abgeschwächt, daß man den Wasserstrahl mit der Fingerspitze der das Schlauchende führenden Hand teilweise abdrückt. Eine noch weitergehende Auffächerung des Strahles erzeugt einen sog. *Regenfächer*. Diesen benutzt man zu Behandlungsbeginn, um den Patienten allmählich an die Temperatur zu gewöhnen sowie am Behandlungsende zur Dämpfung des gesetzten Reizes.

Will man größere Muskelpartien in die mechanische Beeinflussung durch den Blitzguß einbeziehen, so wird der volle Strahl durch leichte Wackelbewegungen im Handgelenk rasch hin und her geführt, wobei er die behandelten Körperabschnitte auch tangential trifft und in detonisierend wirkende Schwingungen versetzt. Dieses Vorgehen wird als „*Peitschen*" bezeichnet.

Gelegentlich kommen auch **Wechselblitzgüsse** zum Einsatz. Bei ihnen entfallen in der Warmphase „Regen" und „Peitschen", die Kaltphase ist verkürzt.

Der **Heißblitz** eignet sich besonders zur Behandlung von degenerativen Erkrankungen im Bereich des Rückens. Hierbei werden die betroffenen Partien mit dem ca. 44 °C heißen Wasserstrahl thermisch und auch mechanisch stark beeinflußt. Gewöhnlich kommt es schon nach einer oder wenigen Behandlungen zu einer wesentlichen Schmerzlinderung und einer Verbesserung der Beweglichkeit (Abb. 2.**6 a–c**).

Indikationen für den heißen Blitz sind Myogelosen der Rückenstreckmuskulatur, akute Myalgien, leichtere Formen des Lumbago, Spondylosen und Spondylarthrosen sowie die Spondylarthritis ankylopoetica (im schubfreien Intervall).

Segmentblitze stellen eine Art von gezieltem Heißblitz dar. Sie dienen der reflektorischen Beeinflussung innerer Organe, vorzugsweise zur Behandlung von funktionellen Störungen im Bereich von Magen, Darm, Leber, Galle und den Beckenorganen. Sie werden demzufolge im Bereich

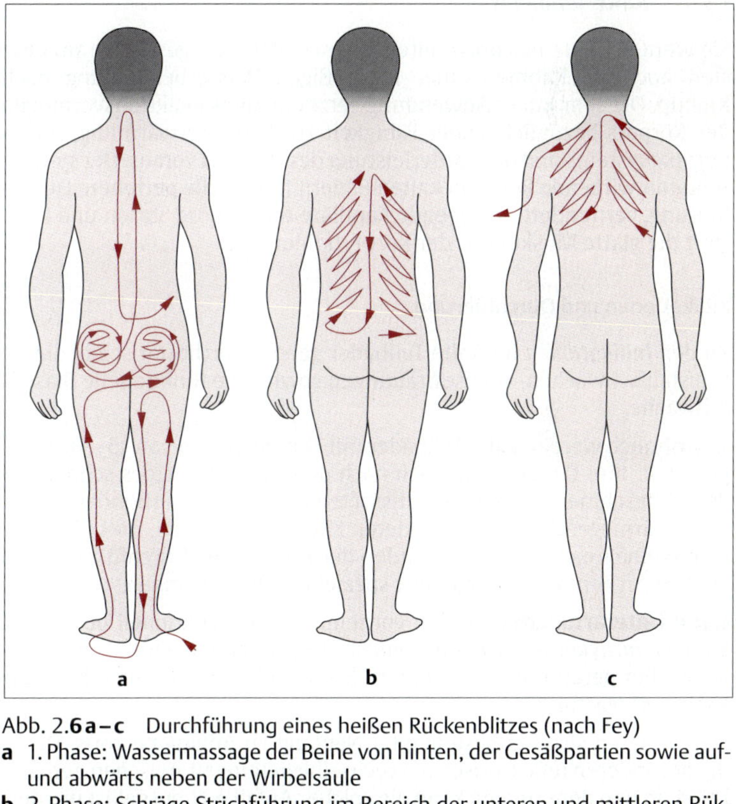

Abb. 2.**6 a–c** Durchführung eines heißen Rückenblitzes (nach Fey)
a 1. Phase: Wassermassage der Beine von hinten, der Gesäßpartien sowie auf- und abwärts neben der Wirbelsäule
b 2. Phase: Schräge Strichführung im Bereich der unteren und mittleren Rükkenabschnitte, sog. Tannenbäumchen
c 3. Phase: Durcharbeiten der oberen Rückenpartien bis zum Nacken

der entsprechenden „Zonen" intensiv angewendet. Diese Hautbezirke können sich gegenüber der Umgebung zu Beginn der Behandlung durch eine deutlich verzögerte Rötung zu erkennen geben. Eine sorgfältige Behandlung mit dem Blitzguß von den Randpartien her bringt auch hier oft schon in der ersten Sitzung eine deutliche Rötung hervor.

2.1.2 Teilbäder, temperaturansteigende und -absteigende Anwendungen

■ Hand-, Arm-, Fuß-, Unterschenkel- und Sitzbäder rechnet man zu den Teilbädern.

•••• Kalte Teilbäder

Sie werden heute nur noch selten angewendet. Dies geschieht am ehesten noch im Rahmen einer kurmäßigen Wasserbehandlung nach Kneipp. Die sehr kurze Anwendung setzt ein gutes Reaktionsvermögen des Körpers bezüglich seiner Fähigkeit zur Wiedererwärmung, seines Koronarsystems und der Förderleistung des Herzens voraus. Der sympathikoton wirkende Reiz von kalten Bädern fördert die periphere Durchblutung, vermindert bestehende kapilläre und venöse Stasen und tonisiert die glatte Muskulatur der Körperhohlorgane.

Indikationen und Durchführung

Zu den *Indikationen* für kalte Teilbäder gehören orthostatisch bedingte Kreislaufschwächen, venöse Stauungen sowie eine funktionelle Blasenschwäche.

Gewöhnlich werden kalte Teilbäder mit Temperaturen von 15 – 18 °C angewandt. Ihre Dauer richtet sich nach dem Auftreten eines schneidenden Kälteschmerzes oder einer diskreten Hautrötung, verbunden mit einem Wärmegefühl in den gebadeten Körperabschnitten. Dies ist erfahrungsgemäß nach 20 – 30 Sekunden der Fall. Für die Durchführung von Teilbädern benutzt man zumeist spezielle Teilbadewannen.

Kalte Unterarmbäder werden vornehmlich bei funktionell bedingten, zumeist *tachykarden Herzsensationen*, etwa unter dem Einfluß sommerlicher Temperaturen, angewendet. Sie vermindern die hitzebedingte Kreislaufbelastung.

Sie verbieten sich bei bestehender Neigung zu Angina pectoris. Durch die besonderen reflektorischen Wechselbeziehungen zwischen dem linken Arm und dem Herzen kann ein solcher Anfall u. U. ausgelöst werden.

Kalte Unterschenkelbäder werden besonders beim *Status varicosus* empfohlen. Sie eignen sich ferner zum peripheren „Gefäßtraining“ bei chronisch kalten Füßen, die sich allerdings vor der Anwendung warm anfühlen müssen (ggf. ein warmes Fußbad vorschalten).

Das *Wassertreten* stellt eine Variation des kalten Unterschenkelbades dar. Es wird im allgemeinen in knietiefem Wasser ausgeführt.

Kalte Fußbäder lassen sich auch durch *Tautreten* auf herbstlichen Wiesen sowie durch *Schneegehen* im Winter, beides barfuß, ersetzen.

Kalte Sitzbäder werden gewöhnlich in besonderen Sitzbadewannen eingenommen, bei denen die Füße und Unterschenkel außerhalb der Wanne bleiben können.

Indikationen: Hämorrhoiden, Neigung zu Blut- und Lymphstauungen im Beckenbereich sowie zur Tonisierung schlaffer Beckenbodenmuskulatur.

•••• Wechselteilbäder

Diese führen zu einer Steigerung der Reizdosis im Vergleich zu kalten Teilbädern. Selbst bei reaktionsschwachen Patienten bieten sie Gewähr für eine ausreichende Wiedererwärmung.

Durchführung und Indikationen

Im allgemeinen beginnt man ein Wechselbad mit Wassertemperaturen zwischen 37 °C und 39 °C für 5 – 7 Minuten und wechselt dann für ca. 15 – 20 Sekunden in 15 – 20 °C kaltes Wasser über.

Entsprechend der Konstitution und der Reaktionsweise des Patienten kann der Wechsel von warm zu kalt einmal oder mehrmals wiederholt werden. Wechselbäder gestatten darüber hinaus eine Vielzahl von Variationsmöglichkeiten, so daß für besondere Fälle ein streng individuelles Vorgehen möglich ist.

Wechselunterarmbäder kann man bei Neigung zu kalten Händen, aber auch beim Morbus Sudeck, Stadium III, zum „Gefäßtraining“ einsetzen. Im gleichen Sinne setzt man **Wechselunterschenkelbäder** (Abb. 2.**7**) bei entsprechenden Störungen im Bereich der Füße ein, darüber hinaus auch zur Äquilibrierung des Vegetativums sowie bei einem Status varicosus mit Stauungserscheinungen. Bei letzterem allerdings mit deutlich auf 1 – 1 1/2 Minuten verkürzter Warmphase, um eine Venendetonisierung zu vermeiden.

Indikationen für **Wechselsitzbäder** sind chronisch entzündliche Erkrankungen der Beckenorgane wie Adnexitis, Zystitis und Kolitis sowie Dysmenorrhoen.

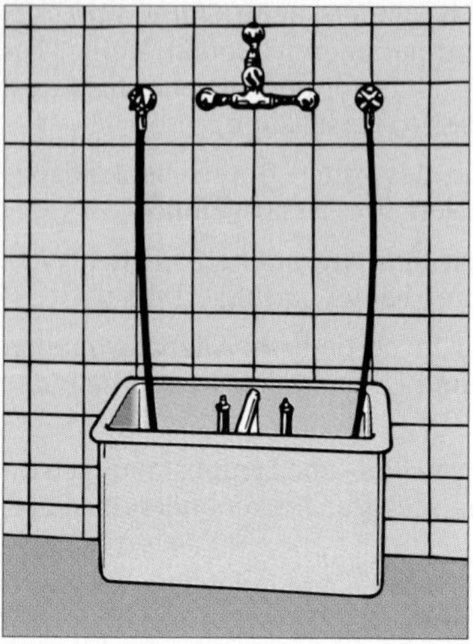

Abb. 2.7 Zwillingsfußwanne zur Durchführung wechselwarmer Fuß- bzw. Unterschenkelbäder

•••• Warme Teilbäder

Sie wurden früher zumeist als Unterarm- und Unterschenkelbäder bei Beschwerden infolge von degenerativen Veränderungen in den Fuß- und Handgelenken angewandt. Heute werden sie überwiegend durch andere Maßnahmen wie Heißpackungen ersetzt.

•••• Temperaturansteigende Teilbäder

Schweninger, der Leibarzt Bismarcks, und sein Berliner Schüler Hauffe, haben sich besonders um die Systematisierung und Verbreitung von temperaturansteigenden Teilbädern verdient gemacht. Durch derartige, als *Hauffe-Teilbäder* bezeichnete Anwendungen lassen sich, trotz ihrer milden Reizstärke, dennoch sehr umfassende Allgemeinwirkungen auslösen.

Durchführung

Temperaturansteigende Teilbäder beginnen mit einer indifferenten Wassertemperatur, d. h. um 35 °C.

Durch eine dosierte Zugabe von heißem Wasser wird die Temperatur in der Teilbadewanne allmählich angehoben, bis sie in 15 – 20 Minuten 39 – 40 °C erreicht. Vereinzelt werden auch Endtemperaturen von 42 – 43 °C empfohlen. Der Beginn mit einer indifferenten Temperatur bezweckt, daß sich beim Eintauchen ins Wasser im Bereich der Haut keine primäre Gefäßreaktion im Sinne einer flüchtigen Vasokonstriktion einstellt, wie dies sonst bei Kalt- oder Heißreizen zumeist der Fall ist (Abb. 1.**4c**). Es kommt vielmehr, parallel zum Temperaturanstieg des Wassers, zu einer allmählich zunehmenden und schließlich maximalen Vasodilatation. Selbst organisch stark veränderte Gefäße reagieren noch in diesem Sinne. Die Gefahr des Auftretens einer paradoxen Reaktion wie sie sonst infolge von kräftigen Heiß- oder Kaltreizen bei obliterierenden Gefäßerkrankungen gegeben ist, besteht deshalb hier nicht. Auf dem Wege über die Ausnützung der konsensuellen Reaktion wirken diese Bäder auch deutlich auf die Durchblutung der kontralateralen Extremität ein.

Indikationen

Temperaturansteigende Unterarmbäder werden angewandt beim Morbus Sudeck, Stadium II im Bereich der Hand oder des Unterarmes. Bei einer Angina pectoris und beim Asthma bronchiale kann durch ein Unterarmbad sowohl ein akuter Anfall kupiert wie auch im anfallsfreien Intervall eine vegetative Umstellung erzielt werden. Bei ausreichend langer bzw. kurmäßiger Anwendung läßt sich die Häufigkeit der Anfälle abbauen und gelegentlich lassen sie sich sogar völlig beseitigen. Dies gilt auch für die Anwendung von Hauffe-Armbädern bei Reststenokardien nach einem Herzinfarkt. Mit diesen Teilbädern kann bereits in der 2. bis

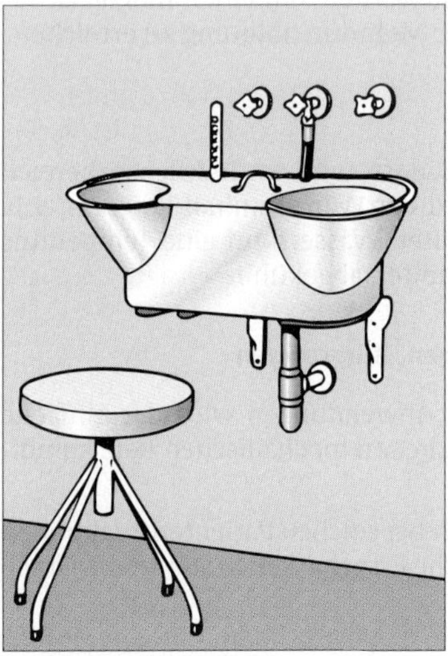

Abb. 2.**8** Hauffe-Armbad

3. Woche nach dem Infarkt vorsichtig dosiert begonnen werden (Abb. 2.**8**).

Temperaturansteigende Unterschenkelbäder werden bei Morbus Sudeck, Stadium II, im Bereich der distalen Abschnitte der unteren Extremität, bei peripheren arteriellen Durchblutungsstörungen im Stadium Fontaine I–II, konsensuell auch im Stadium III sowie bei Neigung zu Gefäßspasmen z. B. beim Morbus Raynaud angewandt. Darüber hinaus lassen sie sich auch bei einer beginnenden Erkältung zur Förderung des Schweißausbruches einsetzen.

Temperaturansteigende Sitzbäder bewirken eine kräftige reflektorische Mehrdurchblutung im gesamten Beckenbereich. Sie dienen der ergänzenden Behandlung verschiedener chronisch-entzündlicher Erkrankungen im Bereich der Prostata, Adnexe, Harnblase und des Analbereiches sowie zur Linderung von Menstruationsbeschwerden (außerhalb der Menses).

•••• Temperaturabsteigende Teilbäder

Indikationen

Diese werden vorwiegend als Unterarm- oder Unterschenkelbäder verwendet, um lokale Durchblutungssteigerungen abzubauen. Dies gilt sowohl für lokale, eitrig entzündiche Prozesse wie für abakterielle Reaktionen, z. B. beim Morbus Sudeck im Stadium I. Die Anwendungen können ggf. mehrfach täglich wiederholt werden, um einen möglichst raschen und anhaltenden Rückgang der Mehrdurchblutung zu erreichen.

Durchführung

Auch bei temperaturabsteigenden Bädern wird im Indifferenzbereich von 33–35 °C begonnen, sodann wird der Wanneninhalt langsam, d. h. in 15–20 Minuten, durch Zugabe kalten Wassers auf eine Temperatur von 23 –25 °C, gelegentlich auch darunter, abgekühlt.

2.1.3 Abreibungen, Abklatschungen, Bürstungen

- Bei diesen hydrotherapeutischen Anwendungen wird der einfache thermische Reiz mit einem zusätzlichen mechanischen Reiz kombiniert.

Auf diese Weise lassen sich auch noch bei solchen Patienten Reaktionen auslösen, bei denen die vasomotorische Erregbarkeit in stärkerem Grade vermindert ist.

•••• Abreibungen

Bei Abreibungen wird, entsprechend der Lokalisation der Anwendung, zwischen Arm-, Bein-, Rücken- und Brustabreibung unterschieden.

Durchführung

Hierzu wird ein mit kaltem Wasser getränktes und mäßig ausgewundenes, aber nicht mehr tropfendes Tuch entweder um den betreffenden Körperabschnitt oder auch den ganzen Körper (Lakenabreibung) gelegt, fixiert und sodann mit der flachen Hand kräftig gerieben. Alle Behandlungen im Bereich der Arme, Beine und der Brust erfolgen am liegenden, die Abreibungen im Bereich des Rückens am sitzenden und die Ganzabreibungen am stehenden Patienten.

Hat sich im Verlauf der Anwendung ein ausgeprägtes Wärmegefühl eingestellt, so wird das feuchte Tuch durch ein trockenes Frotteetuch ersetzt und der Patient in der gleichen Weise trockengerieben. Danach soll er noch einige Zeit zugedeckt nachruhen, um einen möglichst ungestörten Ablauf der in Gang gesetzten vasomotorischen Reaktionen zu gewährleisten.

•••• Abklatschungen

Sie erfolgen überwiegend im Bereich des Rückens. Hier kann ihr atemvertiefender Effekt zur Prophylaxe der drohenden hypostatischen Pneumonie eingesetzt werden.

Durchführung

Ihre Durchführung erfolgt mit Hilfe eines schmalen, zu einem Streifen gefalteten und dann zur Hälfte der Länge zusammengelegten Handtuches. Dieses wird kurz in kaltes Wasser getaucht und danach soweit ausgewrungen, daß es nicht mehr tropft. Der Behandler schwingt das Tuch durch kreisende Bewegungen aus dem Handgelenk heraus derart, daß sein Ende „peitschend" den Rücken tangiert. Das Tuchende soll dabei nicht aufschlagen, sondern die Körperoberfläche nur so weit berühren, daß die Rhythmik der Kreisbewegung hierdurch nicht unterbrochen wird.

Indikationen

Die verstärkte rhythmisch-mechanische Einwirkung auf den Rücken und der gleichzeitig hyperämisierende und reflektorische Effekt wird vorzugsweise zur Lockerung des Bronchialsekrets und einer Förderung der Expektoration angewendet. An den unteren Extremitäten werden Abklatschungen bei venösen und lymphatischen Stauungen empfohlen.

•••• Bürstungen

Teil- und Ganzkörperbürstungen werden heute vorzugsweise als Trokkenbürstungen durchgeführt, wesentlich seltener mit feuchter Bürste. Hierzu dienen spezielle Massagebürsten oder gut waschbare Massagehandschuhe mit Polyamidschlingen.

Durchführung

Die Extremitäten werden dabei mit langen Strichen in zentripetaler Richtung gebürstet. Im Bereich des Rückens erfolgt die Strichführung parallel zur Wirbelsäule, lateral entlang des Rippenverlaufs, an der Brust kreisförmig um die Mamillen herum und im Bereich des Abdomens in großen Kreisen, etwa dem Verlauf des Kolons entsprechend. Die Reizstärke der Bürstungen läßt sich durch Zeitdauer, angewendeten Druck sowie die Größe der behandelten Körperoberfläche variieren. Nach entsprechender Unterweisung des Patienten eigenen sie sich gut zur Selbstbehandlung.

Indikationen

Bürstungen werden nicht nur zur vorbeugenden Gesundheitspflege, sondern auch zur Beseitigung von Regulationsstörungen der peripheren Durchblutung eingesetzt, insbesondere bei einer Neigung zur Hypotonie. Sie werden im Wechsel mit sedierenden Bädern bei verschiedenen vegetativ gefärbten Beschwerden sowie bei „Nervosität" empfohlen. Sie haben sich im klinischen Bereich auch bei bettlägerigen Kranken mit Herzkreislaufinsuffizienz als unterstützende Maßnahme bewährt.

2.1.4 Duschen

In früherer Zeit erfreuten sie sich einer gewissen Beliebtheit im Rahmen der Hydrotherapie. Sie wurden inzwischen durch andere Behandlungsformen aus dem Bereich der vielfältigen Kneipp-Anwendungen verdrängt. *Regenduschen* werden mit besonders feinen Öffnungen im Brausenkopf durchgeführt, im Extremfall auch als Staubdusche bezeichnet. Bei *Strahlduschen* kommt zu dem im Vordergrund stehenden thermischen Reiz noch ein stärkerer mechanischer Reiz hinzu. Regenduschen werden vorzugsweise als ergänzende Maßnahme zur Abkühlung nach Heißanwendungen, beispielsweise nach Bädern, Peloidpackungen, Dampfbad oder Sauna angewendet, zumeist kühl oder temperaturabsteigend. *Wechselwarme Duschen* werden auch als Schottische Dusche bezeichnet. Bei der Duschenmassage wird eine manuelle Massage an einem gleichzeitig von einer Regenbrause besprühten Körperabschnitt durchgeführt.

2.2 Balneotherapie/Bäderbehandlung

Bei der Balneotherapie handelt es sich grundsätzlich um die Anwendung von natürlichen (ortsgebundenen oder ortsspezifischen) Heilquellen, Heilgasen sowie Peloiden in Verbindung mit dem örtlichen Klima zu therapeutischen Zwecken (Tab. 2.**1** und 2.**2**).

- Die Balneotherapie wirkt als unspezifische Reiz- und Reaktionstherapie mit adaptationsinduzierenden Eigenschaften. Sie beinhaltet die

Tabelle 2.**1** Änderung des Puls-Atem-Quotienten während einer vierwöchigen Hochgebirgsklimakur sowie einer CO_2-Badekur (siehe auch Kapitel Kurortmedizin)

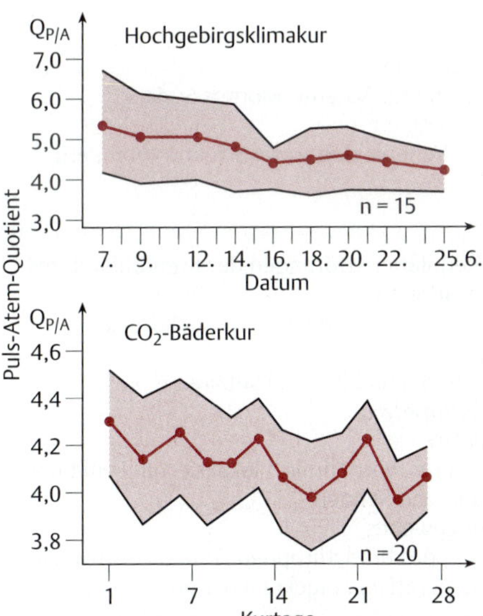

Tabelle 2.2 Indikationen der physikalischen Therapie und Balneologie

Hydrotherapie

- akute entzündliche und/oder fieberhafte Erkrankungen
- Erkrankungen des rheumatischen Formenkreises
- Durchblutungsstörungen im Bereich der peripheren, arteriellen und venösen Gefäße sowie der Koronararterien
- funktionelle, abdominelle Beschwerden, Adipositas
- Regulationsstörungen im Bereich des Neurovegetativums

Massage (klassisch)

- Myogelosen, Myalgien und Störungen des Muskeltonus
- rheumatische Veränderungen der Muskulatur
- lymphatische und venöse Stauungen
- Schmerzsyndrome bei degenerativen Veränderungen des Bewegungssystems
- Schmerzsyndrome bei rheumatischen Erkrankungen des Bewegungssystems
- Emphysembronchitis
- Zustand nach Operationen, insbesondere in Chirurgie und Orthopädie
- Funktionsstörungen peripherer Nerven
- neurovegetative Regulationsstörungen

Bindegewebsmassage (BGM)

- funktionelle Störungen innerer Organe
- funktionelle Störungen des Bewegungssystems, Morbus Sudeck
- vegetativ-endokrines Syndrom der Frau
- arterielle Verschlußkrankheiten, Venenleiden sowie Strukturveränderungen des Bindegewebes

Sauna

- Herzkreislaufkrankheiten wie Regulationsstörungen des Kreislaufsystems und Zustände nach Dekompensationen
- Hypertonien mit Ausnahme von fixiertem Widerstandshochdruck
- hypotone Regulationsstörungen
- periphere Angiopathien im Stadium I und II nach Fontaine
- vasomotorisch bedingter Kopfschmerz
- chronisch bronchitisches Syndrom
- Krankheiten des Bewegungssystems, vornehmlich lokalisierten Funktionsstörungen an Gelenken, Muskeln und Sehnen
- Systemerkrankungen des Bindegewebes
- Stoffwechselleiden zur Anregung des bradythrophen Gewebestoffwechsels sowie zur Vorbeugung degenerativer Folgekrankheiten

Tabelle 2.2 Fortsetzung

Trinkkuren (Wirkungen im Bereich des Verdauungstraktes)

Magen
- chronische Gastritis
- super- und subazide Störungen der Sekretion
- funktionelle Störungen der Entleerung
- peptische Ulzera
- Zustände nach Magenteilresektionen

Gallenblase
- Dyskinesien
- chronische Cholezystitis
- Gallensteinleiden

Obstipationen
- persistierende Obstipationen ohne organische Ursachen
- irritables Kolon
- chronisch-entzündliche Erkrankungen des Darmes

Behandlung mit natürlichen, ortsgebundenen oder ortsspezifischen Heilmitteln wie Heilquellen und Heilgasen, Peloiden sowie klimatischen Faktoren.

Das Wort balneum = Bad stammt aus dem Lateinischen. Balneologie ist demzufolge die Bäderlehre. Im weiteren Sinne versteht man hierunter auch ihre Anwendung im Rahmen einer Badekur (Kurortmedizin, S. 245 ff).

Zur Bäderbehandlung werden darüber hinaus Badewässer mit unterschiedlichen Zusätzen verwendet. Dabei werden die Wirkungen des zumeist warmen Wassers durch chemische Einflüsse der in den Zusätzen enthaltenen, pharmakologisch wirksamen Stoffe synergistisch unterstützt (Abb. 2.**9**). So vermögen beispielsweise indifferent temperierte Bäder mit Zusätzen von Milchserum, Molke oder Weizenkleie einen reizlindernden Einfluß auf juckende Ekzeme zu nehmen. Die therapeutische Wirkung kommt durch die Bildung einer feinen, den Juckreiz herabsetzenden Schutzfilmschicht auf der Haut zustande.

Andererseits läßt sich der hydrotherapeutische Reiz eines warmen oder heißen Bades durch verschiedene *Badezusätze* noch verstärken, die selbst ebenfalls hyperämisierend wirken (Nikotinsäurebenzylester, Sole, Rosmarin). Zusätze mit ätherischen Ölen können auch über die *Inhalation* mit dem Dampf des Badewassers direkt auf die Schleimhaut des Respirationstraktes einwirken, vorzugsweise zur Sekretlösung und Förderung der Expektoration. So unterschiedlich wie die pharmakologi-

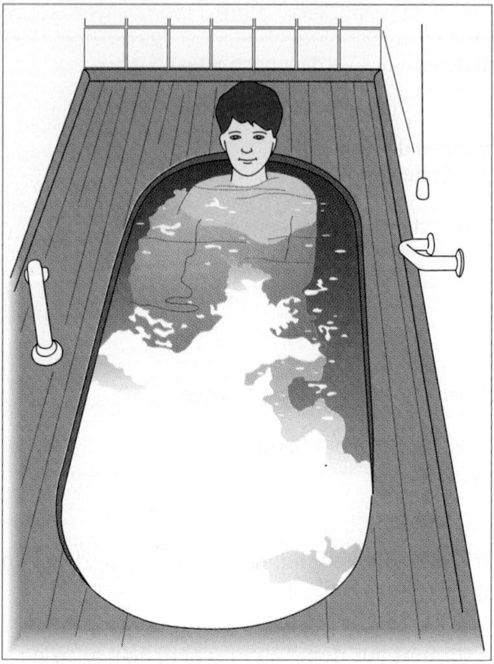

Abb. 2.9 Kohlensäure-Thermalwannenbad (CO_2-Bad). Bei fortlaufendem Zufluß von Quellwasser mit hohem Kohlensäure- und Mineralgehalt auch als Thermalsprudel- bzw. Quellsprudelbad bezeichnet

schen Komponenten der zahlreichen Badezusätze sind, so different sind auch ihre Wirkungen, insbesondere ihre Resorptionsquoten. Neben der Resorption bzw. der *Penetration von Wirkstoffen* durch die Haut in den Körper spielt auch die Einlagerung von Badinhaltsstoffen in die Haut (Deposition, Absorption) eine wichtige Rolle.

Nicht zuletzt muß auch das Herauslösen bzw. *„Herauswaschen" von Substanzen* aus der Haut (Elution) im Rahmen der verschiedenen Wirkungsprinzipien von Zusatzbädern berücksichtigt werden. Während des Bades geht Wasser gleichfalls durch die Haut hindurch; die Menge ist allerdings sehr gering. So kann man bei einer einstündigen Badedauer mit einem Wassertransport durch die Haut der gesunden Körperoberfläche von insgesamt 16–20 ml rechnen. Gase und ätherische Öle werden wesentlich leichter resorbiert. So gehen Schwefelwasserstoff etwa 10mal, Kohlendioxid und ätherische Öle sogar rund 100mal leichter als Wasser durch die Haut hindurch. Jod, Salizylsäure, Sulfat-, Chlorid- und Eisenionen dringen demgegenüber deutlich schlechter in den Körper ein. Insgesamt ist die Stoffmenge, die aus einem medizinischen Zusatzbad in den

Körper aufgenommen werden kann, außerordentlich gering; sie bewegt sich im Bereich weniger Milligramm. Wirkliche Substitionseffekte sind im Hinblick auf den täglichen Umsatz dieser Substanz im Gesamtorganismus damit nicht zu erzielen. Dies schließt allerdings nicht aus, daß dennoch auch auf dem Wege über die Haut Stoffkonzentrationen erreicht werden können, die durchaus im pharmakodynamisch wirksamen Bereich liegen. Dieser Effekt konnte bei ätherischen Ölen eindeutig nachgewiesen werden. Man sollte jedoch die Wirkung der Badezusätze nicht ausschließlich unter rein chemischen bzw. resorptionsabhängigen Gesichtspunkten betrachten. Bei der Physiologie ihrer Wirkung spielt eine Variation des hydrotherapeutischen Reizes eine nicht zu unterschätzende Rolle, und zwar im Sinne einer Abmilderung oder seiner Verstärkung (s. auch Grundlagen der Hydrotherapie, S. 16 ff).

Die gebräuchlichsten medizinischen Badezusätze bestehen aus mineralischen Substanzen, ätherischen Ölen, pflanzlichen Extrakten oder gasentwickelnden Stoffen.

•••• Mineralische Badezusätze

Unter den mineralischen Badezusätzen nimmt das **Kochsalz** einen bevorzugten Platz ein. Das Salz wird entweder in kristalliner Form oder als Sole dem Bad zugegeben. Die übliche Konzentration soll 2–3% NaCl betragen, die Badetemperatur etwa 36 °C. Die Hautreizwirkung des Kochsalzbades wird als unterstützende Behandlung bei *rheumatischen und gynäkologischen Erkrankungen* verwendet. Hierbei beträgt die Wassertemperatur allerdings bis zu 38 °C.

Bei der Behandlung der *Psoriasis* nimmt die Soletherapie in Verbindung mit UV-Bestrahlungen einen bevorzugten Platz ein (s. dort).

Schwefelbäder regen den Stoffwechsel an. Der keratolytischen Wirkung bedient man sich zur Behandlung verschiedener Hautkrankheiten. Wenngleich die Resorption von Schwefelwasserstoff und SO_4-Ionen aus dem Bad mit Sicherheit nachgewiesen werden konnte, so lassen sich auch hier irgendwelche Substitutionseffekte kaum erwarten. Die Resorptionsquote von SO_4 entspricht nur etwa einem $^2/_{100}$ des täglichen Umsatzes.

Die *Zubereitung* eines Schwefelbades erfolgt heute ausschließlich mit handelsüblichen Präparaten auf der Basis von fein verteiltem Schwefel, kolloidalem Schwefel oder Lösungen von Polysulfiden in Alkohol. Bei der Hydrolyse von Polysulfiden im Badewasser wird Schwefelwasserstoff freigesetzt. Die Badetemperatur beträgt bei Hautleiden gewöhnlich 35–36 °C, bei rheumatischen und gynäkologischen Erkrankungen 37–39 °C.

Indikationen: Degenerative und entzündliche rheumatische Erkrankungen, chronische Adnexitis, Psoriasis, Acne vulgaris, Ichthyosis, Neurodermitis und seborrhoische Dermatitis.

Salizylsäure-Huminsäure-Gemische haben als Badezusätze kein natürliches Vorbild. Salizylsäure und ihre verschiedenen Salze werden als schmerzlindernde und antirheumatisch wirkende Medikamente seit langem verwendet. Huminsäuren sind Bestandteile des Torfes, der ebenfalls zur Behandlung rheumatischer Leiden eingesetzt wird. Abhängig von der Härte des Badewassers können aus diesen Gemischen deutliche Anteile der Salizylsäureverbindungen resorbiert werden, was u. a. auch an dem stark schweißtreibenden Effekt dieser Bäder zu erkennen ist. Wegen ihrer schmerzlindernden Wirkung werden Badezusätze mit Salizylsäure-Huminsäure-Gemischen vorwiegend bei entzündlichen Erkrankungen im subakuten oder im Intervallstadium sowie bei *degenerativ-rheumatischen Leiden* verwendet. Bei der Behandlung von *Entzündungen* im Bereich der *Beckenorgane* kann dies auch in Form von Sitzbädern erfolgen. Die Wassertemperatur beträgt 37 – 38 °C.

Für **Jodbäder** werden sowohl elementares Jod als auch Jodsalze als Zusätze verwendet. Die Resorption von Jod durch die Haut ist nachgewiesen. Die Badetemperatur liegt zwischen 36 °C und 37 °C.

Indikationen: Periphere arterielle Durchblutungsstörungen, andere altersbedingte Gefäßleiden, zerebralsklerotische Beschwerden, Hypertonie.

•••• Ätherische Öle

Badezusätze mit ätherischen Ölen sind in großer Zahl verfügbar, auch als Gemische verschiedener Öle und mit anderen Substanzen. Da ätherische Öle in Wasser unlöslich sind, müssen sie zu Badezwecken zuvor mit Emulgatoren versetzt werden. Ihre Wirkung ist überwiegend in einer Durchblutungssteigerung im Bereich der Haut zu sehen. Bei Resorption von Ölbestandteilen sind auch vegetativ dämpfende (Rosmarin-, Fichtennadelöl) sowie krampflindernde Effekte (Heublumenöl) beobachtet worden. Auf dem Wege einer Inhalation aus dem Badewasser können ätherische Bestandteile des Öls auch direkt auf die Schleimhäute der Atemwege reizlindernd und sekretionsfördernd einwirken (Thymian-, Fichtennadelöl).

Die einem Vollbad zugesetzte Menge richtet sich nach der Konzentration des Öls im jeweiligen Präparat. Zweckmäßigerweise orientiert man sich an den diesbezüglichen Dosierungshinweisen. Die Badedauer beträgt durchschnittlich 20 Minuten. Die Temperatur des Bades ist abhängig von der jeweiligen Indikation und identisch mit den Hinweisen für Bäder mit Zusätzen pflanzlicher Extrakte.

•••• Pflanzliche Extrakte

Die aus unterschiedlichen Bestandteilen von Pflanzen bzw. Bäumen wie Blüten, Blättern, Nadeln, Stengeln, Rinden oder Wurzeln gewonnenen Extrakte enthalten sowohl wasserlösliche Extraktivstoffe wie Gerb- und Mineralstoffe als auch Anteile der in den Pflanzen vorhandenen ätherischen Öle.

Manche Extrakte vermögen die *periphere Durchblutung* zu steigern wie z.B. diejenigen, welche aus der Kalmuswurzel, Rosmarinblättern sowie Fichten- und Latschenkiefernadeln gewonnen werden. Der Kamillenblütenextrakt wirkt *antiphlogistisch* und desodorierend, Thymiankrautextrakt *sekretionsfördernd* auf die Schleimhäute der Atemwege. Extrakten aus Schafgarbe und Heublumen werden *krampflösende* und beruhigende Effekte zugeschrieben. Ausgesprochen *sedative* und schlaffördernde Wirkungen entfalten Bäder mit Zusätzen von Baldrianwurzel- oder Lavendelblütenextrakt. Weizenkleieextrakt wird bei *juckenden Ekzemen* angewendet.

Der gerbende Einfluß von Eichenrindenextrakten wird bei *Verbrennungen, Pruritus, chronischen Ekzemen* sowie anderen Hauterkrankungen ausgenutzt.

Gewöhnlich werden 150 g des Extraktes auf ein Vollbad genommen. Die Badedauer beträgt im Mittel 15–20 Minuten. Die Temperatur des Badewassers wird bei Hauterkrankungen auf 34–35 °C, bei Schlafstörungen auf 36 °C und bei entzündlichen, schmerzhaften Beschwerden auf 37–39 °C eingestellt.

Als ausgesprochen wassersparend hat sich das *Folienbad* erwiesen. Hierzu läßt man zunächst warmes Leitungswasser in die Badewanne ein. Darüber wird eine 3 × 4 m große Klarsichtfolie aus Polyäthylen gebreitet. In diese wird sodann die eigentliche Badeflüssigkeit gegossen. Auf diese Weise reichen – anstelle der sonst benötigten 150 l teuren Badewassers – bereits 4 l völlig aus, um einen erwachsenen Patienten bis zum Hals mit der Wirkstofflösung am ganzen Körper zu erreichen. Folienbäder haben sich sowohl bei der Psoriasisbehandlung mit Solebädern als auch bei der Bade-PUVA-Therapie (s. dort) bewährt.

❖ *Vorsicht:* Bei zu heißem Wasser kann es zu einem Wärmestau kommen!

•••• Gashaltige Bäder

Bei den gashaltigen Bädern kommen in erster Linie Kohlensäurebäder in Betracht.

Kohlensäurebäder werden entweder mit CO_2-Gas in sog. Imprägniergeräten hergestellt, wobei das Wasser mit dem Gas unter Druck gesättigt wird, oder durch die Entwicklung von Kohlensäure im Wasser der Badewanne. Hierzu bedient man sich des Natriumhydrogenkarbonates und sauer reagierender Stoffe wie Aluminiumsulfat (Abb. 2.**9**).

Die Badedauer kann variabel zwischen ca. 8 und 15 Minuten gehalten werden, die Wassertemperatur zwischen 33 °C und 36 °C, da Kohlensäurebäder durch den Hautreiz wärmer empfunden werden als es der tatsächlichen Temperatur entspricht.

Der starke Hautreiz durch Kohlensäurebäder läßt sich an der ausgesprochenen Hautrötung unschwer erkennen. Über die Einflußnahme auf die periphere Durchblutung kommt es zur Beeinflussung des Gesamtkreislaufes.

Indikationen: Zirkulationsstörungen infolge beginnender Arteriosklerose, Bluthochdruck sowie schlecht heilende Wunden und Dekubitalulzera.

2.3 Heißanwendungen

2.3.1 Heißpackungen

Neben der Verwendung ortsgebundener Materialien zu heißen Packungen, wie sie in Kurorten in Form von Moor, Schlamm, Schlick oder Heilerden zur Verfügung stehen (Abb. 2.**10** und 2.**11**), sind zur Behandlung im Hause oder in der Praxis gewöhnlich andere oder besonders zubereitete Substanzen im Gebrauch. Zum Teil gehören sie zu den Peloiden (grch. pelos = Schlamm). Entscheidend für ihre Verwendungsmöglichkeit sind jedoch neben ihrer Konsistenz und Plastizität, die thermophysikalischen Eigenschaften. Einerseits müssen sie eine gute Wärmehaltung aufweisen, andererseits soll das Wärmeleitvermögen relativ gering sein, um einen langsamen, kontinuierlichen, vom Blutstrom in der Körperdecke zu bewältigenden Wärmeeinstrom zu gewährleisten.

•••• Moorpackungen

Da Moor in seinem Wasserbindungsvermögen durch Austrocknung geschädigt wird und sich dann nicht mehr zur normalen Packungskonsistenz zubereiten läßt, ist eine Lagerhaltung und ein Versand von Moor auf übliche Weise nicht möglich. Im übrigen müßte man eigentlich von Torf sprechen, weil Moor nicht das Material selber, sondern lediglich seine Lagerstätte bezeichnet.

Seit einigen Jahren sind jedoch *Naturmoorpackungen* erhältlich, welche als Einmalpackung in Vliespapier gehüllt sind und deren Versand und

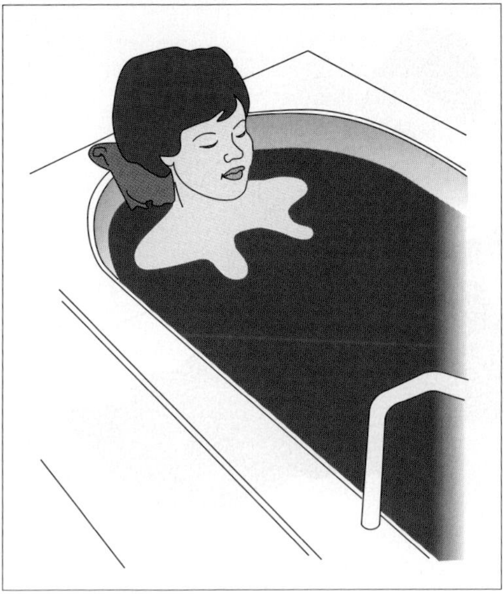

Abb. 2.**10** Moorvollbad. Für ein Vollbad werden 100 – 150 kg Frischtorf für eine einmalige Anwendung benötigt

Lagerung durch Verpackung in einer Plastikfolie erfolgt. Die Erwärmung dieser Packungen geschieht in einem Dampfkessel bzw. in einem speziellen Erwärmungsgerät.

Bei den sog. *Einweg-Naturmoorpackungen ascend* ist eine ca. 5 mm starke Moorschicht in Vliespapier eingearbeitet. Die Packungen sind in unterschiedlichen Größen erhältlich. Die Naturmoorpackung wird mit Zimmertemperatur angelegt, dann mit einem ca. 60 – 65 °C heißen wiederverwendbaren Wärmeträger bedeckt, üblicherweise ein 5 cm dicker, mit Moor gefüllter Plastikbeutel. Hierdurch wird der beim Anlegen von Heißpackungen von den Patienten nicht selten anfänglich als sehr unangenehm empfundene plötzliche Heißreiz vermieden.

Die in wenigen Minuten eine aufliegende Moorpackung langsam („ascendierend") durchdringende Wärme wird vom Patienten als sehr angenehm empfunden. Das Erhitzen dieses Wärmeträgers ist in heißem Wasser problemlos durchführbar.

•••• Fangopackungen

Seit 1908 ist feingemahlenes vulkanisches Gestein aus der Umgebung von Bad Neuenahr als *Eifelfango* (Fango, ital. = Schlamm), seit 1934 ein

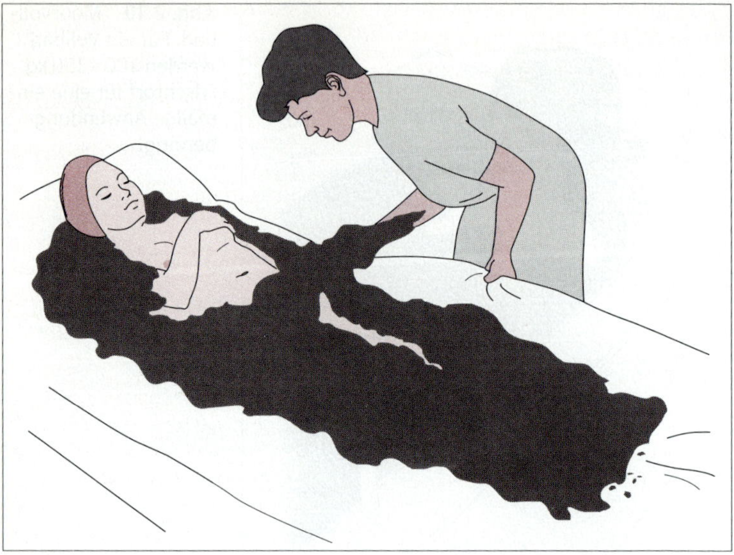

Abb. 2.**11** Schlammpackung

ölhaltiger Posidonienschiefer aus Bad Boll als *Jurafango* sowie der später entwickelte Vulkanit im Handel. Dieses Material, das sackweise versandt wird, muß in einem heizbaren Rührwerk mit knapp der halben Gewichtsmenge Wasser versetzt und dann zu einem gleichförmigen Brei salbenartiger Konsistenz verrührt sowie auf 50–60 °C erhitzt werden. Der so vorbereitete Brei wird dem Heizkessel entweder mit einer Schöpfkelle oder besser über einen Auslaßschieber entnommen. Nachdem er durch kurzfristiges Stehenlassen auf ca. 45 °C abgekühlt ist, wird er als Packung aufgetragen. Dabei wird er entweder direkt auf die Haut des Patienten in mindestens 2 cm dicker Schicht aufgestrichen oder vorher in gleicher Stärke auf einem Tuch ausgebreitet und mit diesem am Patienten anmodelliert. Bei entsprechender Bedeckung mit Leinentuch und Wolldecke vermitteln diese Packungen einen gut verträglichen Wärmeeinstrom in die Haut über mindestens 20–30 Minuten. Packungen von weniger als 2 cm Dicke sollten vermieden werden, da die in ihnen gespeicherte, relativ geringe Wärmemenge während der Behandlungszeit keinen ausreichenden Wärmeeinstrom gewährleisten kann.

Eine *Wiederverwendung derartiger Fangopackungen* ist nur beim gleichen Patienten zulässig und auch nur dann, wenn die abgenommene Packung bis zur Wiedererwärmung in einem gesonderten, mit dem Namen des betreffenden Patienten gekennzeichneten Gefäß aufbewahrt und später in einem sauberen, nur für diesen Aufbereitungsprozeß genutzten Behälter erneut erhitzt wird.

Es ist von einem solchen Vorgehen abzuraten, da der Einsatz einer neuen Fangopackung bei jeder Behandlung wegen des planmäßigeren Arbeitsablaufes letztendlich sogar kostengünstiger kommt.

Bei Fangokompressen ist eine geringe Menge Fangopulver zwischen Watteschichten eingearbeitet und das ganze von Mull umhüllt. In ca. 55 – 60 °C heißes Wasser getaucht und leicht ausgedrückt können diese nach kurzer Zeit aufgelegt werden. Sie gleichen in ihrem thermophysikalischen Verhalten praktisch heißen Wattepackungen, wie sie früher gelegentlich benutzt wurden, und haben in dieser Beziehung mit eigentlichen Fangopackungen nicht mehr viel gemein. Sie sind am gleichen Patienten mehrere Male wiederverwendbar.

Die sog. *Steam Packs* stellen ebenfalls wiederverwendbare Packungen dar. Sie bestehen aus einer leicht quellbaren Silikatverbindung, die in Segeltuchbeutel eingearbeitet ist. Die in verschiedenen Größen lieferbaren Beutel werden im Wasserbad bzw. in speziellen, thermostatisch geregelten Erwärmungsgeräten auf ca. 60 °C erhitzt, sodann mit einem Frotteetuch umhüllt und angelegt. Die feuchte Wärme durchdringt umgehend das Frotteetuch, das jeweils nur für eine Anwendung benützt wird. Die Packung selbst kann anschließend im Wasserbad für eine erneute Verwendung wieder erwärmt werden.

•••• Paraffin- und Peloid-Paraffin-Packungen

Neben den schon früher gebräuchlichen reinen *Paraffinpackungen* haben sich in den letzten Jahren in zunehmendem Maße *Peloid-Paraffin-Gemische* durchgesetzt. Sie zeichnen sich durch gute thermophysikalische Eigenschaften, ihre Wiederverwendbarkeit sowie ihre praktische Handhabung aus.

Paraffine mit Schmelzpunkten um oder gering oberhalb von 50 °C und in Verbindung mit eingearbeitetem feinstkörnigem Peloidpulver (Fango oder Torf) gewährleisten eine optimale Wärmehaltung. Sie werden zweckmäßigerweise in heizbaren automatischen Rührwerken auf 60 – 70 °C erhitzt und zum Schmelzen gebracht (Abb. 2.**12** und 2.**13**). Zusätze von Stabilisatoren verhindern oder verringern die Sedimentation des Peloids im geschmolzenen Paraffin. Nach Entnahme der flüssigen Masse wird diese in mindestens 2 cm dicker Schicht auf Plastikfolien ausgegossen bzw. ausgestrichen. Die *Anlegetemperatur* dieser Packungsmasse, die kein Wasser enthält, beträgt 50 – 52 °C. Auf diesen Wert muß die Pakkung kurzfristig abgekühlt werden. Man erkennt den Zeitpunkt, an welchem diese Temperatur erreicht ist, daran, daß die zunächst glänzende

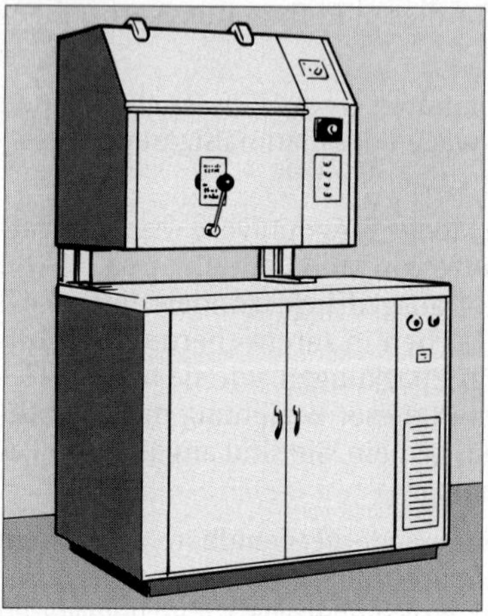

Abb. 2.**12** Rührwerk für Fango-Paraffin-Packungen. Schmelzen und Desinfektion der Packungen werden automatisch gesteuert. Unten befindet sich ein Wärmeschrank zur Vorratshaltung gebrauchsfertiger Packungen. Die Temperatur wird mit einem Thermostat konstant gehalten

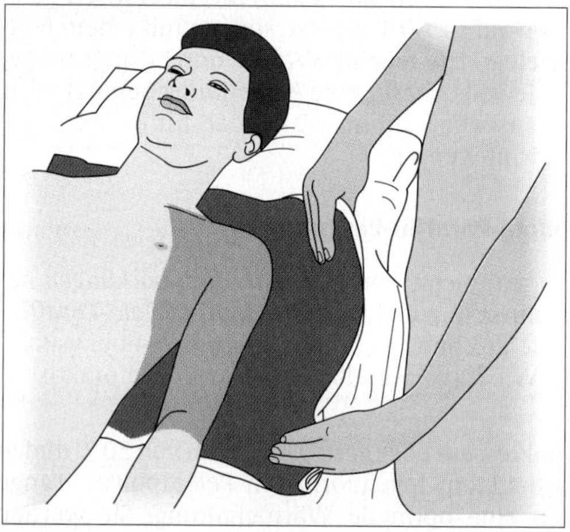

Abb. 2.**13** Abnahme einer Fango-Paraffin-Packung. Im gesamten Schulter- und Oberarmbereich findet sich eine ausgeprägte Hyperämie

Oberfläche der Packung sich mit einem feinen Schleier überzieht, matt wird und beim Berühren mit dem Finger kein Material mehr an der Haut kleben bleibt. Hat die Packung die richtigeTemperatur, so wird sie dem Patienten anmodelliert. Die weitere Umhüllung erfolgt mit Leinentuch und Wolldecke.

Peloid-Paraffin-Packungen garantieren einen ebenso gleichmäßigen wie langanhaltenden Wärmeeinstrom. Sie können im Bedarfsfall bis zu 45

Minuten angelegt bleiben. Diese Temperaturkonstanz hängt im besonderen Maße mit dem Freiwerden sog. Kristallisationswärme der Paraffine im Temperaturbereich von 50 °C zusammen. Erst dann, wenn diese Kristallisationswärme völlig verbraucht ist, kühlt die Packung kontinuierlich weiter ab. Nach Ablauf der Packungszeit wird das inzwischen fest gewordene Material abgenommen, durch Wasser von anhaftenden Verunreinigungen gesäubert, mit einem Schwamm abgetrocknet und zur erneuten Verwendung zerkleinert. Diese *Wiederverwendung* von Peloid-Paraffin-Gemischen ist selbst bei verschiedenen Personen zulässig, sofern das Material nicht mit den Fußsohlen oder den Ausscheidungsöffnungen des Kranken in Berührung gekommen war, allerdings unter der Voraussetzung, daß es vor seiner Wiederbenutzung desinfiziert wird. Letzteres geschieht durch Erhitzen der Masse auf 130 °C für mindestens 20 Minuten. Ein solcher Desinfektionsvorgang ist in den modernen Rührwerken automatisch steuerbar.

Er wird zweckmäßigerweise bevorzugt nachts durchgeführt, da es anschließend Stunden dauert, bis das Packungsgemisch wieder auf die günstige Entnahmetemperatur von 60 – 70 °C abgekühlt ist.

Werden Peloid-Paraffin-Packungen täglich in größerer Anzahl verabfolgt, so kann es im Hinblick auf die begrenzte Kapazität des Rührwerks erforderlich sein, einen gewissen Vorrat an Packungen gebrauchsfertig zu haben. Das ist durch thermostatisch gesteuerte Wärmeschränke möglich, in welche die abgefüllten und ausgestrichenen Packungen gebracht werden. Die Temperatur in diesen Schränken muß jedoch so eingestellt sein, daß die Packung während der Aufbereitungszeit flüssig bleibt. Wird sie unter der Lagerung fest, so hat sie ihre Kristallisationswärme schon abgegeben und kann später am Patienten nicht mehr als thermophysikalisch ausreichend angesehen werden. Gleichfalls vermögen zu dünn aufgestrichene Packungen keinen ausreichenden therapeutischen Effekt zu erzielen, da die mit ihnen aufgetragene Wärmemenge zu gering bleibt.

Wirkung, Indikationen und Kontraindikationen

Wirkung

Sie beruht bei allen Heißpackungen überwiegend auf dem Wärmeeinstrom durch die Haut. Voraussetzung für ihre gute Verträglichkeit ist eine einwandfreie Durchblutung. Deshalb dürfen Bereiche mit arteriellen Durchblutungsstörungen nicht direkt mit Heißpackungen behandelt werden, da es hierbei zu einem Wärmestau und zum Auftreten von Verbrennungen bzw. Nekrosen kommen kann.

Auf reflektorischem Wege wirken Heißpackungen über ihren Anwendungsbereich hinaus. So kommt es im behandelten Gebiet und in seiner Umgebung zu einer deutlichen Tonusminderung der Muskulatur, ebenso zu einer Lockerung des Bindegewebes. Über kutiviszerale Verbindungen läßt sich mit Heißpackungen eine Einflußnahme auf Funktionsstörungen und auf chronisch entzündliche Erkrankungen innerer Organe nehmen.

Je nach Größe, Temperatur und Dauer der Packung kann auch ein Anstieg der Gesamtkörpertemperatur um bis zu 1 °C beobachtet werden. Gleichzeitig wird der Nebennierenrindenstoffwechsel beeinflußt, wie sich in dem vorübergehenden Abfall des Plasmacortisols zeigt. Am eindrucksvollsten ist jedoch die kräftige, reaktive Hyperämie der Haut im behandelten Bereich.

Die günstigen Ergebnisse von Torfanwendungen bei verschiedenen gynäkologischen Erkrankungen hat man zeitweilig mit östrogenartig wirkenden Substanzen in Verbindung gebracht. Diese Stoffe sind jedoch nur in sehr geringen Mengen im Torf nachweisbar. Die meisten der früher als moorspezifisch angegebenen Effekte lassen sich auch durch andere, ebenso intensive Maßnahmen erreichen. Dies gilt z.B. für die Anwendung von Peloid-Paraffinen, mit denen absolut kein Stoffaustausch möglich ist. Demzufolge sollte die Wertung der verschiedenartigen Heilpakkungen in erster Linie nach ihren thermophysikalischen Konstanten sowie der Praktikabilität ihrer Anwendung erfolgen.

Bei großflächigen Heißpackungen werden gelegentlich vom Patienten Oppressionsgefühle angegeben. Diese lassen sich oftmals allein durch eine Lockerung der Laken- bzw. Deckeneinpackung beseitigen, so daß die Behandlung nicht sofort abgebrochen werden muß.

Nach jeder Heißpackung, vor allem dann, wenn sie zu ausgedehnter Schweißabsonderung geführt hat, sollte kurz abgeduscht werden. Anschließend wird noch eine Ruhepackung für die Dauer von 20 bis 30 Minuten vorgenommen.

Indikationen

Die Indikationen für Lokal- oder Teilpackungen sind breit gestreut und gelten für viele klinische Bereiche. Neben (subakuten) Zuständen von progredient chronischer Polyarthritis und Spondylarthritis ankylopoetica sind besonders zahlreiche Heilanzeigen aus dem Sektor des degenerativen Rheumatismus zu nennen. Bei nicht aktivierten Arthrosen jeder Art, einschließlich aller degenerativen Wirbelsäulenveränderungen, wie Spondylosen und Spondylarthrosen sowie den mit statischen oder mechanischen Überlastungsschäden eng zusammenhängenden Myalgien und Myogelosen wirken Heißpackungen schmerzlindernd und myotonolytisch. Sie dienen darüber hinaus vielfach zur Vorbereitung einer anschließend vorgenommenen Massage. Lumbalgien reagieren gewöhnlich, am besten in Verbindung mit schmerzarmer Lagerung im Stufenbett, gut auf alle Heißanwendungen.

Während die Periarthropathia humeroscapularis häufig nicht günstig durch Heißpackungen beeinflußt wird, trifft dies für die Periarthropathia coxae nicht zu.

Bei einer Adnexitis und Prostatitis werden Leib-, Kreuz- oder Beckenringpackungen angewandt, bei Leber- und/oder Gallenleiden rechtsseitig vom Abdomen bis zum Rücken im Segment Th 5 – 10 reichende Packungen. Abdominelle Adhäsionsbeschwerden werden vorwiegend lokal, die chronische Gastritis zumeist im Bereich der Head-Zone eher von dorsal her behandelt.

Bei verschiedenen posttraumatischen Beschwerden, insbesondere wenn noch Schwellungszustände und bindegewebige Bewegungseinschränkungen bestehen, können Teilpackungen der geschädigten Region die nachfolgende physiotherapeutische Behandlung wesentlich erleichtern.

Um die Auslösung einer *Reflexdystrophie* (Morbus Sudeck) möglichst zu vermeiden, sollte ein entzündlich gereiztes Gebiet mit Heißpackungen mit größter Vorsicht, d. h. zunächst hinsichtlich Intensität und Zeitdauer nur sehr schwach dosiert und unter ständiger Kontrolle behandelt werden. Auch beim Versuch einer Lockerung von Spastik und Kontrakturen bei zentralen Paresen empfiehlt sich eine gewisse Zurückhaltung, obgleich Wärme grundsätzlich schmerzlindernd und lockernd auf spastische Muskulatur und kontrakte Gelenkanteile einzuwirken vermag. Bei schlaffen Paresen läßt sich die anschließende Reizstrombehandlung durch vorgeschaltete Heißpackungen erleichtern.

Sklerodermieherde werden durch lokale Heißpackungen ebenfalls vorübergehend günstig beeinflußt.

Bei *großflächigen Packungen* kommt es über die Schweißsekretion u. U. zu einer stärkeren Entwässerung des Körpers. Die hierdurch bewirkten Gewichtsverluste übertreffen oft diejenigen nach heißen Bädern. In Verbindung mit diätetischen und anderen Maßnahmen, z. B. Dauergymnastik, kann hierdurch die Behandlung der Adipositas innerhalb gewisser Grenzen unterstützt werden. Dabei muß allerdings auf die Herz-Kreislauf-Belastung Rücksicht genommen werden.

Kontraindikationen

Lokale Heißpackungen sind für zahlreiche, akut entzündliche Prozesse kontraindiziert. Dies gilt, wie generell für alle Formen einer (intensiven) Thermotherapie, insbesondere für akute Neuritiden, frische Schübe einer progredient chronischen Polyarthritis, die Thrombophlebitis, mit Temperaturerhöhung einhergehende Adnexitiden sowie schwere arterielle Durchblutungsstörungen.

Kontraindikationen für *großflächige Packungen* stellen die dekompensierte Herzinsuffizienz, akute Infektionskrankheiten, insbesondere die aktive Tuberkulose, Endokarditis sowie Leberzirrhosen mit Ösophagusvarizen dar.

•••• Heusack

Eine erwähnenswerte Variante der Heißpackungen stellt der besonders in der Kneipp-Therapie viel genutzte Heusack dar.

Es handelt sich dabei im ursprünglichen Sinne um grobgewebte Leinenbeutel verschiedener Abmessungen, die mit kleingehäckseltem Heu bzw. den Blütenblättern des Heus gefüllt werden. Unter den aromatischen Stoffen, die beim Erhitzen der Heublumen freigesetzt werden, befinden sich u. a. auch Kumarine, die vom Patienten während der Behandlung inhaliert werden und so in geringer Menge in den Körper gelangen. Die bei der Anwendung von Heusäcken beobachtete vagotone und schlaffördernde Wirkung, welche über die bekannten schmerzstillenden und krampflösenden Effekte von anderen Heißpackungen noch hinausgeht, schreibt Müller-Limmroth (1972) u. a. auch dem Einfluß dieser Kumarine zu, die zu den Bausteinen synthetischer Antikoagulantien gehören.

Behandlungstechnik

Gewöhnlich werden die Heusäcke nur zu etwa $^2/_3$ gefüllt und dann verschlossen. Die lockere Heuschicht im Leinenbeutel sollte mindestens 5 – 6 cm dick sein. Der gefüllte Heusack wird zumeist mit Dampf erhitzt. Gelegentlich wird statt dessen auch das Eintauchen oder Übergießen mit heißem Wasser empfohlen. Dieses Vorgehen führt jedoch leicht zur Klumpenbildung im Heu und damit zu einer ungleichen Wärmeabgabe.

Zum Anlegen wird der auf ca. 45 °C erhitzte Heusack mit einem Leinentuch umhüllt, evtl. auch mit einem Gummituch, und dem Patienten mit einer Trockenpackung (Leinentuch und Wolldecke) angewickelt. Wird der Heusack beim Auflegen als zu heiß empfunden, kann er noch einmal abgenommen und durch kurzes Durchschütteln auf eine subjektiv angenehme Temperatur abgekühlt werden. Gut angelegte und mit einer

Trockenpackung sorgfältig bedeckte Heusäcke können bis zu 1 Stunde liegenbleiben. Der Heusack kann mehrfach benutzt werden, wenn er bei jeder Verwendung mit einem Hülltuch versehen wird. Es sind inzwischen auch vorgefertigte Einmal-Heusäcke in verschiedenen Größen erhältlich, bei denen die Heublumen in Vliespapier abgepackt sind.

Indikationen

Die Indikationen für eine Therapie mit dem Heusack entsprechen, abgesehen von ihren spezifischen Besonderheiten, grundsätzlich denjenigen anderer, ebenfalls lokal angewendeter Heißpackungen.

2.3.2 Heiße Rolle

Die sog. heiße Rolle stellt einen ebenso einfachen wie wirkungsvollen Wärmeträger dar. Sie gehört damit zu einer der vielfältigen Möglichkeiten und unterschiedlichen Anwendungstechniken einer lokalen Thermotherapie. Es handelt sich dabei um ein fest aufgerolltes Bündel von mehreren, je einmal längsgefalteten Frottiertüchern, die mit einem 3/4 l kochendem Wasser durchtränkt werden (Abb. 2.**14a** u. **b**).

Wird die Rolle fest auf die Körperoberfläche aufgedrückt, so bildet sich unter ihr ein Wasserfilm, der als besonders angenehm empfunden wird. Hierbei spielt vermutlich der mechanische Zusatzreiz eine Rolle.

Je lockerer die Rolle geformt ist, desto ausgeprägter sind ihre Wärmeverluste. Die heiße Rolle sollte deshalb möglichst fest gewickelt werden. Sie wird im Verlauf der einzelnen Behandlung allmählich abgewickelt.

Wirkung

Die heiße Rolle führt ausschließlich zu einer Erwärmung der Hautoberfläche und nur im behandelten Hautbezirk. Die Kerntemperatur des Körpers wird durch sie praktisch nicht beeinflußt.

Während der Behandlung empfindet der Patient bei Hauttemperaturen oberhalb von 52 °C zunächst einen intensiven, dumpfen und leicht diffusen Schmerz. Erst bei Abklingen der Temperatur unter 48 °C wird die Wärme als solche deutlicher empfunden.

Nach höherer Dosierung, vor allem aber nach längerem Aufdrücken der Rolle kommt es zu einer anhaltenden Sensibilisierung bzw. Hyperästhesie gegenüber mechanischen und oft auch thermischen Reizen, bemerkenswerterweise jedoch nur in Teilbereichen des jeweils behandelten Hautareals.

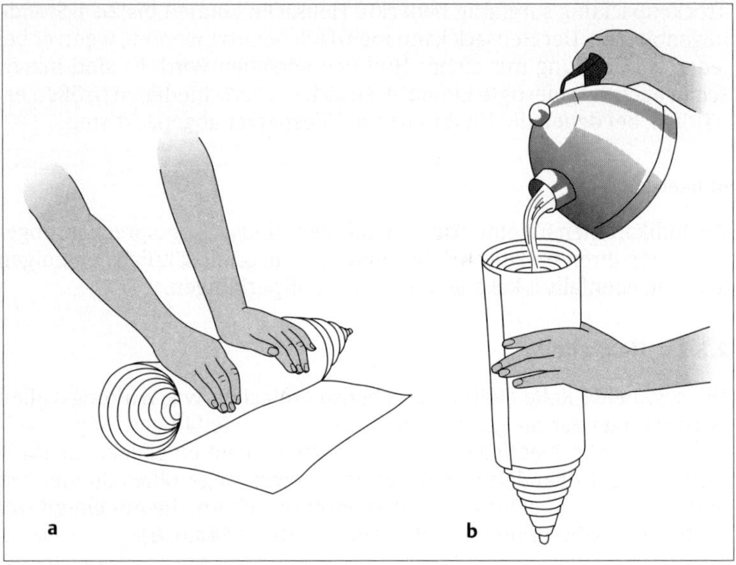

Abb. 2.**14 a** u. **b** Heiße Rolle
a Zusammenrollen der Frotteetücher in Spiralform
b In den hierdurch entstandenen Trichter wird das kochende Wasser gegossen

Unter der Rolle bildet sich relativ schnell ein *hellrotes Erythem.* An seinem Rand entsteht ein abgeblaßter Streifen von 2–4 cm Breite, der heller als die umgebende Hautoberfläche ist. Er resultiert vermutlich aus einer verminderten Füllung des subpapillären Venenplexus.

Nach etwa 1 Stunde blaßt das Hauterythem allmählich wieder ab, wird kleiner und fleckig, um nach mehr als 2 Stunden ganz zu verschwinden. Dennoch bleibt die Hauttemperatur gegenüber der Umgebung noch längere Zeit erhöht.

Haut und Unterhautfettgewebe nehmen anfänglich eine größere Wärmemenge auf. Durch einen kurzen Wärmestau kann es vorübergehend sogar zu einem Absinken der Hauttemperatur kommen. Danach erfolgt nicht nur ein Anstieg der Hauttemperatur, sondern gleichzeitig auch auf der Oberfläche der Rolle (Schmidt-Kessen 1980).

Die *Wärmehaltung* in der heißen Rolle wird durch die geringe Konvektion, die im Stoffgewebe vorhandenen Lufträume sowie die hohe Wärmekapazität des Wassers günstig beeinflußt. Der Wärmetransport zur

Oberfläche erfolgt durch Wärmeleitung und Verdunstung an den höher temperierten Innenflächen, Wassertransfer und seine Kondensation an den kühleren Außenflächen. Beim Drücken und Durchbewegen der heißen Rolle strömt die wasserdampfgesättigte Luft und somit latente Wärme aus. Der Temperaturabfall in ihr erfolgt verhältnismäßig langsam.

Die unterschiedlichen *subjektiven Empfindungen* lassen sich auf die speziellen Reaktionen zweier verschiedener Rezeptorgruppen in der Haut zurückführen. Die einen, welche nur auf Wärme reagieren, werden bereits bei Temperaturen unter 30 °C aktiv und sprechen bei hohen Temperaturen nicht mehr an. Demgegenüber vermögen die unspezifischen, d. h. auf verschiedenartige Reize höherer Intensität reagierenden Rezeptoren ein Schmerzempfinden auszulösen. Diese werden erst oberhalb von 40–45 °C aktiv, wobei ihre Reaktion linear mit der Reizstärke zunimmt. Intensive mechanische Reize, nicht aber Hitze, bedingen einen scharfen und rasch einsetzenden Schmerz.

Die Erwärmung der Haut führt zu einer *Erhöhung der Schmerzschwelle*. Hierbei ist anscheinend weder die Zunahme der Durchblutung noch der Blutfüllung, sondern lediglich die höhere Temperatur wirksam.

Die gleiche Wirkung läßt sich im übrigen auch mit milder trockener Wärme erzielen. Der analgetische Effekt kann dabei schon nach einer geringgradigen Anhebung der Hauttemperatur auftreten.

Lokale Hitzereize vermögen darüber hinaus auch die darunter befindlichen Muskeln, unabhängig von den zugehörigen Hautnervensegmenten, zu facilitieren und dabei gleichzeitig die jeweiligen Antagonisten zu hemmen. Die intermittierende Wärmezufuhr der heißen Rolle vermindert gleichzeitig einen (örtlich) erhöhten Muskeltonus. Sie ist dabei jedoch der anästhesierenden Eismassage mit ihrer intensiveren Vasokonstriktion unterlegen.

Indikationen

Die Indikationen für die Anwendung einer heißen Rolle erstrecken sich in erster Linie auf schmerzhafte Funktionsstörungen im Bereich des Bewegungsapparates, insbesondere Muskelhypertonus, Myogelosen, vorzugsweise im Bereich der Schultern, des Rückens und der Extremitäten.

Wegen der reflektorischen Beeinflussung der inneren Organe wird die heiße Rolle gern zusätzlich im Bereich der jeweiligen Reflexzonen am Rücken angewendet. Dies erfolgt entweder in Bauch- oder Seitenlage.

Bevorzugte Anwendungsgebiete im Bereich der inneren Medizin sind chronische Funktionsstörungen des Leber-Galle-Systems und die akute Hepatitis sowie chronische Bronchitis und Asthma bronchiale. Außerdem verwendet man sie entweder vor der Durchführung von Muskelmassagen oder nach einer Bindegewebsmassage sowie in Kombination mit Bewegungstherapie.

Kontraindikationen

Akute Cholezystitis und Gallensteinkolik sowie akute asthmatische Beschwerden.

2.3.3 Ultrarotbestrahlung

Im Gegensatz zur Behandlung mit geleiteter Wärme, bei der Wasserdampf oder Heißluft als Wärmeträger dienen, erfolgt die Übertragung *strahlender Wärme* in Form von Wärme- bzw. Ultrarotstrahlen. Hierbei ist kein unmittelbarer Kontakt zwischen der Wärmequelle und dem zu behandelnden Körpergebiet erforderlich. Die ultraroten Strahlen vermögen nämlich die Luft zu durchdringen, ohne sie dabei zu erwärmen. Sie werden erst nach ihrer Absorption in Wärme zurückverwandelt.

Einzelheiten s. Grundlagen der Lichtbehandlung (S. 207 ff).

2.3.4 Heißluft

Noch immer wird der Begriff Heißluft mißbräuchlich für Behandlungsverfahren verwendet, bei denen strenggenommen gar keine heiße Luft appliziert wird. Gemeinhin wird „Heißluft" gleichgesetzt mit gestrahlter Wärme, d.h. Ultrarottherapie (S. 209). Hierbei wird jedoch gerade die Luft zwischen Strahlungsquelle und Haut durch die Wärmestrahlen selbst nicht erwärmt. Wenn trotzdem die begriffliche Vermengung dieser unterschiedlichen beiden Behandlungsformen bisher nicht zu therapeutischen oder kassentechnischen Schwierigkeiten geführt hat, so nur deswegen, weil Angriffsort, Körperreaktion und Indikationen beider Therapieverfahren weitgehend deckungsgleich sind. Vom Prinzip her sollte jedoch darüber Klarheit herrschen, daß die Behandlung mit Heißluft keineswegs identisch mit derjenigen durch Strahlungswärme ist. Im übrigen spielt die Anwendung von Heißluft heute eine nur sehr begrenzte Rolle.

Die *Heißlufttherapie* geht in ihren Grundzügen auf den Berliner Chirurgen August Bier (1861 – 1949) zurück. Er verwendete seinerzeit noch Spiritusbrenner, um die Luft in den Apparaten zu erhitzen.

•••• Heißluftteilbehandlungen

Die heute verwendeten Geräte für Heißluftteilbehandlungen besitzen elektrische Heizwiderstände, über die vermittels eines Ventilators Luft geleitet und dabei auf ca. 70–90 °C erhitzt wird, bevor sie in das Innere des kastenförmigen Gehäuses geführt wird. Die Apparate können zumeist wahlweise zur Heißluftbehandlung von Arm, Bein, Rumpf oder Kopf verwendet werden. Die Behandlungsdauer beträgt im allgemeinen zwischen 15 und 30 Minuten.

Als *Indikation* für die lokale Heißluftbehandlung gelten in erster Linie myalgische Schmerzbilder, wie Muskelverspannungen und Myogelosen sowie arthrotische oder posttraumatische Gelenkbeschwerden. Hierzu gehören ferner chronisch-entzündliche Erkrankungen der Nasennebenhöhlen sowie die allergische oder vasomotorische Rhinitis.

•••• Heißluftganzbäder

Für eine Ganzkörper-Überwärmungsbehandlung ist Heißluft als Wärmeträger ebenfalls seit langem in Gebrauch, da trockene Luft wegen ihres geringen Wärmeleitvermögens relativ heiß angewendet werden kann.

Heißluftganzbäder werden in entsprechenden Räumen mit Sitz- oder Liegemöglichkeiten entweder allein oder auch in Verbindung mit Dampfbädern genommen. Heißluftraumbäder mit Temperaturen zwischen 60 °C und 70 °C, zusammen mit Räumen gesättigter Luftfeuchtigkeit und Temperaturen von etwa 45 °C, sind unter der Bezeichnung *„irisch-römisches Bad"* oder *„türkisches Bad"* bekannt geworden. Der Aufenthalt in ihnen dauert zwischen 15 und 30 Minuten, er setzt einen kreislaufgesunden Patienten voraus. Üblicherweise läßt man dem Aufenthalt im Heißluftraum eine kurze leichte Abkühlung folgen. Gegebenenfalls wird der Badegang noch einmal wiederholt und dann mit einer Massage sowie einer mindestens halbstündigen Nachruhe abgeschlossen.

Zu den bevorzugten *Indikationen* gehören Überlastungsbeschwerden von seiten des Stütz- und Bewegungsapparates, vorwiegend in Form von Muskelverspannungen, chronische bronchitische Prozesse sowie zur Steigerung der Schweißabsonderung und schließlich ganz allgemein zur Abhärtung.

2.3.5 Sauna

Seit Jahrhunderten wird in verschiedenen skandinavischen und osteuropäischen Ländern das bewährte therapeutische Prinzip von *Raumschwitzbädern* gepflegt. Aus Finnland ist als Beispiel für eine solche Einrichtung die Sauna überliefert. In den letzten 3 Jahrzehnten hat das Saunabaden auch bei uns eine große Verbreitung erfahren. Neben ca. 6000 öffentlichen Saunabädern und vielen Tausenden entsprechenden Einrichtungen in Kliniken, Sanatorien und Sportstätten wird die Zahl der Saunas in Privathäusern der Bundesrepublik Deutschland zur Zeit auf etwa 180 000 geschätzt.

- Bei der Sauna handelt es sich um ein *trocken-heißes Raumluftbad*, das im Wechsel mit Abkühlung durch Außenluft (Luftwechselbad) oder Wasser genommen wird. Die Wasserabkühlung erfolgt im allgemeinen durch eine Abwaschung, Abgießung, Schwallbrause oder im kalten Tauchbad von 15–22 °C, zumal eine Abkühlung in zugfreier Luft zumindest im Sommer hierzulande nicht immer ausreichend möglich ist.

Für die Wand- und Deckenverkleidung einer typischen *Saunakabine* verwendet man bevorzugt das Holz der kanadischen Hemlock-Tanne, gelegentlich auch nordische Fichte und für die Sitz- und Liegestufenbänke großporiges Holz mit geringer Wärmeleitung, z.B. Espen-, Pappel- oder das afrikanische Apachiholz (Abb. 2.**15**). Die zuströmende Frischluft wird über Elektroheizöfen mit erhitzten Granitsteinen geleitet und erwärmt.

Durchschnittlich darf bei einem aufgeheizten Saunaraum von einer Verteilung der Lufttemperatur von 40 °C am Boden bis etwa 100 °C unter der Decke ausgegangen werden. Auf den Badenden, der sich durch seinen Aufenthalt auf unterschiedlich hoch angeordneten Bänken zunehmend dem konvektiven Einfluß dieser allmählich gesteigerten Lufttemperatur aussetzt, wirkt zusätzlich noch die Wärmestrahlung vom Ofen sowie den aufgeheizten Wänden und der Decke ein.

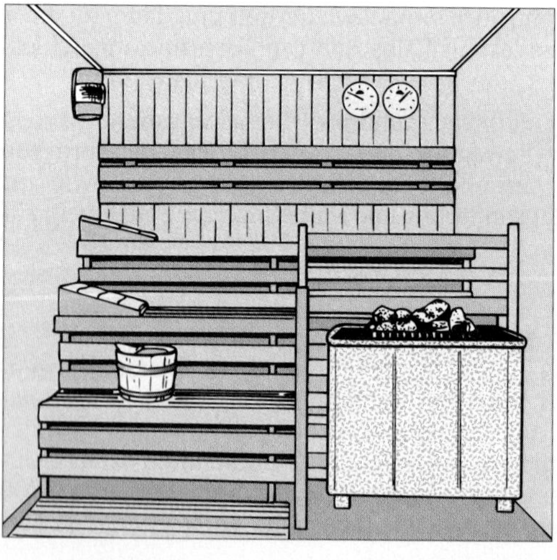

Abb. 2.**15** Sauna. Links: Wassereimer mit Schöpfkelle, rechts oben: Anzeigeinstrumente für Temperatur und Luftfeuchtigkeit, rechts unten: Saunaofen mit heißen Steinen

Die sehr *trockene Heißluft,* deren Luftfeuchtewerte gewöhnlich unter 30 g/m^2 betragen, ist eine wesentliche Voraussetzung für die eintretende starke Schweißverdunstung. Damit eng verbunden ist die gute Verträglichkeit des Saunabades. Auf diese Weise lädt sich die Luft mit Feuchtigkeit auf. Dadurch wird die Luft schwerer und sinkt zu Boden. Es ist daher zweckmäßig, die verbrauchte Luft über dem Boden der Sauna wieder abzuführen (Abb. 2.**16**). Dabei sollte ein 6- bis 10facher Luftwechsel pro Stunde eingehalten werden. Die Luftzufuhr erfolgt dagegen unterhalb des Ofens.

Auch wenn subjektiv die *Schweißproduktion* erst nach mehrminütigem Aufenthalt in der Sauna deutlich bemerkt wird, so läßt sich doch nachweisen, daß die Schweißdrüsen bereits sofort nach Betreten des Heißluftraumes aktiv werden. Anfänglich verdunstet der Schweiß vollständig. Ist jedoch in der Haftschicht der Haut eine Sättigung eingetreten, so kommt es zur Tropfenbildung. Bereits nach kurzer Zeit übersteigt die Schweißsekretion die Verdunstungsrate. Je nach Alter und Konstitution darf die Schweißabsonderung während eines Saunaaufenthaltes im Mittel mit 500 g bzw. auf die Körperoberfläche bezogen mit 15 – 20 $g/m^2/$ Min. angesetzt werden. Infolge des starken Schwitzens kommt es zu einem Elektrolytverlust, insbesondere von Kalium. Es ist deshalb empfehlenswert, den eingetretenen *Flüssigkeitsverlust* nach der Sauna mit kaliumhaltigen Getränken, beispielsweise Mineralwasser oder Fruchtsäften, wieder auszugleichen.

Beim Aufguß von Wasser, etwa 10 – 15 g/m^3 Sauna-Rauminhalt, den man mit einer geringen Menge ätherischer Öle (Eukalyptus- oder Fichtennadelöl) versetzen kann, auf die glühend heißen Ofensteine kommt es zu einer fast explosionsartigen Verdampfung und zu einem deutlich spürbaren *Anstieg der Luftfeuchtigkeit.* Diese feuchtere Luft besitzt ein stärkeres Wärmeleitvermögen. Sie begünstigt daher den Feuchtigkeitsniederschlag auf der Haut und in den Atemwegen.

Viele Badende empfinden die Saunatemperatur nunmehr als zu heiß, verlassen bald danach den Heißluftraum, um sich wieder abzukühlen.

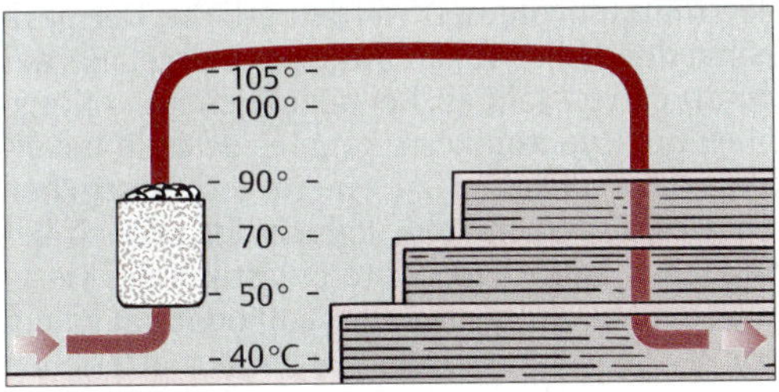

Abb. 2.**16** Luftführung und Temperaturverhalten in einer Sauna. Die Temperatur steigt von etwa 40 °C am Boden bis über 100 °C unter der Decke an

Die erhöhte Luftfeuchtigkeit nach dem Aufguß geht gewöhnlich in relativ kurzer Zeit wieder zurück, da alle Holzflächen im Saunaraum Feuchte aufnehmen und auch der ständige Luftwechsel für eine Abnahme des Feuchtigkeitsgehalts sorgt.

Wirkungen der Sauna

Die hohe Umwelttemperatur und die starke Wärmestrahlung in der Sauna führen schon bald zu einer deutlich meßbaren *Erhöhung der Temperatur* der Körperschale. So steigt die Hauttemperatur im Verlauf einer normalen Aufenthaltszeit geradlinig auf 40 – 43 °C an. Gleichzeitig erfolgt eine Steigerung des Stoffwechsels in diesem Bereich um das 2- bis 3fache. Die Körperkerntemperatur wird dagegen nur gering beeinflußt. Ihre Zunahme beträgt in der gleichen Zeit nur etwa 0,5 – 1 °C. Sie wird indes durch die jeweilige Körperkonstitution erheblich beeinflußt. Unmittelbar nach Verlassen des Saunaraums kühlt die Haut durch den Fortfall der Strahlungswärme und die Verdunstungskälte schnell ab. Unter der Einwirkung von kalten Güssen, unter der Dusche oder im Tauchbad mit einer Temperatur von 8 – 15 °C, geht die Hauttemperatur schnell noch weiter herunter. Die Körperkerntemperatur geht etwas verzögert ebenfalls auf den Normalwert zurück.

Bemerkenswerterweise ist die Steigerung des Stoffwechselumsatzes in der Sauna verhältnismäßig gering. Dieser Umstand wird damit erklärt, daß der in der Haut erhöhte Stoffwechsel zu einem großen Teil wieder durch ein Absinken des Muskelstoffwechsels infolge der unter der Wärmeeinwirkung auftretenden Tonusverminderung kompensiert wird. Dies erklärt auch, weshalb eine über den vorübergehenden Wasserverlust des Körpers hinausgehende Gewichtsreduktion durch Saunabaden nicht erfolgt.

Die Auswirkungen eines Saunabades auf *Herz und Kreislauf* stehen eindeutig im Vordergrund. Der erhebliche Wärmeeinstrom in die Haut erfordert eine rasche Verteilung der Wärme.

Hierdurch steigt die Blutströmungsgeschwindigkeit besonders in der Körperdecke unter Eröffnung zahlreicher arteriovenöser Anastomosen an. Herzfrequenz und Herzminutenvolumen werden erhöht. Der periphere Gefäßwiderstand sinkt durch die Weitstellung der Blutgefäße, der erhöhte (diastolische) Blutdruckwert fällt ab. Bei unzureichender Kreislaufregulation, vornehmlich bei Hypotonikern, kann es deshalb bei einem schnellen Aufsetzen oder Aufstehen zu einem orthostatischen Kreislaufkollaps kommen. Grundsätzlich stellt jedoch der zeitlich begrenzte Aufenthalt im Saunabad keine besondere Belastung des Herz-Kreislauf-Systems dar. Auch die Abkühlung in kalter Luft oder mit einem Wasserguß führt nicht zu nennenswerten Änderungen des arteriellen Blutdrucks.

Anders verhält es sich dagegen bei Benutzung des *kalten Tauchbades.* Hier kann ein ganz erheblicher *Anstieg des Blutdrucks* auftreten. Deshalb darf Patienten mit einem nicht fixierten Bluthochdruck zwar die Benutzung des Saunabades gestattet werden, nicht aber eine anschließende Abkühlung im Tauchbad. Dieser Personenkreis muß sich auf die Anwendung von Kaltluft oder einer Abgießung beschränken. Insgesamt sollte man die Anwendung der Sauna nicht nur unter dem Aspekt einer verbesserten Hautdurchblutung sehen, sondern auch im Sinne eines *kardiovaskulären Gefäßtrainings.* Ihre prophylaktische Bedeutung überwiegt damit ihre therapeutischen Wirkungen.

Die thermischen Wechselreize regen auch das *vegetative Nervensystem* im Sinne einer Umstimmung an. Sie stimulieren fernerhin das hormonelle Regulationssystem Hypophyse – Nebennierenrinde. Durch regelmäßiges Saunabaden wird die allgemeine Leistungsfähigkeit und die Abwehrlage gesteigert. Ihre Anwendung ist daher nicht nur bei Sportlern beliebt. Die Sauna wird darüber hinaus auch als *Vorbeugemittel gegen Erkältung* geschätzt.

Bei mittlerer Luftfeuchte, d.h. zwischen 10 und 30 g/m^3, wird die heiße Luft von den Atemwegen meist beschwerdefrei vertragen. Sie bewirkt vor allem einen krampflösenden Effekt auf die Muskulatur des Bronchialbaums. Sie steigert die Durchblutung der Bronchien und führt dadurch zu einer Verbesserung der Sekretion der Bronchialschleimhaut. Dies wirkt sich besonders bei asthmatischen Erkrankungen günstig aus.

Durchführung

Gewöhnlich wird das Saunabad einmal wöchentlich mit 2 – 3 Saunagängen genommen. Dabei beträgt der Aufenthalt im Heißluftsaunaraum im Durchschnitt 8 – 10 Minuten, die Abkühlung in kalter Luft 3 – 5 Minuten. Für eine kurze Ruhezeit nach der Wasserabkühlung sind 5 – 10 Minuten, für das Fußwärmbad 3 – 5 Minuten anzusetzen. Zwischen den einzelnen Saunagängen lassen sich ggf. auch Massagen einfügen. Nach Beendigung des Saunabadens ist eine Ruhepause von mindestens 30 Minuten notwendig, um die von den kräftigen Temperaturreizen angeregten Regulationssysteme wieder zur Neueinstellung, d.h. zur trophotropen Umschaltung kommen zu lassen.

Ein Saunabad sollte man grundsätzlich nicht mit kalten Füßen oder gar in frierendem Zustand beginnen. Gegebenenfalls ist deshalb vor Aufsuchen des Saunaraumes ein gut *körperwarmes Fußbad* zweckmäßig. Empfehlenswert ist ein warmes Fußbad auch nach Beendigung der Luft- bzw. Wasserabkühlung, da es die Wiedererweiterung der Hautgefäße beschleunigt. Im übrigen empfiehlt sich auch eine *Vorreinigung* unter einer warmen Dusche mit nachfolgender kurzer kalter Dusche und anschließendem sorgfältigem Abfrottieren, da eine trockene Haut zu einem schnelleren Eintritt des Schwitzens im Saunabad führt.

Indikationen und Kontraindikationen

Die *Indikationen* für ein Saunabaden erstrecken sich vorzugsweise als unterstützende therapeutische Maßnahme von Erkrankungen der oberen Luftwege und asthmatischen Leiden über alle Formen des chronisch-entzündlichen und degenerativen Rheumatismus und zahlreiche myalgische Krankheitsbilder bis hin zu peripheren arteriellen Durchblutungsstörungen (Stadium Fontaine I und II) sowie hyper- und hypotonen Regulationsstörungen. Selbstverständlich erfordern die einzelnen Krankheiten jeweils eine individuelle Anpassung der Saunareize an den Befund. Bei kreislauflabilen Patienten empfehlen sich deshalb Raumtemperaturen von 50 – 70 °C oder weniger bzw. ein Verbleiben auf der untersten Bank.

Eine *Kontraindikation* stellen alle akuten Infektionskrankheiten sowie eine ungenügende Abwehrlage infolge schwerer Erkrankungen dar. Dies gilt ferner für stärkere Herz- und Kreislaufinsuffizienzen und die koronare Herzkrankheit. Nach einem Herzinfarkt sollte man wenigstens 1/2 Jahr aussetzen. Ausnahmen hiervon sind nur bei besonderer ärztlicher Aufsicht und bei entsprechend vorsichtiger Dosierung möglich. Bei Neigung zu Nierensteinen besteht die Gefahr einer verstärkten Steinbildung durch den nach der Schwitzprozedur konzentrierten Urin. Bei Hypothyreosen ist Schweißbildung und -verdunstung vermindert. Bei Auftreten von Unwohlsein sollte der Patient den Saunaraum sofort verlassen und von jeder abkühlenden Schlußanwendung Abstand nehmen.

2.3.6 Behandlung mit Dampf

Die Anwendung von Wasserdampf stellt eine relativ einfache Form der Thermotherapie dar. Sie führt zu einer kräftigen Hyperämisierung im Bereich des exponierten Körperabschnittes, vorzugsweise im Bereich der Haut und der Schleimhäute. Man unterscheidet zwischen Ganz- und Teilanwendungen.

•••• Ganzanwendungen

Die Ganzanwendungen erfolgen zumeist in Form eines sog. **„russisch-römischen Bades“.**

Durchführung: Nach gründlicher Körpervorreinigung sucht der Patient zunächst für 10 – 15 Minuten einen Warmluftraum mit einer Temperatur zwischen 40 °C und 50 °C und sodann nochmals für 10 – 15 Minuten einen Heißluftraum mit 65–75 °C auf. Während dieser Zeit wird die Wärmebilanz des Körpers positiv, d. h. die Wärmeeinstrahlung und die Wärmeproduktion können nicht mehr durch gesteigerte Wärmeabgabe wie Verdunstung kompensiert werden. Der Badende begibt sich anschließend für weitere 10–15 Minuten in den eigentlichen Dampfraum, bei eingeschränkter Verträglichkeit ggf. nur für kürzere Zeit. In ihm befindet sich mit Wasserdampf gesättigte Luft von ca. 45 °C. Da jetzt auch keine Schweißverdunstung mehr möglich ist, wird die Wärmetoleranz in der feuchtheißen Luft entscheidend vermindert, und es kommt zu einem Wärmestau. Dieser führt zu einer gewissen, vom Gesunden gut kompensierten Belastung des Herz-Kreislauf-Systems. Im Anschluß an das Dampfbad wird die Abkühlung gewöhnlich nicht abrupt durchgeführt, sondern stufenweise durch Verabfolgung kühler werdender Duschen oder temperierter Bäder von 33 °C, 26 °C und 18 °C. Anschließend ist eine Nachruhe von wenigstens 30 Minuten erforderlich, um die im Körper ausgelösten Regulationsänderungen wirksam werden zu lassen.

Indikationen: Myalgien, Myogelosen, degenerative und inaktive entzündlich-rheumatische Erkrankungen, chronisch entzündliche Erkrankungen der Nasennebenhöhlen und der oberen Luftwege, Äquilibrierung gestörter peripherer Kreislaufregulationen, Abhärtung.

Kontraindikationen: Herz-Kreislauf-Insuffizienz.

•••• Teilanwendungen

Teilanwendungen mit Dampf sind in der häuslichen Krankenpflege, vorzugsweise als **Kopfdampfbad,** auch heute noch weit verbreitet.

Durchführung: Hierzu wird Wasser in einem größeren Gefäß zum Dampfen gebracht bzw. eine Schüssel mit kochendem Wasser gefüllt. Der am Tisch sitzende Patient beugt seinen Kopf über das Gefäß, bedeckt Kopf und Dampfgefäß zur Verbesserung der Wirksamkeit mit einem Tuch. Dem Wasser kann noch eine kleine Menge ätherischen Öls beigesetzt werden. Der heiße Dampf bewirkt eine kräftige Hyperämie der Gesichtshaut und der Schleimhäute im Nasen-Rachen-Raum.

Indikationen: Pharyngitis, Laryngitis, Tracheitis, Nasennebenhöhlenentzündungen, Acne vulgaris im Bereich des Gesichtes.

Die **Dampfdusche** erfordert eine spezielle Anlage; ihre Anwendung bleibt daher Kliniken oder größeren Physiotherapieeinrichtungen vorbehalten.

Durchführung: Hierzu wird Dampf unter erheblichem Druck durch ein lenkbares Rohr mit düsenförmig verengter Öffnung geführt. Der strahlförmig austretende Dampf kann so auf einzelne Körperpartien lokalisiert werden. Je nach Verträglichkeit und aufgewendetem Dampfdruck beträgt der Abstand zwischen Düse und Körperoberfläche gewöhnlich 1/2 – 1 m. Der Dampfstrahl, der sich auf seinem Wege zum Körper deutlich abkühlt, bewirkt eine kräftige Erwärmung und Durchblutungssteigerung im Bereich der Haut und der tieferen Gewebsschichten. Die Dauer der Behandlung beträgt durchschnittlich 10 – 15 Minuten.

Ist eine nachfolgende Massage vorgesehen, so muß die Haut hierfür anschließend gut abgetrocknet und ggf. mit Massagepuder oder -öl gleitfähig gemacht werden.

Vereinzelt sind auch spezielle Einrichtungen in Gebrauch, wobei Dampf in einen größeren Behälter eingeführt wird. Sie dienen der Teilbehandlung einzelner Gelenke wie des Knie- oder Sprunggelenkes.

Diese Geräte sind zum Teil so gestaltet, daß gleichzeitig aktive und passive Bewegungsübungen während der Dampfbehandlung mit den betreffenden Gelenken durchgeführt werden können (sog. Dampfpendel).

Indikationen: Muskelverspannungen, Myogelosen, Bewegungseinschränkungen und Gelenkkontrakturen nach Traumen oder Entzündungen, Arthrosen, Spondylosen.

2.4 Kryotherapie – Behandlung mit Kälte

Einführung und geschichtliche Entwicklung

Während früher unter dem Begriff Thermotherapie ausschließlich die Zufuhr von Wärme aus therapeutischen Gründen verstanden wurde, kann diese Art der Behandlung durchaus auch im Entzug von Wärme bestehen, d. h. in Form einer Kältetherapie.

- Unter Kryotherapie versteht man die örtliche Anwendung von Kälte zu therapeutischen Zwecken.

„*Kryos*“ bedeutet im Griechischen soviel wie Frost bzw. Kälte. Aus diesem Grunde spricht man auch von Eis- oder Kältetherapie. Kälteanwendungen der verschiedensten Art sollen durch abgestufte Reize die Selbstheilungstendenz des Organismus unterstützen. Die Kryotherapie vermag außerdem den unerwünschten Kreislauf (Circulus vitiosus) zwischen Muskelirritation und verstärkter nervaler Reizung sowie vermehrten Schmerzen und daraus wieder resultierendem erhöhtem Spannungszustand der Muskulatur zu unterbrechen.

Als *Hypothermie* bezeichnet man demgegenüber eine generalisierte Anwendung von Kälte, wobei die Temperatur des Gesamtkörpers herabgesetzt wird.

Wenngleich die örtliche Eisbehandlung bereits seit dem Altertum bekannt ist, hat die Verwendung der Kryotherapie erst in den letzten Jahren stark an Bedeutung gewonnen. Im Rahmen der Sportmedizin dienen vor allem Kältesprays der schnellen Beseitigung erheblicher Schmerzen, vor allem bei Prellungen des Schienbeins beim Fußball infolge einer Reizung des Periostes und damit der unmittelbaren Wiederherstellung der weiteren Spielfähigkeit.

Naturgemäß wurden früher zunächst nur Schnee und Eis hierfür verwendet. Dabei wurden Eisstücke für die örtliche Blut- und Schmerzstillung benutzt sowie bei Entzündungen, auch in Verbindung mit Verletzungsfolgen.

Die früher wohl verbreitetste Anwendung einer örtlichen Kältetherapie stellten Eisbeutel bzw. Eispackungen bei Vorliegen einer Appendizitis dar. Kalte Wadenwickel dienen seit jeher der Verminderung der Körpertemperatur bei hohem Fieber.

Am Rande sei noch erwähnt, daß auch die Kryochirurgie inzwischen sowohl im Bereich der Urologie wie auch der Augenheilkunde ihren festen Platz gefunden hat.

Aufgrund seiner physikalischen Eigenschaften stellt Wasser ein Medium dar, mit dessen Hilfe sich ein schneller und intensiver Wärmeentzug erzielen läßt. Ursache hierfür ist die hervorragende Wärmeleitfähigkeit (Konduktion), seine große spezifische Wärme und seine geringe Viskosität (Konvektion). Schmelzendes Eis erhöht die Wärmekapazität weiterhin durch die dabei auftretende Schmelzwärme (Konversion).

Die Ausgangstemperatur geht dabei kaum unter 0 °C, da das Schmelzwasser schnell einen Temperaturpuffer bildet.

Durch eine *Eisabtupfung* läßt sich die Wärmemitführung verstärken und durch den stets unmittelbaren Kontakt mit dem Eis eine größere Temperaturdifferenz herstellen. *Kältepackungen* lassen sich demgegenüber, bei noch befriedigendem Hautkontakt, bis auf -15 bis -20 °C abkühlen. Sie verfügen gegenüber dem Wasser jedoch über eine geringere spezifische Wärme.

Wirkungen und Reaktionen

Am augenfälligsten sind die Wirkungen einer örtlichen Eistherapie auf das *Gefäßsystem*. Dabei muß man zwischen einer Sofortreaktion und den länger anhaltenden Folgereaktionen unterscheiden.

Während der lokalen Eisbehandlung tritt zunächst eine Engstellung der oberflächlich gelegenen Blutgefäße ein. Der Körper versucht durch diese periphere Vasokonstriktion seine Wärmeabgabe einzuschränken. Bemerkenswerterweise tritt jedoch wenig später bereits eine plötzliche Erweiterung der Blutgefäße ein. Auch dieses Verhalten läßt sich als ein

Schutzmechanismus des Körpers erklären, um mögliche Kälteschäden zu verhindern.

Völlig anders verhält sich dagegen die in der Tiefe gelegene Muskulatur, deren Temperatur, wenn auch nur für kurze Zeit, deutlich ansteigt (Trnavsky 1978). Nach wenigen Minuten tritt dann auch hier eine Engstellung der Gefäße auf. Ganz ähnlich reagiert das Gefäßsystem im Bereich der Gelenke. Wie Liman u. Mitarb. (1982) zeigen konnten, reagieren die Kniegelenke von Patienten mit einer chronischen Polyarthritis mit einer verminderten Durchblutung. Diese hält auch nach Beendigung der Eisauflage noch einige Zeit an (Abb. 2.**17a** u. **b**). Der Grund hierfür liegt vermutlich in einer veränderten Ansprechbarkeit des infolge von entzündlichen Veränderungen geschädigten Gefäßsystems. Darüber hinaus bestehen offensichtlich auch unterschiedliche Regelkreise hinsichtlich der Durchblutung von Haut, Muskulatur, Gelenkkapsel und Knochen.

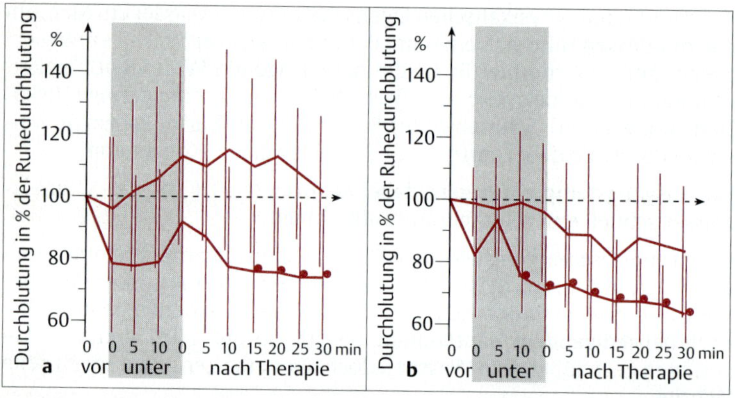

Abb. 2.**17a** u. **b** Reaktion des Gefäßsystems vor, während und nach Eisbehandlung

a Durchblutung über der Wade (in % der Ruhedurchblutung) bei Patienten mit chronischer Polyarthritis (– n = 10) und Normalpersonen (--- n = 5). Venenverschluß-Plethysmographie vor, unter und nach 15 minütiger Kryotherapie des Kniegelenkes. • Signifikante Änderung gegenüber dem Ausgangswert

b Durchblutung über dem Kniegelenk (in % der Ruhedurchblutung) bei Patienten mit progredient chronischer Polyarthritis (– n = 10) und Normalpersonen (--- n = 5). Venenverschluß-Plethysmographie vor, unter und nach 15minütiger Kryotherapie des Kniegelenkes. • Signifikante Änderung gegenüber dem Ausgangswert

Nach einer längeren Kälteeinwirkung erfolgt indes eine wellenförmig verlaufende Änderung der Durchblutung, d.h., in Abständen von etwa 1/2 Stunde kommt es abwechselnd zu einer Verengung und Erweiterung der Blutgefäße („hunting response"). Hierbei spielen einerseits die Freisetzung von H-Substanz und andererseits auch Einflüsse des Hypothalamus und des Vasomotorenzentrums in der Medulla oblongata eine wichtige Rolle. Bei all diesen Erscheinungen handelt es sich offensichtlich um ein im einzelnen nur schwer erfaßbares, außerordentlich komplexes Geschehen.

Ganz Ähnliches gilt für die verschiedenartigen Wirkungen der Kryotherapie im Bereich des *neuromuskulären Systems.* Die oberflächlich in der Haut gelegenen Kälterezeptoren reagieren nämlich sowohl auf eine schnelle Abkühlung wie auch auf Temperaturen über 45 °C jeweils mit einer erhöhten Entladungsfrequenz. Hieraus erklärt sich unschwer das Auftreten eines Kältegefühls im Augenblick des Eintauchens in sehr heißes Wasser oder unter einer heißen Dusche.

Gleichzeitig wird die Nervenleitgeschwindigkeit bei Kälteeinfluß herabgesetzt. Primäre und sekundäre Muskelspindelendigungen reagieren dabei unterschiedlich. Hierdurch kommt es, vor allem im Bereich spastisch veränderter Muskulatur, zu einer *Tonusverminderung.*

Am auffallendsten ist indes die Herabsetzung der örtlichen *Schmerzempfindung.* Verantwortlich hierfür sind die ebenfalls oberflächlich in der Haut gelegenen Schmerzrezeptoren sowie die Beeinflussung des gesamten sensomotorischen Reflexbogens. Bei Verbrennungen I. und II. Grades führt das Eintauchen des geschädigten Körperteiles in Eiswasser zu einem sehr eindrucksvollen, fast sofortigen Nachlassen bzw. Verschwinden des Schmerzes.

Die Herabsetzung der Schmerzen bei der Behandlung schmerzhaft bewegungseingeschränkter Gelenke oder bei spastisch kontrakter Muskulatur erleichtert ganz wesentlich jede Form von Bewegungstherapie.

Darüber hinaus kommt es auch zu *Allgemeinreaktionen* des Körpers bzw. des gesamten vegetativen Nervensystems. Diese finden ihren Ausdruck in einer Erhöhung des Blutdruckes und der Herzfrequenz (cold pressure test). Bei isolierter Einwirkung von Kälte auf das Gesicht tritt demgegenüber eine Bradykardie ein. Bei Anwendung von Kaltgüssen im Bereich der Brust erfolgt eine Steigerung der Atemfrequenz bis zu ihrem 8fachen Ausgangswert und eine Erhöhung des Atemminutenwertes bis zum 3 1/2fachen.

Schließlich erfolgt eine Einschränkung des Zellstoffwechsels, eine damit verbundene Verlangsamung der chemischen Reaktionsfähigkeit sowie eine Verminderung der Freisetzung von lysosomalen Enzymen. Die Reduzierung der gesamten Stoffwechselaktivität wirkt sich günstig auf alle entzündlich gesteigerten Prozesse aus.

Einfluß physikalischer Wirkungen auf entzündliche Prozesse

Wärme, Hyperthermie und insbesondere Kälte wirken in der Regel antiphlogistisch. Sie können andererseits aber auch einen die Entzündung noch verstärkenden Effekt haben. Die antiphlogistischen Wirkungen von lokal zugeführter Kälte, Wärme und Hyperthermie sind abhängig von einer hinreichend langen Dauer der jeweiligen Anwendung.

Inaktive und chronisch proliferative Entzündungen sprechen besser auf Wärme an. Akute exsudative Entzündungen reagieren besser auf Kälte. Auch die Hyperthermie vermag entzündliche Prozesse günstig zu beeinflussen. Sie hat zugleich aber auch einen erheblichen Einfluß auf den Gesamtorganismus.

Allgemeine Indikationsgebiete und Dosierung

Das Indikationsgebiet für die gesamte Kryotherapie ist relativ breit gefächert. Dabei werden bei verschiedenen Erkrankungen jeweils bestimmte Formen der Kältetherapie bevorzugt angewendet. Diese werden im einzelnen bei den jeweiligen Anwendungen besprochen.

Grundsätzlich sind es in erster Linie *akute und schmerzhafte Erkrankungen* unterschiedlicher Art sowie frische und ältere *Verletzungsfolgen* im Bereich des gesamten *Stütz- und Bewegungssystems.*

Hierzu gehören *entzündliche Erkrankungen* wie die Arthritis, die rheumatoide bzw. progressiv-chronische Polyarthritis, Tendinitis bzw. Tendosynovitis, Tendinopathie, Myositis und Fibrositis.

Zu den *posttraumatischen* Indikationen zählen Zustände nach Distorsionen oder Kontusionen, aber auch postoperative Schwellungs- und Schmerzzustände nach endoprothetischem Gelenkersatz oder Synovektomien. Weiterhin kommen *neuroorthopädische Erkrankungen* wie Zervikal- und Lumbalsyndrome sowie Myogelosen in Betracht.

Schließlich ist ein Versuch mit Kryotherapie auch bei einzelnen neurologischen Erkrankungen angezeigt, vornehmlich bei Vorliegen von Spastizität, beispielsweise bei postapoplektischen Hemiplegien, zerebralen Paresen oder multipler Sklerose.

Die *Dosierung* muß stets individuell auf den einzelnen Patienten und den jeweiligen Krankheitszustand bzw. -verlauf abgestimmt werden. Die Behandlungszeit kann dabei zwischen wenigen Sekunden und $^{1}/_{2}$ Stunde oder mehr schwanken.

Während eine intensive Wärmetherapie in der Regel nur einmal jeden zweiten Tag durchgeführt wird, kann die Kryotherapie u. U. sogar mehrmals täglich und über längere Zeit hin erfolgen.

Einem Kind, das sich gegenüber der Anwendung irgendeiner Form der Kryotherapie sträubt, sollte sie unter keinen Umständen aufgezwungen werden. Besteht bei ihm eine stärkere Abneigung gegenüber einer Eisbehandlung, so kann man das praktische Vorgehen zuerst an einem anderen Kind demonstrieren und danach dem betroffenen Kind zunächst einen Eiswürfel lediglich in die Hand geben.

Ältere Kinder können sich u. U. auch selbst schon mit Eiswürfeln massieren. Dies gilt vornehmlich bei Vorliegen einer juvenilen Polyarthritis. Die Verwendung von Eispackungen und Eistauchbädern hat sich, insbesondere bei der Behandlung spastisch gelähmter Kinder, als weniger günstig erwiesen.

Durchführung der Kryotherapie

Für die Durchführung der Kryotherapie stehen verschiedene Anwendungsformen zur Verfügung:

- *Eisbeutel und Eis- bzw. Kältepackungen,*
  - tiefgekühlte, in 20%iges Salzwasser getränkte Tücher („Frottiertuchtechnik"),
  - Eisstücke (Eisflocken) in einem Beutel aus Frottierstoff,
  - Eisstücke (Eiswürfelgrieß) in etwas Wasser in einem Plastikbeutel,
  - Kältepackungen mit gelartigem hydriertem Silikat in Plastikhülle (Silikatkompressen),
  - Kältepackungen aus Tiefkühlgeräten;
- *Eismassagen und Eisabreibungen;*
- Eistauchbad, Eisteilbad, Kaltwasserbäder;
- *Kälte- bzw. Vereisungsspray* (Chloräthyl), *Kohlensäureschnee* („Krimotherapie");
- *Kühlmanschetten* und -bandagen in Verbindung mit einem Kühlaggregat;
- lokale Kaltgas- bzw. Kaltwindtherapie mit Spezialgeräten;
- Kältekammer.

Kontraindikationen

Zu den Gegenanzeigen für die Vornahme einer Kryotherapie gehören alle fortgeschrittenen *arteriellen Durchblutungsstörungen, trophische Störungen* und der *Morbus Raynaud* ab Stadium II, fernerhin die relativ selten vorkommende *Überempfindlichkeit* gegenüber Kälte sowie Kälteagglutination, Kältehämolyse, Kälteurtikaria und die Kryoglobulinämie.

Zurückhaltung bei der Anwendung jeglicher Eisbehandlung ist auch bei alten und anämischen Patienten geboten sowie bei Reizzuständen im Becken- bzw. Blasenbereich, vornehmlich hinsichtlich des Eistauchbades.

Bei allen Anwendungen im Bereich der Arme kann es bei Patienten mit einer koronaren Herzkrankheit u. U. zum vermehrten Auftreten von Beschwerden kommen. – Kinder unter 5 – 6 Jahren kommen für eine Kryotherapie in der Regel nicht in Betracht.

•••• Eisbeutel und Eispackungen

Bei der *Frottiertuchmethode* werden Frotteetücher in eine *Salzlösung* (1 kg Salz auf 5 l Wasser) eingetaucht, ausgewrungen, gefaltet und in einem Tiefkühlschrank bei –15 °C eingefroren. Durch das Einlegen von Plastikhüllen läßt sich das störende Aneinanderfrieren der Tücher vermeiden. Unmittelbar vor der Anwendung wird das steifgefrorene Frottiertuch kurz mit kaltem Wasser abgespült und dann der Körperoberfläche anmodelliert.

Die Verwendung einer Salzlösung verhindert das Hartwerden der Stofftücher, und das Überspülen mit kaltem Wasser verbessert ihre Formbarkeit.

Die Frotteetücher sollten bis zum Behandlungsende zumindest noch teilweise gefroren sein, andernfalls ist der Wärmeentzug durch die auftretende Schmelzwärme zu gering. Die Frottiertuchmethode kann ggf. auch vom Patienten selber zu Hause durchgeführt werden.

Ebenso wie bei der Kneipp-Therapie mit kaltem Wasser sollte sich der Patient auch bei der Kryotherapie stets warm fühlen. Auf keinen Fall darf er vor Beginn der Behandlung frösteln oder gar frieren. In diesem Fall empfiehlt sich die vorherige Anwendung eines ansteigenden Teil- oder Ganzbades.

Aber auch während der Behandlung muß dafür Sorge getragen werden, daß eine allgemeine Abkühlung vermieden wird. Die jeweils benachbarten Körperabschnitte sollten deshalb ggf. durch Plastiktücher vor Nässe geschützt und warm gehalten werden. Ebenso kann kompensatorisch gleichzeitig mit der Kryotherapie eine Wärmeapplikation an einem anderen Bereich des Körpers erfolgen.

Eine andere Form der Frottiertuchtechnik besteht darin, die *Frottiertücher mit Eiswasser* zu durchtränken, dem feinverteiltes Eis in Form von Eisflocken oder Brucheis zugefügt wurde. Die Tücher werden ausgewrungen und anschließend für 1 – 2 Minuten auf die zu behandelnde Körperoberfläche aufgelegt. Danach wird entweder ein neues Frotteetuch aufgelegt oder zunächst nur gewendet. Für den Therapeuten empfiehlt sich dabei die Verwendung von Gummihandschuhen.

In der Zeit zwischen dem Wechseln der Tücher können ggf. aktive und passive Bewegungsübungen zur Kontrakturbehandlung durchgeführt werden.

Kältepackungen lassen sich ebenfalls in verschiedener Weise durchführen. Hierfür können Eiswürfel bzw. zerkleinerte Eisstücke entweder in einen *Beutel aus Frottierstoff* eingefüllt werden oder aber Eisstücke mit etwas Wasser vermischt in einen *Plastikbeutel*. Bruch- oder Flockeneis kann in einem handelsüblichen Eisbereiter hergestellt werden. Die günstigste Eistemperatur liegt kurz unter dem Gefrierpunkt.

Technisch einfacher ist die Anwendung von Kältepackungen in Form von Plastikbeuteln, die mit *Silikatmasse* gefüllt sind. Die Eispackungen befinden sich in einem Tiefkühlschrank bei einer Temperatur von –10 bis –15 °C. Bei Kälteschränken mit Thermostat wird die günstigste Temperatur für die Kältekompressen auf –7 °C eingestellt. Bei Verwendung von handelsüblichen Gefrierschränken, die eine Temperatur bis –20 °C erzeugen, empfiehlt sich beim Anlegen einer Kältepackung das Einbringen eines Vliestuches zwischen Haut und Kompresse. Dies kann bei erheblicher Kälteüberempfindlichkeit des Patienten vorher in warmem Wasser angefeuchtet werden. Hierdurch wird auch der Hautkontakt verbessert und die Kälte beginnt nur allmählich zu wirken.

Die Plastikpackungen sind bereits nach 1 Stunde im Tiefkühlfach richtig temperiert. Sie lassen sich gut der Körperoberfläche anpassen, stören auch nicht durch abtropfendes Wasser und ihre Kühlwirkung hält relativ lange an.

In der Praxis haben sich die *Silikatkompressen* sehr bewährt, da sie in der Handhabung einfach und sicher sind. Sie sind in verschiedenen Größen und von mehreren Firmen im Handel erhältlich (Cryogel, Kryopin-Pak, Col-Pac, Hydrocollator).

Je nach den therapeutischen Erfordernissen werden die Kompressen für 5 – 30 Minuten aufgelegt. Selbst bei einer Kälteanwendung bis zur Dauer von $^1/_2$ Stunde braucht in der Regel nicht mit dem Auftreten von ernsthaften Schädigungen gerechnet zu werden.

Die Kältepackungen können in Nyltextaschen eingelegt und mit Nyltexelastikbinden fixiert werden.

Die Desinfektion der Kompressen erfolgt bei wiederholter Verwendung mit einem üblichen Desinfektionsmittel aus der Sprühflasche.

Einzelne dieser Kryopackungen können nicht nur beliebig oft verwendet werden, sondern sind darüber hinaus auch zur lokalen Wärmetherapie geeignet. Hierfür legt man sie in heißes Wasser mit einer Temperatur zwischen 50 °C und 60 °C.

Indikationen

Kältepackungen und Frottierbeutel werden bevorzugt zur Behandlung der chronisch-progredienten *Polyarthritis* verwendet. Dies gilt insbesondere für alle Entzündungsschübe, ebenso für den akuten Gichtanfall. Die besten Wirkungen werden dabei am Kniegelenk erzielt, weniger gute am Ellenbogen- und Handgelenk. Wichtig für die Art der Therapie ist der jeweilige Aktivitätsgrad der Entzündung, so daß u.U. zur gleichen Zeit an einzelnen Gelenken verschiedene Therapieformen in Betracht kommen. Aber auch Arthrosen ohne stärkere Aktivierung und die Chondropathia patellae sprechen gelegentlich gut auf Kälte an.

Bewährt hat sich die lokale *postoperative Kryotherapie* beispielsweise nach Synovektomien, nach prothetischem Gelenkersatz oder auch nach Operationen im Bereich der Hand und der Wirbelsäule wegen eines Diskusprolapses. Das gleiche gilt für Schleudertraumen der Halswirbelsäule, die mit Kältepackungen auf Nacken und Schultern behandelt werden.

Eine Zerreißblutung kann durch Kälteanwendung nur sehr kurzfristig durch Kontraktion der Blutgefäße beeinflußt werden. Wegen der bald nachfolgenden stärkeren Hyperämie ist deshalb hier eine Kompression besser. Später ggf. dann nochmals Kryotherapie.

Nach einer Verletzung wird die Kältekompresse bzw. das Kältekissen auf den Verband gelegt, der auch eine Ruhigstellung (Hochlagerung) notwendig macht.

Das gleiche gilt für die Behandlung zahlreicher *Gelenkkontrakturen,* insbesondere der akuten schmerzhaften Periarthropathie des Schultergelenkes. Hierbei wird die Kältetherapie zumeist in Verbindung mit einer entsprechenden Übungsbehandlung durchgeführt. Auch einige *neurologische Erkrankungen,* vorzugsweise solche mit einer störenden Spastik, gehören hierzu. Dies gilt für verschiedene zentrale Paresen, wie postapoplektische Hemiplegien oder auch die multiple Sklerose, ebenfalls in Verbindung mit einem anschließend durchgeführten Übungsprogramm.

• • • • Eismassagen und Eisabreibungen

Für *Eismassagen* und *Eisabreibungen* verwendet man die üblichen Eiswürfel aus dem Tiefkühlfach. Die Eiswürfel werden hierzu am besten auf der einen Seite mit einem Frottiertuch erfaßt und die freie Seite des Eiswürfels zur örtlichen Massage verwendet.

Die Dauer der Eismassage beträgt im allgemeinen 5 – 10 Minuten. Es können zwischenzeitlich Muskelspannungsübungen eingeschoben werden. Ebenso kommt eine Kombination mit manueller Massage, Physiotherapie und Traktionsbehandlung in Betracht. Bei Auftreten eines Taubheitsgefühles wird die Eismassage kurz unterbrochen.

Eine lokale Eismassage, vorzugsweise im Bereich der betroffenen Extremitäten, hat sich auch bei der Behandlung *zerebralparetischer Kinder* bewährt. Hierbei wird der betroffene Bereich bzw. die Haut über der spastisch kontrakten Muskulatur einige Minuten lang intermittierend mit Eiswürfeln bis zum Auftreten der Hautröte massiert. Das Wirkungsmaximum tritt dabei nach etwa 15 – 20 Minuten auf und hält bis 1 Stunde nach Beendigung der Eismassage an.

Nach dem Auftreten der Hauthyperämie wird mit fein dosiertem Dehnen bzw. ebenfalls sanft gesteigerten Dehnungslagerungen der spastisch verkürzten Muskulatur sowie aktiven Bewegungsübungen begonnen.

Eisabreibungen erfolgen entweder mit Hilfe mehrerer Eiswürfel oder mit einem größeren Eisstück. Letzteres läßt sich leicht dadurch gewinnen, daß man mit Wasser gefüllte Plastikbecher mit einem Mundspatel im Tiefkühlfach gefrieren läßt.

Die Eisabreibung erfolgt ohne Anwendung von Druck für eine Dauer von 5 – 10 Minuten bzw. so lange, bis eine kräftige Hyperämie eintritt.

Vor der Eisabreibung zur Behandlung eines Unterschenkelödems empfiehlt sich zur Verbesserung der Wirkung eine vorherige Lymphdrainage.

Wichtig ist in jedem Falle ein gut temperierter Behandlungsraum und eine entspannte Lagerung des Patienten.

Indikationen

Zu nennen sind vornehmlich Myogelosen, Muskelhartspann und Fibrositis, vorzugsweise im Bereich der Nacken-, Schulter- und Rückenmuskulatur sowie andere Erscheinungsformen des sog. Weichteilrheumatismus; fernerhin Distorsionen und Kontusionen bzw. Sportverletzungen, chronische Reizzustände, wie die Paratenonitis der Achillessehne, ggf. in Kombination mit Stäbchenmassage und lokaler Massage, Zustände nach Luxationen und Frakturen, Zervikal- und Lumbalsyndrome sowie spastische Paresen.

•••• Eistauchbad, Eisteilbad und Kaltwasserbad

Eistauchbäder werden entweder als Teilbäder oder als Vollbad angewendet. Eishandbäder dienen vor allem in der Handchirurgie zur Prophylaxe bzw. Verminderung des hier postoperativ häufig besonders stark auftretenden Ödems. Die Hand wird hierzu bereits am 1. Tage nach der Operation mit Hilfe eines Einmalhandschuhs 2- bis 3mal täglich in ein Eisbad eingetaucht. Die in ihrer Beweglichkeit zumeist schmerzhaft eingeschränkten Fingergelenke lassen sich dadurch schneller remobilisieren.

Bei der Behandlung des Sudeck-Syndroms muß die jeweilige Kältetoleranz des Patienten vorher ausgetestet werden.

Für das **Eisteilbad** können die Wannen für Arm-, Fuß- bzw. für Wechselbäder verwendet werden. Das Mischungsverhältnis zwischen kaltem Leitungswasser und Eis sollte $^{2}/_{3}$ zu $^{1}/_{3}$ betragen. Der zu behandelnde Körperabschnitt wird nur für etwa $^{1}/_{2}$ Minute kurz eingetaucht. Anschließend erfolgt die Übungsbehandlung, die mehrfach wiederholt wird.

Eisteilbäder eignen sich auch für die Behandlung frischer (Sport-)Verletzungen im Bereich der oberen und unteren Extremitäten.

Kaltwasserbäder üben ebenfalls eine günstige tonisierende Wirkung auf die Venenmuskulatur aus. Auch beim Status varicosus erfolgt das Unterschenkeltauchbad nur relativ kurz, d. h. etwa 1 Minute. Anschließend erfolgen aktive Übungen, und beides wird mehrfach wiederholt.

Bei zentralen Lähmungszuständen wie der multiplen Sklerose vermag eine *Ganzkörperhypothermie* die Spastik zu reduzieren.

•••• Kältesprays

Kältesprays enthalten verschiedene Wirkstofflösungen, oft in Verbindung mit Chloräthyl. Es stehen verschiedene handelsübliche Kältespraydosen zur Verfügung („Eis aus der Dose").

Wirkung und Durchführung

Beim Kältespray kommt es zum Auftreten von Verdunstungskälte. Die ausgeprägte Verdampfungswärme von Chloräthyl und anderer schnellflüchtiger Substanzen führt zu einer raschen und ausgeprägten Abkühlung, die jedoch nur von sehr kurzer Dauer ist. Die starke oberflächliche Kältebildung wurde früher gerne wegen der dabei eintretenden Schmerzminderung zur Lokalanästhesie für kleinere chirurgische Eingriffe wie der Eröffnung eines Furunkels eingesetzt.

Der Kühlspray sollte intermittierend erfolgen und der Sprühstrahl dabei in kreisender Bewegung in einem Abstand von etwa 20 cm auf die zu behandelnde Körperoberfläche gerichtet werden, bis sich auf der Haut ein Kältereif bildet. Nach Abschmelzen des Kältereifs kann die Spraybehandlung wieder fortgesetzt werden. Bei allen Vereisungssprays ist Vorsicht geboten, da die Gefahr einer lokalen Erfrierung besteht. Bei richtiger Handhabung ist ihre Anwendung jedoch völlig unproblematisch. Offene Wunden, insbesondere Schürf- und Rißverletzungen, dürfen nicht mit einem Kältespray angegangen werden.

Die Spraybehandlung kann 2- bis 3mal wiederholt werden.

Indikationen

Dies sind in erster Linie alle frischen Traumen und die Prophylaxe von posttraumatischen Ödemen und Hämatomen. Bei Sportverletzungen wird vor allem die sofortige Schmerzstillung geschätzt. Beim Auftreten von Wadenkrämpfen werden Kniekehle und Wadenmuskulatur besprüht und anschließend eine auflockernde Massage durchgeführt.

•••• Kühlmanschetten

In Verbindung mit einem entsprechenden Aggregat und den dazugehörigen speziellen Applikationsmanschetten lassen sich auch größere Flächen, beispielsweise der gesamte Rücken, behandeln (Abb. 2.**18**). Das Gerät gestattet eine stufenlos wählbare Regelung der Temperatur in einem Bereich zwischen –7 °C und + 27 °C. Die jeweils eingestellte Temperatur wird dabei konstant eingehalten.

Bei der Behandlung mit *flüssiger Luft* wird die Hauttemperatur auf –4 °C abgekühlt.

•••• Kryotherapie der Arthrosis deformans

Zunächst erfolgt eine Unterkühlung des zu behandelnden Gelenkes. Dies geschieht mit Hilfe von handelsüblichen Kühlkissen, wie sie in Kühlboxen verwendet werden. Die im Gefrierfach auf etwa *–20 °C abgekühlten Kälteakkumulatoren* werden sodann mit Mull umwickelt, damit es nicht durch punktförmiges Aufliegen zu einem lokalen Kälteschaden kommen kann. Da sich diese Kälteakkumulatoren häufig nicht an die jeweiligen Gelenkkonturen anpassen lassen, werden sie lediglich zur Einleitung der Behandlung verwendet.

Die eigentliche Kryotherapie erfolgt anschließend mit einem *Kältespray* (z. B. Röwo). Dieser wird in einem Abstand von ca. 10 cm auf die Hautoberfläche über dem Gelenk gesprüht, bis ein rauhreifähnlicher Effekt

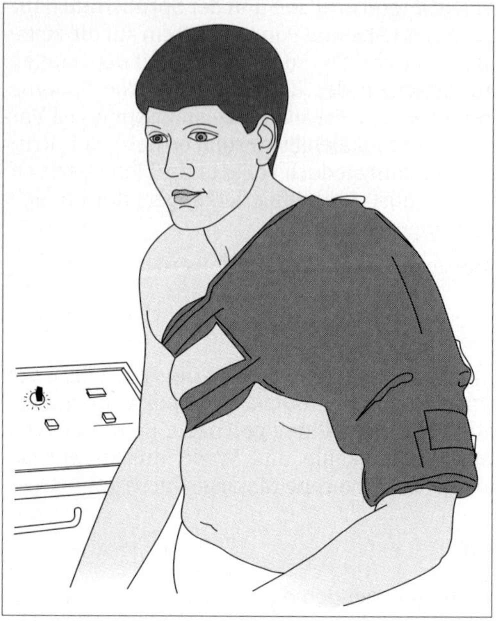

Abb. 2.**18** Kältetherapie des Schultergelenkes mit einer speziellen Applikationsmanschette und einem trockene Kälte liefernden Gerät.
Das flexible, gepolsterte Applikationskissen wird mit einem Welcro-Verschluß fixiert. Für Behandlungen im Bereich der unteren Extremität und des Rückens stehen entsprechende Manschetten zur Verfügung. Am Kühlgerät (Cryomatic) finden sich Regler für die Einstellung der Temperatur im Applikationskissen selbst und der Temperatur an der Hautoberfläche mit den zugehörigen Kontrollanzeigen sowie eine Zeituhr und Drucktasten für die Ein- und Abschaltung

entsteht. Hierdurch entsteht eine kräftige Hyperämie, die sich in einer rosigen Hautverfärbung zeigt. Das weitgehend anästhetische Gelenk und die passagere Schmerzfreiheit gestatten sodann eine *intensive Bewegungstherapie.* Die kombinierte Behandlung wird am besten 2mal täglich, mindestens 4 Wochen lang durchgeführt. Diese kann der Patient auch zu Hause selber vornehmen. Die verbesserte Gelenkmobilität führt schon bald zu einer Reaktivierung des Patienten sowie einem, als sehr positiv wertenden, psychischen Aufschwung.

3 Mechanotherapie

H. Thom

■ Der Begriff der Mechanik umreißt die *Bewegung materieller Systeme und die Einwirkung von Kräften.* Diese mechanischen Kräfte können auf sehr verschiedenartige Weise zu therapeutischen Zwecken verwendet werden. Dies kann sowohl durch den Einsatz von Geräten und speziellen Einrichtungen als auch durch bestimmte Handgriffe erfolgen.

Unter dem Begriff der Mechanotherapie lassen sich demzufolge unterschiedliche Formen von Bewegungsübungen bzw. Physiotherapie, vielseitige Anwendungen der Traktionsbehandlung sowie zahlreiche Formen der Massage subsumieren. Hierzu gehören fernerhin Sonderformen, wie die Druckluftmassage und Unterwasser-Druckstrahlmassage, die Saugglocken-Vakuummassage und Luftsprudelbäder. Das gleiche gilt für die mit Apparaten durchgeführte Vibrations- und Schüttelmassagen.

Selbstverständlich wird auch bei der manuell durchgeführten Massage mechanische Energie angewendet.

Physiotherapie bzw. Bewegungsübungen sowie die verschiedenen Techniken der manuellen Massage wurden wegen ihrer großen Bedeutung auf dem Gebiet der Physiotherapie bereits an anderer Stelle umfassend abgehandelt.

Aufgrund der ihr zugrundeliegenden physikalischen Gegebenheiten gehört grundsätzlich auch die Behandlung mit Ultraschall, d. h. die Therapie mit hochfrequenten Schallwellen, zur Mechanotherapie. Wegen ihrer speziellen, in erster Linie thermotherapeutischen Wirkungsweise und den daraus sich ergebenden typischen Indikationen wird die Ultraschalltherapie erst im Anschluß an die Elektrotherapie besprochen (S. 197 ff).

3.1 Saugglocken-Vakuummassage

Während bei der manuellen Massage im wesentlichen ein Druck auf den Körper bzw. die Körperoberfläche ausgeübt wird, bedient man sich bei der Saugwellenmassage demgegenüber eines Unterdruckes. Man spricht deshalb auch von Vakuummassage. Diese Behandlung stellt eine Variante des bereits im Altertum bekannten sog. Schröpfens dar, bei dem der notwendige Unterdruck durch Abkühlung der vorher erhitzten Luft in den Saugglocken erzeugt wird.

Durchführung

Das *Gerät* für die Durchführung von Saugmassagen besteht aus einer Vakuumpumpe, die durch einen Elektromotor angetrieben wird. Der erzeugte Unterdruck wird über einen Schlauch und die daran angeschlossenen und auswechselbaren, in verschiedener Größe zur Verfügung stehenden Saugglocken auf die jeweils zu behandelnde Körperpartie übertragen (Abb. 3.**1**). Durch den hierbei auftretenden negativen Druck wird die Haut, wie bei der Schröpfbehandlung, kegelförmig in die Saugglocke eingesogen. Die aus Glas hergestellten durchsichtigen Glocken gestatten eine Kontrolle der Dosierung sowohl hinsichtlich der erzeugten Saugwirkung wie der hierdurch entstehenden lokalen Hyperämie.

Die Saugglocken-Vakuummassage kann entweder als *stabile Saugmassage* mit einem wechselnden Schwellvakuum durchgeführt werden oder als *gleitende* Saugmassage mit konstantem Unterdruck. Man spricht deshalb auch von einer Saugwellenmassage; sie kommt vornehmlich für die Behandlung größerer Bezirke in Betracht.

Durch den Unterdruck wird die Haut gegenüber ihrer Unterlage gezogen, gedehnt und verschoben. Die Vakuumtherapie hat damit eine gewisse Ähnlichkeit mit der manuellen Massage und der Bindegewebsmassage.

Für die Therapie im konstanten Vakuum verwendet man im allgemeinen 2–8 cm im Durchschnitt messende runde Saugglocken und für die

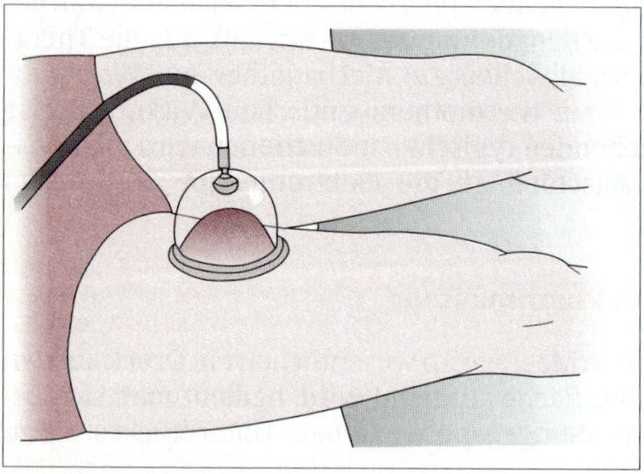

Abb. 3.**1** Behandlung mit der Saugglocke

Behandlung mit an- und abschwellendem Vakuum vorzugsweise länglich geformte Saugglocken bis zu einer Größe von 12 – 18 cm. Wichtig ist in jedem Fall, daß die Haut bei der Behandlung trocken und ausreichend warm ist.

Dosierung und Wirkung

Die *Dosierung* des Unterdruckes richtet sich nach der jeweiligen Körperregion, der Stärke des Fettpolsters, der Elastizität der Haut und des Unterhautfettgewebes sowie der individuellen Empfindlichkeit des Patienten.

Die *Wirkung* der Saugmassage beruht in erster Linie auf einer Förderung der Blut- und Lymphströmung, einer Intensivierung des lokalen Stoffwechsels sowie einer langanhaltenden und auch in die Tiefe reichenden Hyperämie.

Über nerval-reflektorische Wechselbeziehungen werden nicht nur die Haut, sondern auch Muskulatur und innere Organe zumindest indirekt beeinflußt.

Indikationen und Kontraindikationen

Das *Indikationsgebiet* der Saugvakuumtherapie erstreckt sich in erster Linie auf die Behandlung von Myogelosen, Myalgien und Hartspann der Muskulatur sowohl primärer wie auch sekundärer Natur infolge statischer Insuffizienz, insbesondere bei Arthrosen oder Spondylosen. Auch funktionelle Störungen im Bereich innerer Organe wie chronische Obstipation oder Dysmenorrhoe lassen sich günstig beeinflussen.

Bei mittlerer Dosierung tritt eine leichte Zieh- oder Brennempfindung auf. Die Therapie sollte jedoch nie als schmerzhaft empfunden werden. Die Dauer der einzelnen Behandlungen beträgt durchschnittlich 10 – 15 Minuten.

Kontraindikationen der Saugglockenmassage stellen alle akuten und subakuten Entzündungen dar, Thrombosen, Phlebitiden, eine erhöhte Blutungsneigung (hämorrhagische Diathese), Hauterkrankungen, Neigung zu allergischen Reaktionen, stärkere Sensibilitätsstörungen sowie reflexdystrophe Veränderungen (Morbus Sudeck).

3.2 Druckwellentherapie

- Die Behandlung mit Druckwellen gehört, ebenso wie die Unterwasser-Druckstrahlmassage und die Saugglocken-Vakuummassage, zu den verschiedenen Formen einer apparativ durchgeführten Art von Massagetherapie.

Der normale Abfluß der Lymphe wird entweder durch abgelaufene Entzündungen oder eine mechanische Unterbrechung der Lymphgefäße infolge von Verletzungen oder Operationen, insbesondere nach Ausräumung von Lymphknoten, behindert oder gänzlich unterbrochen. Hierdurch kommt es zu einem Rückstau von Gewebsflüssigkeit im Interstitium sowie der Stauung von Lymphe in den Lymphgefäßen mit der nachfolgenden Entwicklung eines Lymphödems.

Für eine erfolgversprechende Therapie müssen die Ödeme noch mobilisierbar sein. Liegt bereits eine Einlagerung von Eiweiß und eine Fibrosierung des Gewebes im chronischen Stadium der Erkrankung vor, so sind die Aussichten auf eine Heilung naturgemäß begrenzt.

Wirkung und Dosierung

Die einfachste Form einer Kompressionstherapie stellt diejenige dar, bei welcher eine *intermittierende gleichmäßige* Durckvermehrung mit Hilfe von Arm- oder Beinmanschetten erfolgt, die hierfür mit Luft aufgefüllt werden. Im Gegensatz hierzu wird bei der Druckwellentherapie eine *wellenförmig ablaufende Erhöhung des Luftdruckes* ausgeführt. Hierdurch werden die verschiedenen Extremitätenabschnitte einem dosierten, von distal nach proximal verlaufenden Druck ausgesetzt (Abb. 3.**2 a** u. **b**). Auf diese Weise wird die zu behandelnde Extremität jeweils aszendierend, intermittierend komprimiert. Es muß allerdings sichergestellt sein, daß die proximale Stauung überwunden werden kann.

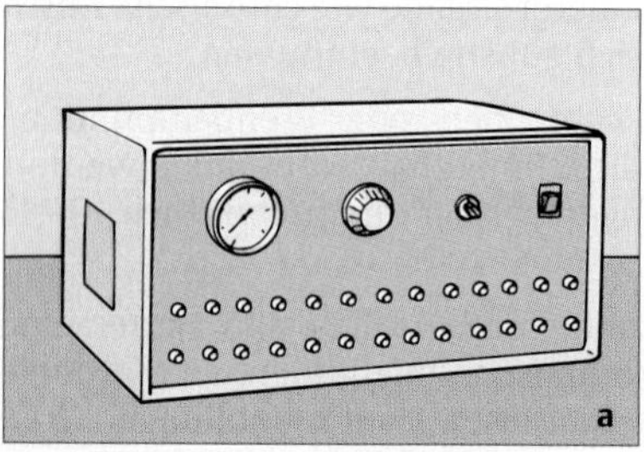

Abb. 3.**2 a** Druckwellentherapiegerät (Lympha-Mat). Die Kompression ist in einem Bereich von 10 – 200 mbar (Kilopascal) stufenlos zu regeln und an einem Anzeigegerät jeweils ablesbar. Es können zwei Manschetten zur gleichzeitigen Behandlung beider Beine angeschlossen werden.
Im unteren Bereich der Bedienungsplatte erkennt man die Buchsen zur Befestigung der Schläuche, die zur Füllung der sich überlappenden Luftkammern dienen.

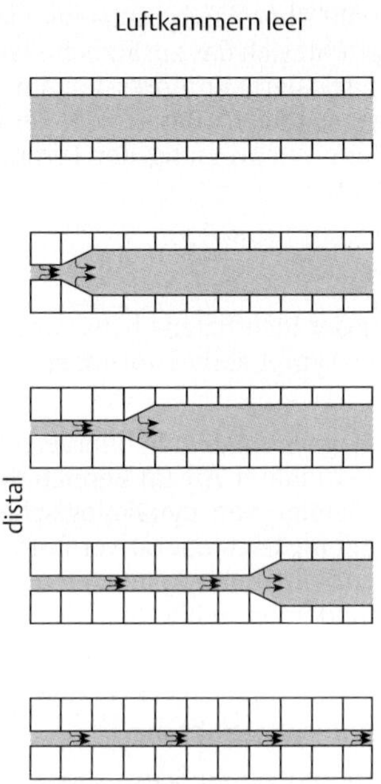

Abb. 3.2 **b** Schematische Darstellung der kontinuierlich von distal nach proximal sich füllenden Luftkammern, die für eine aszendierende, intermittierende Kompression sorgen. Die Extremität wird in vorgegebener Richtung komprimiert und damit vermehrt Gewebs- und Lymphflüssigkeit bzw. vorhandene Ödeme abtransportiert. Es stehen spezielle Behandlungsmanschetten für die Beine, die Fuß- und Hüftpartien sowie die Arme zur Verfügung

Durch diese zentripetal verlaufende, sequentielle Kompression wird die Ödemflüssigkeit zunächst mobilisiert und zugleich verstärkt abtransportiert.

Die *Dosierung* sollte stets so erfolgen, daß die Behandlung nicht als unangenehm empfunden wird. Das Auftreten von Schmerzen sollte möglichst vermieden werden. Die Behandlung kann 1- bis 2mal täglich und bis zu einer Dauer von 2 Stunden durchgeführt werden. Die Regulierung des Druckes, der in Millibar (mbar) gemessen wird, richtet sich nach dem jeweiligen Befund; er liegt durchschnittlich zwischen 30 und 80 mbar.

Wichtige *ergänzende Maßnahmen* bestehen in einer Hochlagerung der betroffenen Extremität, um hierdurch den Abfluß zu erleichtern, in vorsichtigen Ausstreichungen sowie einer manuellen Entstauung, insbesondere in Form der sog. Lymphdrainage nach Vodder. Durch eine feindosierte Druckeinwirkung und leichte Streichmassage wird der Abfluß der interstitiellen Gewebsflüssigkeit sowohl über das Lymph- wie das Venensystem unterstützt. Weiterhin empfiehlt sich das zusätzliche Tragen von Kompressionsstrümpfen bzw. eine dosierte Kompression durch Bandagen (komplexe Entstauungstherapie) sowohl im Bereich der Beine als auch der Arme, um die jeweils erzielte Auspressung der Lymphödemflüssigkeit möglichst aufrechtzuerhalten.

Indikationen

Phlebödem der Beine bei chronischer venöser Insuffizienz bzw. varikösem Symptomenkomplex mit begleitenden Lymphabflußstörungen und bei postthrombotischem Syndrom.

Lymphödeme primärer Natur infolge anlagebedingter Minderversorgung mit Lymphgefäßen. Lymphödeme sekundärer Art im Bereich der unteren Extremitäten, vornehmlich im Gefolge von gynäkologischen Radikaloperationen mit und ohne Bestrahlung, nach operativer Entfernung der Lymphknoten in der Leistengegend (inguinale Lymphadenotomie) sowie bei posttraumatischem Lymphödem einschließlich der Elephantiasis.

Lymphödeme im Bereich der Arme nach Mastektomie, insbesondere bei axillärer Lymphadenektomie und nach Röntgenbestrahlung.

Lipödem, Mischformen zwischen Lipödem und Lymphödem sowie zyklisch-idiopathisches bzw. mikroangiopathisches Ödem.

Prä-, intra- und postoperative sowie postpartale Thrombose- und Embolieprophylaxe.

Kontraindikationen

Akut entzündliche Prozesse im Bereich der betroffenen Extremität sowie rezidivierende Thrombosen und Thromboembolien, eine dekompensierte Herzinsuffizienz, maligne Tumoren, insbesondere Hautmetastasen, Nävi und Melanome.

Relative Kontraindikationen stellen nicht lymphogene Schwellungen im akuten Stadium von Entzündungen sowie ungeklärte gynäkologische Erkrankungen dar.

3.3 Unterwasser-Druckstrahlmassage

Die Unterwasser-Druckstrahlmassage gehört zu den mit Hilfe von Apparaten vorgenommenen Massagen, wobei der auf den Patienten gerichtete Wasserstrahl massageähnliche Wirkungen auslöst.

Bereits vor langer Zeit war man bestrebt, die detonisierenden Effekte des warmen Wassers mit einer unter Wasser vorgenommenen manuellen Massage zu verbinden. Später benutzte man an einigen Kurorten (Badgastein, Bad Ragaz) das unter stärkerem Druck austretende Quellwasser für eine Wasserstrahlmassage während des Bades. Etwa 1930 wurde erstmals eine Apparatur entwickelt, die mittels einer Pumpe das warme Wasser aus der Wanne ansaugt und über einen Schlauch mit einer Düsenöffnung wieder auspreßt (Umwälzverfahren). Man sollte korrekterweise dieses Vorgehen als Unterwasser-Druckstrahlmassage bezeichnen, um eine Verwechslung mit einer unter Wasser durchgeführten klassischen manuellen Massage zu vermeiden.

Wirkung

Die Wirkung der Unterwasser-Druckstrahlmassage beruht auf der variablen Kombination mechanischer und thermischer Faktoren in Verbindung mit den tonusvermindernden und rückstromfördernden Einflüssen des Badewassers. Der Massagestrahl kann je nach seiner Intensität (Druck, Aufprallwinkel, Arbeitsabstand) entweder eine mehr oberflächlich entstauende oder eine tiefgreifende, Bindegewebe und Muskulatur auflockernde Wirkung entfalten.

Im Zentrum des auftreffenden Wasserstrahles ist der Massagedruck am stärksten ausgeprägt. Er führt hier zur Ausbildung einer deutlichen Delle und in seiner unmittelbaren Umgebung zur Ausbildung eines ringförmigen Wulstes, in welchem ein Unterdruck entsteht. Bei gleitendem Massagestrahl werden die getroffenen Körpergewebe demzufolge zunächst einem Unterdruck (vorderer Randwulst), dann einem Überdruck (im Zentrum) und schließlich wieder einem Unterdruck (hinterer Randwulst) ausgesetzt. Diese ständig wechselnden konträren Druckverhältnisse führen zu einer kräftigen Hyperämie.

Der verwendete *Wasserdruckstrahl* läßt sich in mehrfacher Weise variieren. Hierzu gehört zunächst die Einstellung des Drucks am Aggregat, die sich durch einen Druckanzeiger (maximal 7 bar) kontrollieren läßt. Je nach Indikation und Konstitution des Patienten gelangen Druckwerte zwischen 0,5 und 2,5 bar zur Anwendung. Diese am Aggregat eingestellten Druckwerte entsprechen denjenigen am Pumpenausgang. Sie sind nicht identisch mit denjenigen, die tatsächlich die Körperoberfläche des Patienten erreichen. Naturgemäß wird jeder Druckstrahl auf seinem

Weg von der Düsenöffnung zur Haut durch den Widerstand des Badewassers gebremst und abgeschwächt.

Eine weitere Änderung der Qualität des Druckstrahles erfolgt durch den Einsatz unterschiedlicher *Düsen* am Massageschlauch. Eine enge Düse führt zu einer starken Bündelung des Wasserstrahles. Die Wirkung ist hierbei in die Tiefe gerichtet; sie läßt sich mit dem Effekt von manuell durchgeführten Knetungen vergleichen. Eine weite Düsenöffnung liefert demgegenüber einen sich rasch ausbreitenden Strahl, der ein größeres Hautareal erreicht und von milderer Wirkung ist. Er weist dementsprechend nur eine geringe mechanische Tiefenwirkung auf und ähnelt mehr einer Streichmassage. Bei der Behandlung sehr empfindlicher Körperabschnitte bedient man sich gelegentlich der Harff-Regendüse. Sie stellt einen verkleinerten Brausekopf dar. Der Strahl wird hierbei breit verteilt auf die Haut gelenkt und hat nur eine sehr milde oberflächliche Wirkung. Im allgemeinen besteht die Tendenz, mit zu hohem Druck zu arbeiten.

Der *Arbeitsabstand* zwischen Düse und Haut beträgt gewöhnlich etwa 10 cm (handbreit). Bei schonungsbedürftigen Partien (Varizen, frische Narben) oder über den Weichteilen wird diese Distanz üblicherweise auf 20 cm und mehr verlängert. Eine Vergrößerung des vom Massagestrahl getroffenen Hautabschnittes, die gleichzeitig mit einer Abnahme des Druckes verbunden ist, erreicht man ebenfalls durch eine Änderung der sonst rechtwinkligen Haltung in eine Schrägstellung. Der Massagedruck läßt sich fernerhin durch die Höhe der Luftbeimengung zum Wasserstrahl variieren sowie durch den Vorsatz einer Rotationsdüse, die den Strahl zerhackt und dadurch einen Vibrationseffekt erzielt.

Bei manchen Anlagen läßt sich der Pumpendruck in Verbindung mit Saugglocken auch zur Erzielung einer Unterdruckwirkung wie bei einer Saugglockenmassage ausnutzen.

Schließlich kann man auch die *Temperatur des Massagestrahles* über diejenige des Wannenwassers anheben. Dies geschieht über eine Zugabe von Heißwasser im Aggregat (Zusatzwasserverfahren). Dabei muß jedoch darauf geachtet werden, daß die Temperatur des Badewassers selbst nicht mit ansteigt. Dies läßt sich durch Zugabe kalten Wassers in die Wanne über eine sog. Temperiereinrichtung verhindern. Diese Art der Unterwasser-Druckstrahlmassage kommt in erster Linie für die Behandlung von muskulären Verspannungen und Myogelosen in Betracht.

Durchführung

Die Unterwasser-Druckstrahlmassage wird meist in einer großen Spezialwanne mit einem eingebauten Pumpenaggregat durchgeführt (Abb. 3.**3**). Das Fassungsvermögen der Wanne muß mindestens 600 l be-

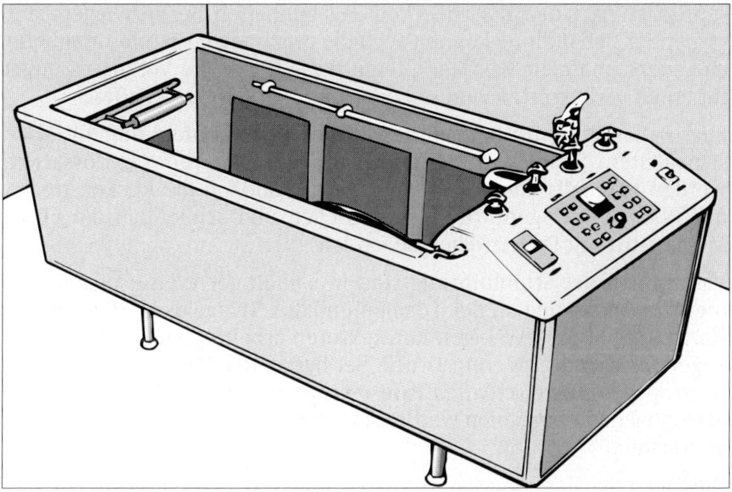

Abb. 3.**3** Große Wanne zur Durchführung der Unterwasserdruckstrahlmassage, kombiniert mit Stanger-Bad

tragen, da nur bei dieser Größe eine ausreichend entspannte Lagerung des Patienten unter Ausnutzung des Auftriebs im Wasser möglich ist. Dies geschieht mit Hilfe einer verstellbaren Kopfstütze, an den Wannenrändern eingehängten Gurten sowie einem Wannenverkürzer. Der Patient liegt dabei, nach Ablauf einer kurzen Anpassungszeit, gewöhnlich in Seitenlage und gut abgestützt in der Wanne.

Die Durchführung einer Druckstrahlmassage im Bassin- oder Bewegungsbad ist nur dann einwandfrei möglich, wenn sich der Behandler ebenfalls im Wasser befindet. Eine Ausnahme hiervon bildet die Unterwasser-Druckstrahlmassage einzelner Körperabschnitte, die im Rahmen einer Unterwassergymnastik einer speziellen Lockerung bedürfen. Hierzu bedient man sich mobiler Pumpenaggregate.

Die Behandlung beginnt einschleichend mit ausstreichender, flächiger Technik bei schrägem Einstrahlwinkel. Die linke Hand des Behandlers wird kontrollierend dem Massagestrahl vorweg geführt. Sie vermag jede Änderung des Palpationsbefundes wahrzunehmen und ermöglicht so eine sofortige Änderung des verwendeten Applikationsdruckes.

Bei der *Allgemeinbehandlung* beginnt man an der Vorderseite der Extremitäten mit streichender oder leicht rotierender Strahlführung in zentripetaler Richtung. Die Führung des Druckstrahles richtet sich im wesentlichen nach den anatomischen Gegebenheiten. Bei vorwiegend entstauender Behandlung können auch die proximalen Extremitätenbereiche zuerst massiert werden, um auf diese Weise die Voraussetzungen für einen verbesserten venösen oder Lymphabfluß zu schaffen.

Eine Behandlung im Bereich des Bauches erfolgt stets nur mit abgeschwächtem Strahl und kreisenden Bewegungen. Auf der Dorsalseite werden ebenfalls zuerst die Extremitäten, sodann die Rückenstrecker mit kranialwärts geführten Längsstrichen und schließlich die übrige Muskulatur mit Querstrichen behandelt.

Variationen der Strahlführung sind in vielfältiger Weise möglich, zumeist in Anpassung an den Lokalbefund. Bei Myogelosen, muskulärem Hartspann, bindegewebigen Kontrakturen arbeitet man bevorzugt mit enger Düse und größerem Druck. Bei hypotoner Muskulatur, Inaktivitätstrophien sowie schlaffen Paresen muß mit dem Applikationsdruck einschleichend begonnen werden, um den Muskel nicht mechanisch zu überlasten.

Die *Dauer* der Unterwasser-Druckstrahlmassage beträgt im allgemeinen 10–20 Minuten. Anschließend sollte der Patient eine Zeitlang liegend ruhen.

Für jeden Patienten ist die gereinigte Wanne mit frischem Wasser zu füllen. Der Einsatz von Kleinfiltern (Eliminatoren) zur Wiederaufbereitung des Badewassers ist nicht gestattet.

Indikationen und Kontraindikationen

Das *Indikationsgebiet* der Unterwasser-Druckstrahlmassage umfaßt bevorzugt degenerative und chronisch-entzündliche rheumatische Erkrankungen der Wirbelsäule und Gelenke, den Morbus Bechterew, Myogelosen, Myalgien, muskuläre Überlastungssyndrome, Lumbago, Diskopathien, Ischialgien sowie Kontrakturen. Sie eignet sich fernerhin zur Nachbehandlung von Verletzungen sowie nach chirurgischen oder orthopädischen Eingriffen, z. B. Endoprothesenoperationen. Im Rahmen einer Allgemeinbehandlung dient sie der Beeinflussung leichter Kreislaufregulationsstörungen.

Vorsicht ist vor allem bei Kindern und alten Leuten sowie bei Vorliegen von schlaffen Lähmungen geboten.

Kontraindikationen: Floride Hauterkrankungen, Thrombosen, Phlebitiden, dekompensierte Herzinsuffizienz, ausgeprägte Hypertonie, schwere Allgemein- und Infektionskrankheiten.

3.4 Wirbelbäder

Eine Variante der Unterwasser-Druckstrahlmassage stellen Wirbelbäder dar, die sowohl als Teil- als auch Großwannenbäder (Whirl-Pool-Bath) bekannt sind. Bei Wirbelbädern in Teilbadewannen wird das Wasser durch eine rotierende Schraube aus der Wanne angesogen und zusammen mit einer Luftbeimengung über eine Düse unter Wasser wieder ausgepreßt. Die zu behandelnden Extremitätenabschnitte werden in diesen leicht vibrierenden Strahl gebracht. Die Anwendung hat sich bei der Behandlung verschiedener Verletzungsfolgen bewährt.

Die als *Hot-Whirl-Pool* bezeichneten Großwannen gestatten die gleichzeitige Behandlung mehrerer Personen. Sie besitzen zumeist mehrere starre Düsen, aus denen das umgewälzte Wasser unter Druck austritt. Derartige Anlagen sind ebensowenig als Therapieeinrichtung anzusehen wie Gegenstromanlagen in Schwimmbädern für die Durchführung von Unterwasser-Druckstrahlmassagen.

3.5 Luftsprudelbäder

Beim Luftsprudelbad wird von einem außerhalb der Badewanne befindlichen Kompressor Luft durch einen auf dem Wannenboden liegenden Verteilerrost gepreßt. Der Druck kann variabel eingestellt werden, er liegt durchschnittlich bei 1 atü. Der Spezialrost besteht aus Hohlrippen mit zahllosen kleinen Öffnungen, aus denen die Luft in Form von perlartigen kleinen Luftbläschen durch das Wasser zur Oberfläche aufsteigt (Luftperlbäder).

Durchführung und Wirkung

Zur *Durchführung* von Teilbädern wie Fuß- bzw. Unterschenkelbädern stehen entsprechende Vorrichtungen zur Verfügung.

Die *Wirkung* von Luftsprudelbädern ähnelt weitgehend derjenigen von Bädern mit gleichzeitig erfolgenden Reibungen oder Bürstungen der Haut. Die Dauer eines Luftsprudel- oder Bürstenbades beträgt durchschnittlich 8 – 15 Minuten.

Beim Auftreffen auf die Körperoberfläche üben die Luftperlen vor allem im Bereich der feinen Haare einen taktilen Reiz aus, der als angenehm prickelndes Gefühl empfunden wird. Ähnlich wie Kohlensäurebäder vermögen Luftsprudelbäder einen ökonomisierenden Effekt auf die Funktion des Herz-Kreislauf-Systems auszuüben. Bei kräftiger Dosierung ist die von den Luftblasen erzeugte mechanische Erschütterung noch im Körperinnern nachweisbar. Diese Vibrationsreize führen in Verbindung mit dem warmen Bademilieu zu einer Tonusverminderung verspannter Muskulatur. Darüber hinaus erfolgt ein senkender Einfluß auf vegetative Regelgrößen mit dämpfendem, allgemein beruhigendem Effekt.

Kühle Luftsprudelbäder führen zu einem vorübergehenden Anstieg des Blutdrucks, einer Herabsetzung der Herzfrequenz und einer relativen Vertiefung der Atmung.

Indikationen und Kontraindikationen

Als *Indikationen* für den Einsatz von Luftsprudelbädern mit mildem Sprudeldruck gelten *vegetative Übererregbarkeit, Schlafstörungen* und ein nicht fixierter *Bluthochdruck.* Kräftiger dosierte Luftsprudel wirken lockernd auf Verspannungen der Muskulatur und *Myogelosen,* wie sie infolge von degenerativen Veränderungen im Bereich der Wirbelsäule und der Gelenke sowie bei Überlastung sehr häufig anzutreffen sind.

Kontraindikationen: Dekompensierte Herz- und Kreislaufinsuffizienz, Gangrän sowie Allgemein- und Hauterkrankungen, bei denen Bäder nicht vertragen werden.

Weitere Anwendungsformen

Luftsprudelbäder führen fernerhin zu einer verstärkten Aufnahme von ätherischen Ölen aus dem Badewasser, insbesondere auch über die Atemwege. Man spricht deshalb von einem **Inhalationsbad.** Die Einatmungsluft über einem derartigen Bad weist eine 30- bis 50mal höhere Konzentration dieser Stoffe auf als über einem entsprechenden Wannenbad ohne Luftsprudel. Diesen Umstand nutzt man bei der unterstützenden Behandlung von *Bronchitiden* und *asthmatischen Erkrankungen* aus.

Bei einem **Überwärmungsbad** läßt sich der Anstieg der Körpertemperatur mit Hilfe der vom Luftsprudel verstärkten Konvektion des warmen Wassers deutlich schneller erreichen.

Zur Bereitung von **Schaumbädern,** sog. kreislaufschonenden Schwitzbädern, bedient man sich gleichfalls der Luftsprudelanlage. Hierbei wird die Wanne nur bis eben über die Oberfläche des Sprudelrostes mit 40–42 °C heißem Wasser gefüllt, ein handelsüblicher Schaumbildner hinzugefügt und die Luftsprudelanlage in Betrieb gesetzt. Hierdurch entwikkelt sich in kurzer Zeit ein fester Schaum, der den in der Wanne sitzenden Patienten bis zum Hals einhüllt und einen Wärmeausgleich verhindert. Dadurch kommt es zu einem milden Wärmestau und einem Schweißausbruch. Das Verfahren ist insofern kreislaufschonend, als der Patient keinem hydrostatischen Druck ausgesetzt ist. Nach dem

Schaumbad wird der Patient mit einer Handbrause abgespült und in eine Ruhepackung gelegt.

Bevorzugte *Indikationen* sind die Erzielung einer *vegetativen Umstimmung* und die Kupierung von *Erkältungen.*

3.6 Traktionsbehandlung

- Unter einer Traktion (trahere, tractum, lat. = ziehen) versteht man die Ausübung eines Zuges („Extension") am Rumpf bzw. der Wirbelsäule oder den Extremitäten zu therapeutischen Zwecken.

  Die Traktion (Distraktion) der Wirbelsäule erfolgt durch Einwirkung einer dosierten Kraft bzw. einer Mehrzahl von Kräften, welche die einzelnen Wirbelkörper in der Längsrichtung voneinander entfernen („trennen") sollen. Gleichzeitig wird dadurch auch der sie umgebende Weichteilmantel gedehnt bzw. elongiert.

  Traktionen an der Wirbelsäule haben bei akuten Schmerzen im Zervikal- oder Lumbalbereich eine unmittelbar einsetzende, schmerzlindernde Wirkung. Diese beruht auf dem Lösen des reflektorisch bedingten Hypertonus der Muskulatur sowie dem behutsamen Dehnen bestehender Wirbelblockierungen.

Die Anwendung von Zugkräften gehört zu den ältesten Methoden einer chirurgisch-orthopädischen Therapie. Traktionen im Bereich der Wirbelsäule wurden schon von Hippokrates (460–370 v. Chr.), in der arabischen Medizin von Avicenna (ca. 980–1037) und wesentlich später von Ambroise Paré (1510–1590), dem „Vater der neuzeitlichen Kriegschirurgie" beschrieben und durchgeführt (s. „Canon medicinae"). Derartiger Extensionstechniken bedient man sich auch heute noch bei der Einrenkung von Frakturen oder Luxationen, vornehmlich im Bereich der Extremitäten. Auch die von Francis Glisson (1597–1677) entwickelte und nach ihm benannte, am Kiefer und Hinterkopf angelegte Schlinge wird mit geringen Abwandlungen bis heute verwendet (s. Abb. 3.**4a** u. **b**).

Wirkungen

Durch den Längszug kommt es zu einer Vergrößerung der Zwischenräume zwischen den einzelnen Wirbelkörpern, so daß die Möglichkeit gegeben scheint, daß ein Bandscheibenprolaps sich wieder reponieren kann. Dies gilt vorzugsweise nur für jüngere Patienten. Darüber hinaus kommt es zu einer Erweiterung der Foramina intervertebralia, wodurch der Druck auf die hier austretenden Nervenwurzeln beseitigt bzw. vermindert wird. Gleichzeitig werden auch die Bandverbindungen sowie die dazugehörige Muskulatur gedehnt und gelockert. Hierbei wirken vielfältige Mechanismen neben- und miteinander.

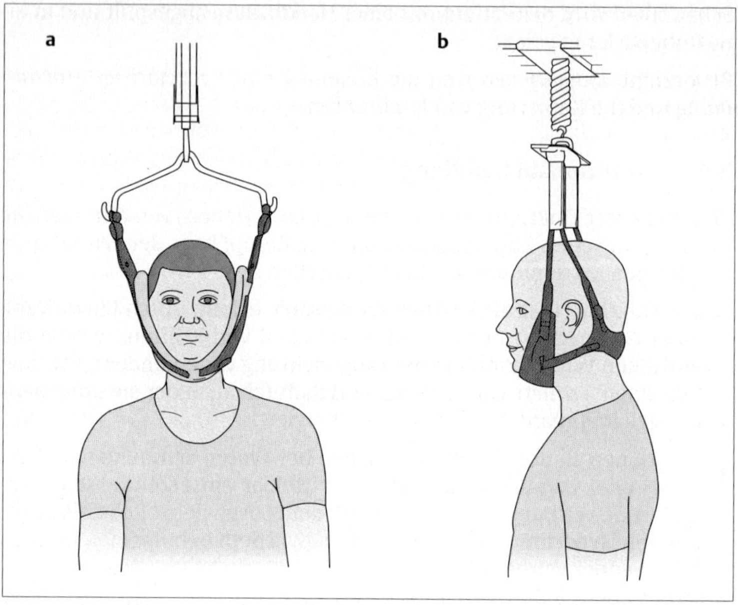

Abb. 3.**4** **a** u. **b** Vertikale konstante Traktion der Halswirbelsäule in Längsrichtung mit Glisson-Schlinge und Rollenzug am sitzenden Patienten, **a** Ansicht von vorn, **b** seitliche Ansicht

Am stärksten ist die untere Lendenwirbelsäule betroffen. Dort findet man eine starke Häufung von Prolapsen und Protrusionen, Wirbelblockierungen und Lumbalgien sowie von reaktiven Myalgien und Myogelosen. Fernerhin kann eine Wurzelreizsymptomatik in Form von motorischen und/oder sensiblen Ausfällen, Reflexdifferenzen und einem positiven Lasègue-Zeichen auftreten. Am meisten sind hiervon Männer im Alter zwischen 30 und 50 Jahren betroffen.

Die Traktionstherapie wird häufig mit einer Elektrotherapie, vorzugsweise in Form von mittelfrequenten Interferenzströmen, Balneotherapie (37 – 38 °C) sowie Unterwasser-Druckstrahlmassagen kombiniert.

Die bei der Traktion jeweils von außen am Körper angreifenden Kräfte wirken sich zunächst auf die gelenküberspannende Muskulatur, Sehnen, Bänder und Gelenkkapseln, aber auch auf Haut, Nerven und Gefäße aus. Im Bereich des Rumpfes beeinflussen sie auch die inneren Organe. Der zumeist in Längsrichtung ausgeübte Zug entlastet die jeweiligen Gelenkflächen und vermindert einen ggf. erhöhten Gelenkinnendruck. Er führt gleichzeitig zu einer „mechanischen" Lösung bestehender Gelenkblockierungen.

Darüber hinaus erfolgt in den zugehörigen Myotomen und Dermatomen gleichzeitig eine Wirkung auf nervös reflektorischem Wege. Propriozeptoren und Nozizeptoren im Bereich der Muskeln, Sehnen und Gelenkkapseln werden auf spinaler und zerebraler Ebene erregt. Offensichtlich vermag eine Reizung der Propriozeptoren die nozizeptive Überleitung zu hemmen.

Eine reflektorische *Entspannung der Muskulatur* kann sowohl durch eine plötzliche Längsdehnung wie auch einen sanften Dauerzug erzielt werden. Vor allem reaktive Verspannungen der Muskulatur, die sich als Reizantwort auf die Erregung der Gelenkrezeptoren entwickeln, werden hierdurch günstig beeinflußt. Deshalb sollte die Traktionsbehandlung grundsätzlich in einer möglichst entspannten Atmosphäre durchgeführt werden. Jede Traktion stellt zugleich eine Art von Reflextherapie dar. Infolge der Detonisierung verspannter Muskelabschnitte und der „Entlastung" der Gelenke ergibt sich auch eine Zunahme ihrer Beweglichkeit. Darüber hinaus kommt es zu einer Schmerzlinderung im Bereich der betroffenen Gelenke und Muskulatur. Gegebenenfalls komprimierte („eingeklemmte") periphere Nerven werden vom Druck befreit.

Neben der primär somatisch-muskulären Relaxation erfolgt zusätzlich auch eine psychische Entspannung des Patienten, allein schon durch die vorübergehende Ruhigstellung. Die entspannende Wirkung einer Traktion kann durch die zusätzliche Gabe von entsprechenden Medikamenten (Myotonolytika) noch verstärkt werden.

Im Rahmen der *manuellen Medizin* werden verschiedene Traktionstechniken nicht nur zu chirotherapeutischen Zwecken, sondern auch aus diagnostischen Gründen angewendet. Dabei wird ein manuell ausgeübter Zug, der senkrecht zur Gelenkoberfläche erfolgt, hier ebenfalls als Distraktion bzw. Traktion bezeichnet. Hierdurch läßt sich die Beschaffenheit von Gelenkkapsel, Bandapparat und Muskulatur manuell ertasten.

Im Gegensatz zu den im Rahmen der Chirotherapie zumeist plötzlich und überraschend erfolgenden Manipulationstechniken erfolgt die Traktion mit Geräten vorzugsweise als kontinuierliche Dauereinwirkung. Sie kann jedoch auch in variablem Rhythmus intermittierend vorgenommen werden.

Jeder Zug sollte in größtmöglicher Entspannungshaltung erfolgen. Am Hüftgelenk geschieht dies am liegenden Patienten, in der Regel in einer Stellung des Beines mit jeweils 20 Grad Beugung, Abspreizung und Außenrotation. Der Zug erfolgt durchschnittlich 10 Minuten lang, etwa 3mal pro Minute jeweils 10 Sekunden lang.

Eine kontinuierliche **Traktion von Hüft- und Kniegelenk** erfolgt mit Hilfe einer oberhalb der Knöchel angebrachten *Gamaschenextension* mit Rollenzug. Hierbei genügen u.U. bereits geringe Gewichte von 4–6 kg. Zusätzlich kann der Patient angehalten werden, alle paar Minuten sein Bein aktiv leicht anzuziehen bzw. in Hüft- und Kniegelenk zu beugen. Bei Anwendung einer intermittierenden Zuges können bis zu 25 kg kurzfristig angewendet werden. Traktionen lassen sich außerdem auch manuell durchführen. Zum Beispiel erfaßt hierzu die rechte Hand des Behandlers den Fußrücken, während die linke Hand den Bereich oberhalb der Ferse umschließt. Aus einer leichten Grundspannung erfolgt der manuelle Zug ruckartig. Je nach Ansprechen des Patienten wird diese Aktion 5- bis 10mal wiederholt.

Eine Traktionsbehandlung im Bereich der *Kniegelenke* kann ebenfalls entweder manuell oder mit Hilfe von Gewichten erfolgen, die am Fuß bzw. an den Schuhen in Form von Bleisohlen angebracht werden. Der Patient sitzt hierbei seitlich auf dem Behandlungstisch und pendelt mit seinen Unterschenkeln.

Eine Pendelgymnastik unter Zuhilfenahme eines Bleischuhs kann auch im Wasser durchgeführt werden. Der Patient steht hierbei mit einem Bein auf der untersten Stufe der Einstiegstreppe zum Schwimmbad, so daß das „Spielbein" aktiv durchgeschwungen werden kann.

Wie bei jeder passiven Behandlungstechnik muß, abgesehen von den oben erwähnten Ausnahmen, jegliche störende Eigenaktivität des Patienten soweit als irgend möglich vermieden werden. Er sollte sich vielmehr in einem maximal möglichen *Entspannungszustand* befinden.

Die *Wirkung* der Traktionstherapie läßt sich dadurch noch verstärken, daß sie *mit anderen Methoden kombiniert* wird. Hierzu gehören neben aktiven und passiven Bewegungsübungen die vorherige oder gleichzeitige Applikation von Wärme in verschiedener Form, d.h. als Packungen. Ultrarotbestrahlung oder Elektrotherapie.

Die Stärke des Zuges wird dabei durch die Reibung des Körpers auf der Unterlage erheblich vermindert. Sie kann durch Verwendung eines Rollbrettes aber auch verstärkt werden.

Traktionen im Bereich der Halswirbelsäule erfolgen vorzugsweise in vertikaler Richtung am sitzenden Patienten mit Hilfe einer Glisson-Schlinge (Abb. 3.**4a** u. **b**). Die Intensität des Zuges wird individuell dosiert, im allgemeinen mit 5–10 kg für eine Dauer von 10–15 Minuten, gelegentlich auch länger, entweder in Form eines Dauerzuges oder intermittierend.

Das *Perl-Gerät* wird vorzugsweise zur Dehnlagerung in Kyphosierung der Lendenwirbelsäule zur Behandlung von Bandscheibenprotrusionen in diesem Bereich eingesetzt. Die gut gepolstert aufliegenden Unterschenkel werden dabei so weit angehoben, bis sich das Becken leicht von der Unterlage ablöst.

Den gleichen Effekt bewirkt in milderer Abwandlung auch die sog. *Stufenbettlagerung* (Abb. 3.**5**). Diese kann entweder mit Hilfe von speziellen Matratzen bzw. Kissen erfolgen, die der Größe des Patienten, insbesondere der Länge seiner Oberschenkel, angepaßt werden müssen, oder aber mit entsprechend verstellbaren Geräten.

Die Beine befinden sich dabei sowohl im Hüft- wie im Kniegelenk in einer Beugestellung von 90 Grad. Der Lockerungseffekt kann zusätzlich dadurch verstärkt werden, daß der Behandler die Lendenwirbelsäule mehrfach hintereinander vorsichtig von der Kyphosierung in eine Lordosierung bringt. Ebenso kann der Patient auch selber entsprechende aktive Schaukelbewegungen durchführen. Lagerungen bzw. Traktionen in Kyphosierung der Lendenwirbelsäule werden meist als angenehm empfunden. Sie sollten jedoch unterbleiben, wenn dies nicht der Fall ist.

Traktionen im Bereich der **Hüftgelenke** lassen sich, zur Verstärkung eines manuell angewendeten Zuges, durch Zuhilfenahme eines Gurtes noch verstärken. Dieser wird mit seinem einen Ende oberhalb der Knöchel befestigt und sein anderes Ende um die Schulter des Behandlers gelegt.

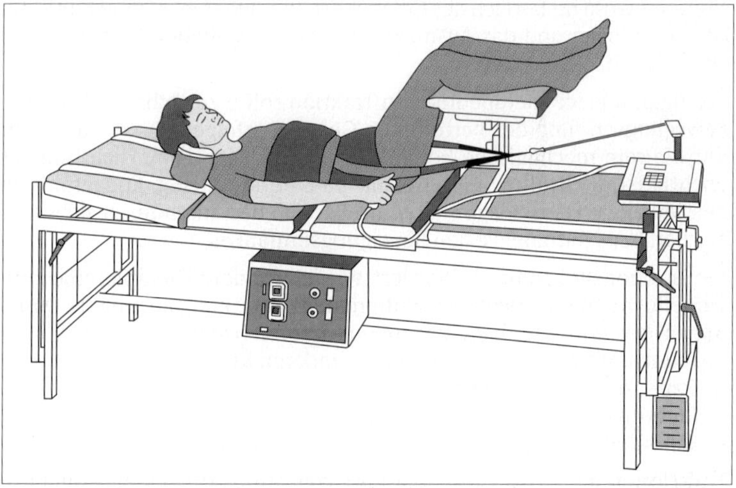

Abb. 3.**5** Traktion der Lendenwirbelsäule in Stufenbettlagerung. Die Extension kann maschinell intermittierend vorgenommen werden. Gleichzeitig besteht in diesem Fall die Möglichkeit einer Mikrowellenbestrahlung

Bei der im Rahmen der physiotherapeutischen Behandlung manuell durchgeführten Traktion werden passive Bewegungen ebenfalls unter Zuganwendung durchgeführt („passives Dehnen“).

Die mildeste Form einer lokalisierten Dehnungsbehandlung kann mit Hilfe entsprechender *Lagerungsmaßnahmen* erfolgen. Hierzu dienen Liegeschalen, aktiv oder passiv wirkende Schienen, aber auch Sandsäkke, Kissen und anderes mehr.

Im Gegensatz zu den Extremitätengelenken wirkt sich die Ausübung eines passiven Zuges an der **Wirbelsäule** wesentlich komplexer aus. Dies liegt an den anatomischen Besonderheiten des Achsenorgans wie Lordose und Kyphose, der unterschiedlichen Stellung und Anordnung der Gelenkfacetten und den sich daraus ergebenden spezifischen Besonderheiten der zahlreichen Gelenkbeziehungen im Bereich der Wirbelkörper und -gelenke sowie der mit ihnen verbundenen Rippen. Wichtig ist auch der Anstellwinkel des Zuges bei einer Längs- oder Schrägtraktion. Er erfolgt im Bereich der Halswirbelsäule unter Berücksichtigung der Lordosierung, an der Lendenwirbelsäule zumeist in größtmöglicher Kyphosierung.

Im Vordergrund steht zunächst eine *Mobilisierung* von Gelenken mit eingeschränktem Bewegungsausmaß. Neben dem Dehnen und Straffen von Gelenkkapseln und Gelenkbändern sowie dem gesamten, am Gelenk beteiligten Weichteilmantel lassen sich auf diese Weise auch Adhäsionen sowohl im Bereich des Gelenkes selber wie seiner Umgebung lokkern und lösen und das Ausmaß zusätzlich bestehender Kontrakturen vermindern.

Vor Beginn jeder therapeutischen Traktion sollte zunächst eine genaue *Bewegungsprüfung* der betroffenen Gelenke erfolgen. Diese darf nicht nur die rein mechanische Komponente berücksichtigen. Nicht minder wichtig ist die Prüfung des „Gelenkspiels“ und des sog. Endgefühls an den jeweiligen Anschlagpunkten im Bereich des anatomisch-physiologischen bzw. pathologischen Bewegungsumfanges.

Die Traktionsbehandlung erfordert, wie jede andere Therapie, eine individuelle und dem jeweiligen Stadium der Erkrankung angepaßte *Dosierung*. Diese wird durch die folgenden Faktoren beeinflußt:
- Intensität bzw. Ausmaß der angewendeten Kraft,
- Dauer der Kraftausübung,
- Richtung der angewendeten Kraft,
- Ausgangsstellung bzw. Lagerung des Patienten.

Traktionen der Brust- und Lendenwirbelsäule erfolgen meist in horizontaler Ebene, d. h. in Rückenlage sowie unter Anwendung von entsprechenden Gurten, die jeweils am Oberkörper und Becken angreifen (Abb. 3.**6**). Der hierzu notwendige Zug kann entweder mit Hilfe von Ge-

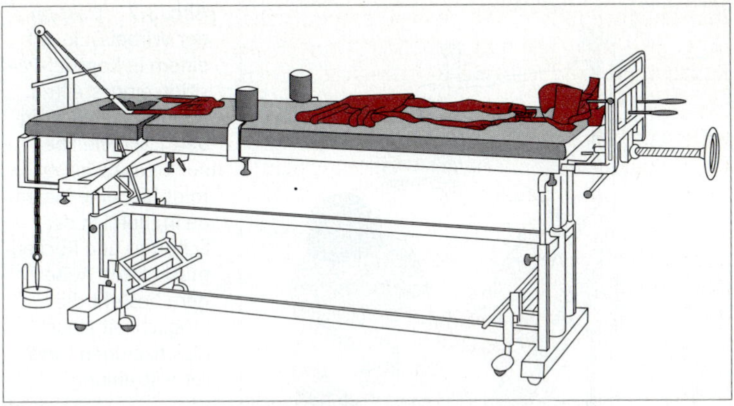

Abb. 3.**6** Gerät zur Traktion der Wirbelsäule in horizontaler Lagerung. Links erkennt man eine Glisson-Schlinge mit Rollenzug und dosierbaren Metallgewichten. In der Mitte Achselstützen zur Fixation bei der Extension der Brust- und Lendenwirbelsäule mit einem Beckengurt und der entsprechenden Zugvorrichtung. Der Tisch ist in der Höhe verstellbar

wichten oder Motoren erfolgen. Er liegt im allgemeinen zwischen 20 und 50 kg.

Neigt sich der Patient dabei in seiner Schonhaltung zur schmerzhaften Seite, sollte die Traktion unterbrochen werden. In diesem Falle besteht der Verdacht, daß der Druck des Nukleusprolapses auf die Nervenwurzel verstärkt wird.

Eine Traktionstherapie im Bereich der Wirbelsäule läßt sich fernerhin auch in *vertikaler Suspension* des Patienten sowie in *inverser Form*, d. h. mit den Füßen nach oben bzw. dem Kopf nach unten, durchführen. Hierzu wird der Patient an speziellen Fußmanschetten bzw. gut gepolsterten Spezialschuhen an einem Stahlrohrrahmen mit einem höhenverstellbaren Rollenzug befestigt. Hierdurch wird nicht nur ein Zug auf die gesamte Wirbelsäule, sondern auch auf die Gelenke der unteren Extremitäten ausgeübt, wobei das Gewicht des Körpers als Gegenzug wirkt.

Eine Traktion in abgeschwächter Form läßt sich mit Hilfe der sog. *schiefen Ebene* durchführen. Die hierzu erforderlichen verschiedenen Winkelgrade werden entweder mit Hilfe eines in der Höhe verstellbaren Brettes oder durch Anhebung bzw. Kippung des Krankenbettes selber hergestellt (Abb. 3.**7**).

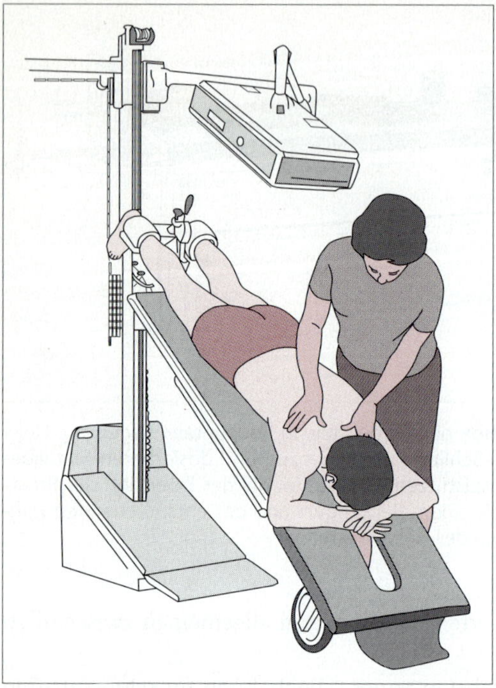

Abb. 3.7 Traktion der Wirbelsäule auf einem in Kopftief-Position eingestellten, gepolsterten Schrägbett („schiefe Ebene"). Zusätzlich erfolgt hier eine Massage im Bereich der Schulter- und Rückenmuskulatur. Außerdem besteht die Möglichkeit einer gleichzeitigen Ultrarotbestrahlung

Indikationen

Zervikal- bzw. Schulter-Arm-Syndrom, Lumbago, Lumbago-Ischias-Syndrom und Diskopathien, Blockierungen der kleinen Wirbelgelenke und der Kostotransversalgelenke, Skoliosen, Koxarthrosen, Gonarthrosen und Meniskopathien sowie Periarthropathien, vornehmlich im Bereich der Schultergelenke.

Kontraindikationen

Akut-entzündliche und destruierende Prozesse, frische Verletzungen sowie fortgeschrittene Einsteifungen, insbesondere im Bereich der Halswirbelsäule, infolge einer hochgradigen Spondylose und Unkovertebralarthrose. Stärkere Hypermobilität.

3.6.1 Auftriebstherapie

Eine spezielle Form der Traktionsbehandlung stellt die von B. Krafft entwickelte Auftriebstherapie dar. Die Behandlung erfolgt in einem 36 °C warmen Thermalbad (Meerwasserbad) und wird zumeist mit einer Unterwasserbewegungstherapie kombiniert. Zur Durchführung der Dehnungsbehandlung dienen zahlreiche Auftriebskörper, die je nach dem gewünschten Therapieziel, vorzugsweise im Bereich der Extremitäten, angelegt werden (Abb. 3.**8**). Beim aufrechten Stand wird der Patient mit einem schweren Bleischuh am Fuß als Gegenkraft fixiert.

Die Traktionen erfolgen einerseits mit den Zügen der Auftriebskörper und andererseits mit der Eigenschwere des Körpers bzw. mit den an ihm befestigten Gewichten. Zusätzlich werden noch der Reibungswiderstand und das Beharrungsvermögen im Wasser sowie ggf. die manuelle Zugkraft des behandelnden Physiotherapeuten eingesetzt.

Behandlungen mit Hilfe der Auftriebsdehnung dienen vor allem der Einwirkung auf Muskulatur und periartikuläres Bindegewebe sowie zur Verbesserung der Bewegungsexkursion kontrakter Gelenke im Bereich der Extremitäten und der Wirbelsäule.

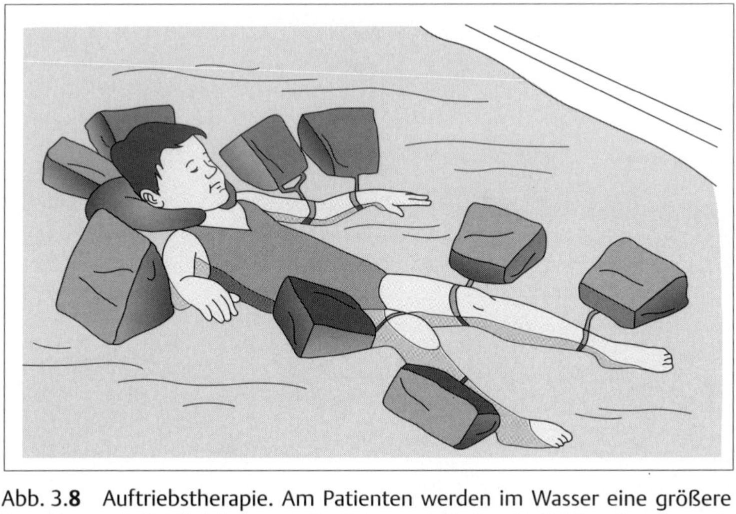

Abb. 3.**8** Auftriebstherapie. Am Patienten werden im Wasser eine größere Anzahl von Auftriebskörpern befestigt, so daß eine Auftriebsschwebe entsteht. Je nach Art der Befestigung lassen sich lokalisierte Dehnungen durchführen. Fernerhin ist eine entsprechende Widerstandsgymnastik möglich

Indikationen

Auftriebsdehnungen in Bauchlage werden zur Behandlung von Kyphosen, Morbus Bechterew, Beugekontrakturen der Hüftgelenke und Einsteifungen im Schultergürtelbereich durchgeführt.

Dehnungsbehandlungen im Stehen auf einem Standbein erfolgen vorzugsweise zur Behandlung von Bewegungseinschränkungen im Bereich der Hüft- und Kniegelenke.

4 Elektrotherapie

H. Thom

Geschichtliches

Die Verwendung des elektrischen Stromes zu therapeutischen Zwecken war bereits im Altertum bekannt. Galen (200 – 130 v. Chr.) empfahl hierfür die Verwendung von elektrischen Fischen, speziell des im Mittelmeer lebenden marmorierten Zitterrochens (Torpedo torpedo). Er sprach dabei von einem sog. „Anodynos", d. h. einem schmerzstillenden Mittel.

Der römische Arzt Scribonius Largo, ein Zeitgenosse des Kaisers Claudius (10 v. Chr. – 54 n. Chr.), benutzte die von Zitterrochen (Abb. 4.**1**) erteilten elektrischen Schläge dazu, Geisteskranke zu behandeln. Der elektrische Schlag erfolgte mit einer Spannung von 50 – 80 V und einer Frequenz von etwa 200 Hz. Letztere entspricht bemerkenswerterweise annähernd derjenigen des „Ultrareizstromes" nach Träbert.

Die eigentliche Geschichte der sich zunächst ausschließlich im niederfrequenten Bereich abspielenden Elektrotherapie beginnt mit dem Bologneser Anatomen und Physiologen Luigi Galvani (1737 – 1798) mit seinen berühmten Froschschenkelversuchen. Ihm zu Ehren wird der Gleichstrom – ausschließlich im Rahmen der Medizin – noch heute als

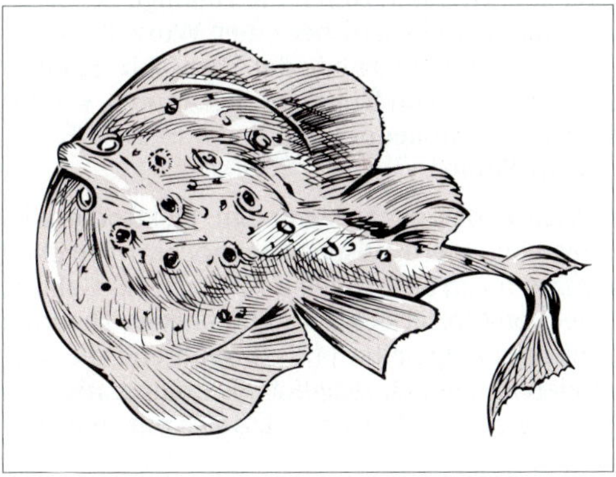

Abb. 4.**1** Zitterrochen

galvanischer Strom und seine therapeutische Anwendung als *Galvanisation* bezeichnet.

Bereits 1745 versuchte Pivati mit Hilfe einer Elektrisiermaschine, gleichzeitig mit dem elektrischen Strom auch Medikamente in den Körper einzubringen. Dieses später als *Iontophorese* bezeichnete Verfahren wurde z.B. von v. Wagner-Jauregg zur Einschleusung von Kokain verwendet. Mit Beginn des 19. Jahrhunderts werden konstant fließende galvanische Ströme in der ärztlichen Praxis außerordentlich häufig angewendet.

Die Erzeugung von *Wechselströmen* wurde erst durch den englischen Physiker Faraday (1791 – 1867) möglich. Zur Erinnerung an ihn wird auch heute noch die Anwendung niederfrequenter (Wechsel-)Ströme, wiederum nur in der Medizin, als *Faradisation* bezeichnet.

1844 versuchte Werner von Siemens, die Zahnschmerzen seines Bruders mit diesem Strom anzugehen. Er konnte hierdurch immerhin einen Tag lang eine vorübergehende Besserung der Schmerzen erzielen. Wenige Jahre später haben dann amerikanische Zahnärzte den faradischen Strom zur Lokalanästhesie eingesetzt. 1859 erhielt Oliver ein US-Patent für *Elektroanästhesie.* Erstmals 1902 hat Leduc Gleichstromimpulse, etwa in Form des sog. *neofaradischen Stromes,* nicht nur zur örtlichen Betäubung, sondern bereits zur *Elektroheilbehandlung* verwendet.

Die breite Anwendung der Galvanisation und Faradisation zu therapeutischen Zwecken, die durch die Entwicklung geeigneter elektrostatischer Generatoren im 19. Jahrhundert möglich geworden war, verlor dann aber gegenüber den inzwischen erzielten großen Fortschritten in der operativen Behandlung und der Pharmakotherapie des Schmerzes schnell zunehmend an Bedeutung.

In den letzten 3 Jahrzehnten wurden, entsprechend den weiteren Fortschritten der Elektrotechnik, zahlreiche neue Stromformen im nieder- und mittelfrequenten Bereich entwickelt. Durch die zufällige Beobachtung des französischen Zahnarztes Bernard bei einer Wurzelbehandlung mit Hilfe der Iontophorese kommt es Ende der 50er Jahre zu einer kräftigen Wiederbelebung der schon von früher her bekannten, kombinierten galvanofaradischen Ströme in neuer Form und Variation. Er bezeichnet sie als *diadynamische Ströme.*

Die entscheidende Renaissance der analgesierenden Elektrotherapie wurde jedoch erst durch die von amerikanischen Neurochirurgen erarbeitete Technik der Implantation von Elektroden im Bereich des Gehirns und Rückenmarks sowie der von Melzack entwickelten neuen Theorien über den Schmerzmechanismus eingeleitet (1965). Während die Verwendung von Hautelektroden anfänglich lediglich als präoperativ vorgenommener Test erfolgte, zeigte sich schon bald, daß sich mit einer einfachen, nicht invasiven *transkutanen Nervenstimulierung (TENS)* in etwa vergleichbare Erfolge erreichen lassen.

Völlig unabhängig hiervon verlief parallel die Entwicklung und Anwendung der verschiedenen *Interferenzströme.* Erst seit wenigen Jahren stehen uns als Weiterentwicklung dieser Stromform die sog. *stereodynamischen Interferenzströme* zur Verfügung.

Die Geschichte der *Hochfrequenztherapie* reicht heute ebenfalls bereits annähernd 100 Jahre zurück. Nachdem Nicola Tesla (1891) den ersten Hochfrequenztransformator entwickelt hatte, wurden die damit gewonnenen hochfrequenten elektrischen Ströme bereits 1 Jahr später von dem französischen Physiologen D'Arsonval auf ihre therapeutische Brauchbarkeit geprüft.

Die nach ihm benannte *Arsonvalisation* wird heute indes nur noch selten angewendet. Die hierzu benötigten Ströme zeichnen sich durch eine verhältnismäßig hohe Spannung bei nur geringer Stromstärke aus.

Die Ausnutzung der bei der Behandlung mit Hochfrequenzströmen im Körper entstehenden Widerstandswärme erfolgte erstmals durch v. Zeynek (1908) und unabhängig von diesem durch Nagelschmidt, der dieses Verfahren als *„Diathermie"*, d. h. Durchwärmung, bezeichnete.

Während die ursprünglich verwendete *Langwellendiathermie* noch mit einer Frequenz von etwa 1 Million Schwingungen pro Sekunde arbeitete, wurde diese später – nach der Entwicklung geeigneter Elektronenröhren – zunehmend durch die wesentlich höherfrequente *Kurzwellendiathermie* abgelöst. Ihre biologischen Wirkungen wurden zuerst von dem Amerikaner Schereschewsky und ihre therapeutischen Möglichkeiten in Deutschland von Schliephake in der Mitte der 20er Jahre untersucht.

Seit Anfang der 50er Jahre fanden dann Hochfrequenzströme noch weit höherer Frequenz als bisher üblich in zunehmendem Maße Eingang in die Therapie. Hierbei handelt es sich um Frequenzen von mehr als 2 Milliarden Schwingungen pro Sekunde. Wegen der entsprechend kürzeren Wellenlänge als *Dezimeter-* bzw. *Mikrowellentherapie* bezeichnet. Seit den 60er Jahren steht schließlich noch die sog. *Ultrahochfrequenz- bzw. Dezimeterwellentherapie* mit 434 MHz bzw. 69 cm Wellenlänge zur Verfügung, womit das gesamte Spektrum der Hochfrequenztherapie nunmehr abgerundet ist.

Definition und Einteilung

- Unter dem Begriff der Elektrotherapie werden alle diejenigen Behandlungsverfahren zusammengefaßt, bei denen die Elektrizität selbst und unmittelbar verwendet wird. Demgemäß gehören hierzu nicht mehr alle diejenigen Therapiemethoden, bei welchen die Elektrizität vorher in eine andere Energieform, wie Licht, Schall, Bewegung oder ähnliches, umgewandelt wurde.

Aufgrund technischer und physiologischer Gesichtspunkte teilt man die Elektrotherapie in drei Hauptgruppen ein:

I. **Niederfrequenztherapie** (Frequenzbereich 0 – 1000 Hz*)
1. *Galvanisation:* konstanter galvanischer Strom (Gleichstrom). Anwendung: Galvanisation, Vierzellenbad, hydroelektrisches Vollbad, Stanger-Bad, Iontophorese.
2. *Reizstromtherapie*
   a) einfache Impulsströme: konstanter faradischer Strom (neofaradischer Strom, Sinusstrom, Thyratronstrom), Schwellstrom (geschwellter faradischer Strom), Exponentialstrom (Dreieckstrom);
   b) kombinierte Impulsströme: diadynamische Ströme, galvanofaradische Ströme, alternierende Reizströme (Spasmotron).

II. **Mittelfrequenztherapie** (Frequenzbereich 1 – 3 kHz)
Interferenzströme:
a) „konventionell",
b) stereodynamisch.

III. **Hochfrequenztherapie** (Frequenzbereich 100 kHz – 3000 MHz)
1. *Kurzwellentherapie* (11 m bzw. 27 MHz): behandlung im Kondensatorfeld und im Spulenfeld,
2. *Dezimeterwellentherapie* (69 cm bzw. 434 MHz): Behandlung im Strahlenfeld,
3. *Mikrowellentherapie* (12,25 cm bzw. 2450 MHz): Behandlung im Strahlenfeld.

4.1 Niederfrequenztherapie

4.1.1 Galvanisation

■ Unter Galvanisation versteht man die Anwendung eines kontinuierlich fließenden elektrischen Gleichstromes zu therapeutischen Zwecken. Der galvanische Strom ist bezüglich seiner Flußrichtung und Stärke konstant (s. auch Abb. 4.**10 a – e**).

* 1 Hz (Hertz) = 1 Schwingung pro Sekunde; 1000 Hz = 1 kHz (Kilohertz); 1000 kHz = MHz (Megahertz).

Biophysikalische Grundlagen

Der menschliche Körper stellt, elektrisch gesehen, einen Leiter zweiter Klasse dar. Der Transport des Stromes erfolgt demnach, wie in allen Elektrolyten, d.h. Lösungen eines Salzes, einer Säure oder einer Base im Wasser, durch *Ionen*. Legt man nun an einen derartigen elektrolytischen Leiter, wie ihn sämtliche Gewebs- und Körperflüssigkeiten darstellen, ein elektrisches Potential an, so wandern unter dem Einfluß der elektromotorischen Kraft alle positiv geladenen Ionen (Kationen) in Richtung auf die Kathode und alle negativen Ionen (Anionen) auf die Anode zu. Die hierbei eintretende Spaltung der Moleküle elektrisch geladener Atome bzw. Atomgruppen (Ionen) wird als *elektrolytische Dissoziation* bezeichnet. So zerfällt beispielsweise das Kochsalzmolekül (NaCl) in ein positiv geladenes Natriumion (Na^+) und in ein negativ geladenes Chlorion (Cl^-). In dem elektrischen Leiter fließen demzufolge zwei in ihrer Richtung entgegengesetzte Ströme, nämlich ein Kationen- und ein Anionenstrom. Nach einem alten Übereinkommen wird jedoch die Richtung des Stromes nur nach dem Verhalten der Kationen definiert (Abb. 4.**2**).

Die Geschwindigkeit, mit welcher sich die einzelnen Ionen durch den Körper bewegen, ist je nach ihrer chemischen Natur und Größe unterschiedlich. So gehören beispielsweise Wasserstoffionen infolge ihrer verhältnismäßig geringen Größe zu den am schnellsten sich bewegenden Ionen. Die Wanderungsgeschwindigkeit der Ionen hängt weiterhin von dem Reibungswiderstand ab, der ihnen in verschiedenen Lösungen entgegengesetzt wird.

Diese *Ionenverschiebungen* führen an den beiden Elektroden zu unterschiedlichen Reaktionen. Während unter der positiven Elektrode (Anode) der negativ geladene Sauerstoff abgeschieden wird, was zu einer Säuerung führt, wird am negativen Pol (Kathode) der positiv geladene Wasserstoff abgeschieden, was eine Alkalisierung zur Folge hat. An der Anode kommt es demzufolge zu einer Koagulationsnekrose und an der Kathode erfolgt eine Kolliquationsnekrose. Diese verschiedenartigen chemischen Veränderungen an den beiden Polen bzw. Elektroden sind ein wesentlicher Grund für die unterschiedliche Wirkung der beiden Pole. So wird der Anode eine mehr dämpfende und der Kathode eine mehr die Erregbarkeit steigernde Wirkung zugeschrieben. Beiden Polen kommt dagegen eine schmerzstillende Wirkung zu.

Durch Entladungen an den Metallelektroden kommt es zu weiteren chemischen Veränderungen und damit ggf. auch zu sehr langsam heilenden Verätzungen im Bereich der Haut. Diese grundsätzlich unerwünschten Wirkungen macht man sich jedoch bei der elektrochemischen Beseitigung von Schleimhautpolypen oder bei der Zerstörung von Haarwurzeln zur Enthaarung (Epilation) zunutze.

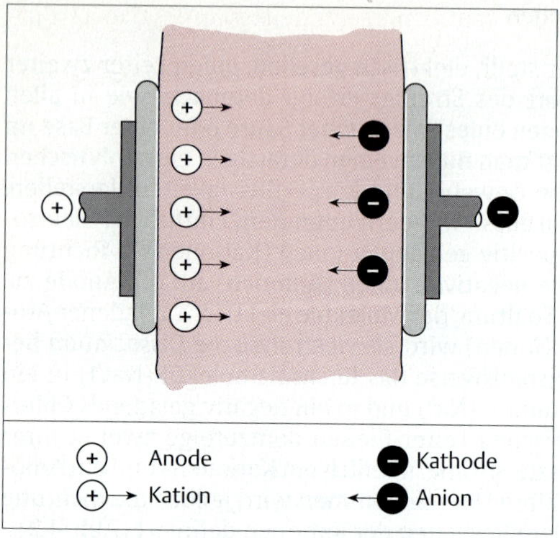

Abb. 4.**2** Ionenwanderung und elektrolytische Dissoziation.
Die elektrische Leitfähigkeit organischer Gewebe ergibt sich aus derjenigen der Elektrolyte. Diese finden sich in den Gewebsflüssigkeiten in Form von Ionen, die beim Anlegen einer elektrischen Spannung je nach ihrer Ladung zum positiven oder negativen Pol der Spannungsquelle wandern. Dabei wandern die negativ geladenen Anionen von der Kathode zur Anode und die positiv geladenen Kationen von der Anode zur Kathode. Die Bezeichnung der Ionen ist demnach nicht durch ihre Herkunft, sondern durch ihr Wanderungsziel charakterisiert. Obwohl es zu einer gleichzeitigen Ionenwanderung in beiden Richtungen kommt, verhält sich das organische Gewebe wie ein normaler metallischer Leiter, bei welchem ein Elektronenfluß nur in einer Richtung erfolgt

Neben der Wanderung der Ionen findet noch eine Verschiebung ganzer Flüssigkeitsteilchen statt, was – infolge ihrer positiven Aufladung – in Richtung zur Kathode hin vor sich geht und als *Elektroendosmose* oder *Kataphorese* bezeichnet wird. Aber auch andere elektrisch neutrale Teilchen wie Kolloide, ja selbst Bakterien und Blutkörperchen können durch Absorption, d. h. Anlagerung von Ionen, von diesen auf ihrer Wanderung mitgenommen werden. Die Bildung von Wärme spielt indes nur bei Anwendung hochfrequenter Ströme eine praktische Rolle, da nur diese infolge ihrer Reizlosigkeit für den menschlichen Körper die Zufuhr hinreichend großer Stromstärken gestatten.

Im menschlichen Körper werden die oben geschilderten Vorgänge jedoch insofern weiter kompliziert, als man sich den Körper aufgrund seiner strukturellen Vielgestaltigkeit aus einer Unzahl von verschiedenen elektrolytischen Systemen zusammengesetzt denken muß. Dabei ist jede einzelne Körperzelle wiederum durch eine semipermeable Membran von der anderen getrennt. Auf diese Weise stellt jede einzelne Körperzelle einen eigenen elektrolytischen Leiter dar.

Die durch den elektrischen Strom ausgelöste Ionenwanderung führt daher zu einer Änderung des Gleichgewichtzustandes, in dem sich die Ionen befinden. Diese *Änderung der chemischen Konzentration* wird sich infolge der unterschiedlichen Durchlässigkeit der einzelnen Zellmembranen für die verschiedenen Ionen vorzugsweise an diesen Grenzflächen abspielen. Die sich dabei ausbildenden *Potentialdifferenzen* sind nach den Vorstellungen von Nernst und Ostwald der Grund für die durch den elektrischen Strom hervorgerufene Reizwirkung. Ihr Ausmaß hängt damit von der Höhe der Stromstärke und der Zeitdauer des Stromflusses ab.

Fließt der Strom jedoch nicht ständig in einer Richtung, sondern ändert er dieselbe, wie es beim Wechselstrom der Fall ist, so bedarf es einer gewissen Mindestzeitdauer des Stromflusses in einer bestimmten Richtung, um noch einen Reiz auszulösen. Je häufiger daher der Strom seine Richtung ändert, d. h. je höher seine Frequenz ist, desto geringer ist dementsprechend auch seine elektrochemische Reizwirkung. So sind die bei einer Frequenz von etwa 1 Million Schwingungen pro Sekunde noch erfolgenden Ionenverschiebungen bereits so geringfügig, daß eine als Reiz wirkende Änderung der chemischen Konzentration nicht mehr eintritt.

Die durch den galvanischen Strom ausgelösten Änderungen des Ionenmilieus stellen für den Körper einen Reiz dar, der für diese Art der Behandlung spezifisch ist. Im Gegensatz zu anderen Arten der Reiztherapie werden hierbei weder körperfremde Substanzen eingeführt noch Körpergewebe zerstört, dessen Abbauprodukte eine eigene Reizwirkung entfalten könnten. Die Wirkung der Galvanisation ist daher, abgesehen von reflektorischen Wirkungen, auf das von ihr durchströmte Körperareal beschränkt. Zu bemerken ist noch, daß hierbei das gesamte Gebiet, das sich zwischen den Elektroden befindet, also auch die in der Tiefe gelegenen Körperabschnitte, entsprechend ihrer elektrischen Leitfähigkeit bzw. ihrem elektrischen Widerstand, von dem hindurchfließenden Strom erfaßt werden.

Physiologische Wirkungen

Die physiologischen Wirkungen des galvanischen Stromes zeigen sich am augenfälligsten in einer hellroten Verfärbung der unter den Elektroden befindlichen Hautstellen als Ausdruck der durch ihn erzeugten kräftigen *aktiven Hyperämie.* Wenngleich diese Erweiterung der Blutgefäße nach einigen Stunden wieder abklingt, so bleibt eine erhöhte Ansprechbarkeit der Gefäße bzw. der Gefäßnerven noch tagelang bestehen.

Als Folge der vermehrten Durchblutung tritt eine starke *Intensivierung aller Stoffwechselvorgänge* ein; die Ernährung, Funktion und Regeneration der Gewebe werden dadurch wesentlich verbessert. Wie zahlreiche Tierversuche erwiesen haben, wird hierdurch nicht nur die Restitution atrophischer oder denervierter Muskulatur günstig beeinflußt, sondern auch Ausmaß und Geschwindigkeit der Regeneration geschädigter bzw. wieder nachwachsender motorischer Nervenfasern gefördert (Reid, Piotkowsky, Kosaka, Izawa u. a.). Darüber hinaus entfaltet der galvanische Strom auch eine entzündungswidrige und resorptionsfördernde Wirkung.

Wenngleich auch ein konstant fließender galvanischer Strom in einer zu therapeutischen Zwecken üblichen Dosierung keinerlei Muskelkontraktionen auslöst, so übt er dennoch spezielle Wirkungen am Nervensystem aus. Hierzu gehören die *Steigerung der Reaktions- und Funktionsfähigkeit der motorischen Nerven* infolge einer Erniedrigung ihrer Reizschwelle sowohl für körpereigene aktive als auch für äußere passive Reize. Nicht minder wichtig ist aus therapeutischer Sicht die analgetische Wirkung des galvanischen Stromes.

Indikationen

Das Indikationsgebiet des galvanischen Stromes ergibt sich ohne weiteres aus seinen physiologischen Wirkungen. Der *analgetischen* und *antiphlogistischen* Komponente bedient man sich vor allem zur Therapie von *Neuralgien.* Hierzu gehören insbesondere die Ischialgie bzw. das Lumbago-Ischias-Syndrom, die Trigeminus- und die Interkostalneuralgie sowie der Herpes zoster.

Die *durchblutungsfördernde Wirkung* des galvanisches Stromes wird man sich zur Vorbehandlung von peripheren *schlaffen Lähmungen* verschiedener Genese zunutze machen.

Der gefäßerweiternden Wirkung des galvanischen Stromes bedient man sich ferner bei verschiedenen Durchblutungsstörungen bzw. *Angioneuropathien, Endangiitis obliterans, Morbus Raynaud, Angiospasmen* und bei Zuständen nach *Erfrierungen.*

Beschwerden infolge von Arthrosen, Myalgien und Myogelosen lassen sich ebenfalls günstig beeinflussen.

Weiterhin bilden sich *Hypo- und Parästhesien* verschiedener Ursache, insbesondere in sensibilitätsgestörten Hautbezirken nach größeren operativen Eingriffen oder Hauttransplantationen schneller zurück. Schließlich lassen sich bestimmte *Akroparästhesien,* d. h. mit Blässe oder

Zyanose der Hände und Füße verbundene Parästhesien der Extremitätenenden, durch eine Galvanisation bessern.

Durchführung

Gerät: Geräte, die ausschließlich galvanischen Strom liefern, sind heute selten geworden. Im einfachsten Fall verfügt das Gerät neben einem Haupt- und Netzschalter zum Ein- und Ausschalten des Stromes, über einen stufenlosen Leistungsregler zur Einstellung der Stromstärke, ein Instrument zu seiner Anzeige (Milliampèremeter) und einen Polwender, mit dem die Stromrichtung bzw. die Polung des aus den beiden Abnahmeklemmen entnommenen Stromes umgekehrt werden kann.

Aufgrund gesetzlicher Bestimmungen muß das Gerät zum Schutze des Patienten und des Behandlers *erdschlußfrei* sein, d.h. es darf keinerlei leitende Verbindung zwischen dem Netzstrom und dem vom Gerät abgegebenen Therapiestrom bestehen. Darüber hinaus muß das Gehäuse des Apparates geerdet sein.

Elektroden: Der Strom wird dem Körper vorzugsweise durch Vermittlung von biegsamen Metallelektroden aus Blei, Zink, Britanniametall u.ä. zugeführt. Diese werden jedoch nicht unmittelbar auf die Haut aufgelegt, sondern eine dickere Lage von Stoff oder Schwammgummi dazwischen geschoben. Diese Unterlage hat die Aufgabe, die von den Metallelektroden abgegebenen Metallionen aufzunehmen und damit unnötige Hautreizungen zu vermeiden. Am besten eigenen sich als Unterlage mehrfach zusammengelegte Flanell- oder Frotteestoffe oder auch bestimmte Schwammgummisorten. Diese Zwischenlagen sollten die Größe der jeweils verwendeten Metallelektroden an den Rändern etwas überragen; sie müssen vor der Behandlung mit gewöhnlichem, aber wenn möglich warmem Wasser gut angefeuchtet werden. Die Elektrodenunterlagen müssen ferner nach jeder Behandlung gewechselt und ausgewaschen werden können, um die von ihnen aufgefangenen Metallionen wieder zu entfernen. Schließlich lassen sich auch sog. Einmalelektroden verwenden, die jedoch infolge ihrer relativ geringen Größe entweder nur die Durchströmung kleiner Bezirke bzw. die Anwendung geringer Stromstärken gestatten.

Vorsicht ist auch bei der Verwendung von *Kabel-* oder *Krokodilklemmen* geboten, da diese infolge ihrer Größe leicht zu einem ungewollten, da schmerzhaften elektrischen Kontakt mit der bloßen Haut außerhalb der eigentlichen Elektrode führen können.

Die Zuführung des Stromes erfolgt am besten mit sog. *Elektrodenreitern,* die in der Mitte der Metallelektrode aufgesetzt werden (Abb. 4.**3**). Damit lassen sich die oben geschilderten Gefahrenquellen von vornherein ausschließen. Darüber hinaus gestatten diese Elektrodenreiter vermittels eines entsprechenden Knopfes zugleich auch die Befestigung eines gelochten Gummibandes zur Fixierung der gesamten Elektrode einschließlich ihrer Stoff- oder Schwammgummiunterlagen. Gegebenenfalls lassen sich die Elektroden auch mit einer Idealbinde anwickeln. –Vorwiegend bei Behandlungen am Rumpf können die Elektroden auch mit einem Sandsack bequem fixiert werden. – Die Elektroden sollten zur Durchführung der konstanten Galvanisation möglichst groß gewählt werden (200 cm^2, was einer Seitenlänge von etwa 12 : 17 cm entsprechen würde). Auf diese Weise wird die Behandlung selbst bei Anwendung höherer Stromstärken (10 – 30 mA und mehr) noch als angenehm empfunden.

Die Galvanisation erfolgt im allgemeinen als *Längsgalvanisation* (Abb. 4.**4**).

Sowohl bei der Galvanisation eines Armes als auch beider Arme bzw. Beine kann eine der Elektroden oder beide durch eine mit warmem

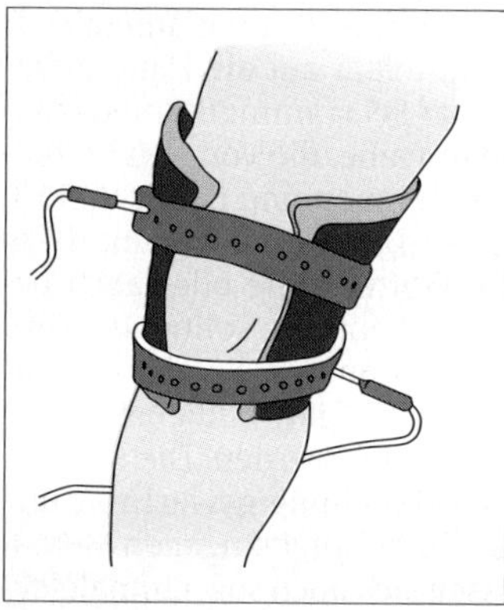

Abb. 4.**3**

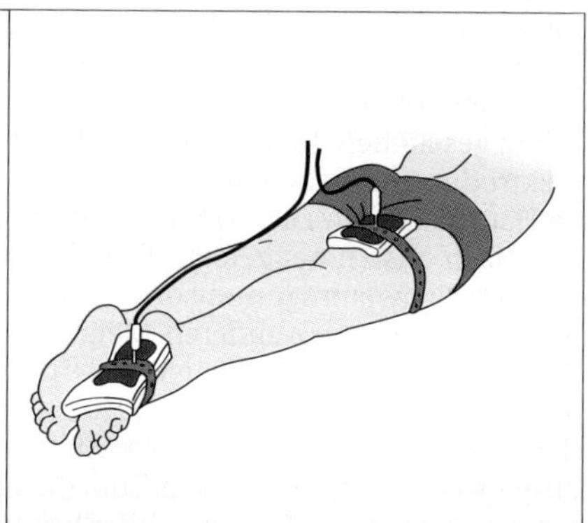

Abb. 4.**4**

Abb. 4.**3** Querdurchströmung eines Kniegelenkes. Beispiel für die Anbringung der Elektroden bei der (Quer-)Galvanisation oder Iontophorese im Bereich des Kniegelenkes

Abb. 4.**4** Längsdurchströmung eines Beines mit galvanischem Strom. Bei einem Lumbago-Ischias-Syndrom empfiehlt sich die Anlegung der proximalen Elektrode im Lumbalbereich, damit der gesamte Verlauf des Nervs erfaßt werden kann. Bei weniger weit distal ausstrahlenden Beschwerden bzw. Parästhesien kann die distale Elektrode auch am Fußrücken bzw. Unterschenkel angebracht werden

Wasser gefüllte Schüssel oder Wanne ersetzt werden. Diese müssen jedoch aus einem isolierenden Material, wie Steingut oder Plexiglas, bestehen. Die Verwendung derartiger Wannen hat den Vorteil, daß die als Elektrode wirksame Berührungsfläche sehr groß ist sowie an allen Stellen einen unübertroffen gleichmäßigen Kontakt zwischen Körperoberfläche und Elektrode gestattet. Das Auftreten von örtlichen Stromkonzentrationen, was leicht zu Verätzungen führen kann, ist damit von vornherein ausgeschlossen. Außerdem gestattet die fast über eine halbe Extremität verteilte große Elektrodenfläche die Anwendung verhältnismäßig hoher Stromstärken. Die Stromzufuhr erfolgt hierbei jeweils durch eine in das Wasser eingetauchte Metallplatte oder Kohleelektrode, die vor Berührung geschützt angebracht werden muß.

Neben der Längsgalvanisation ist – vor allem am Bein – auch eine sog. *Quergalvanisation* möglich. Hierzu werden zwei etwa 90 cm lange und 8 cm breite Metallelektroden verwendet, die in üblicher Weise mehrfach mit Stoff unterlegt bzw. umwickelt werden. Das Bein wird hierzu auf die vorbereitete untere Elektrode gelegt, wobei es sich empfiehlt, einen kleinen Sandsack in die Kniekehle zu legen und die zweite Elektrode auf der Streckseite des Beines am besten mit zwei oder drei Sandsäcken zu fixieren.

Die *Dosierung* des Stromes richtet sich in erster Linie nach dem subjektiven Befinden des Patienten. Die Behandlung soll stets als angenehm empfunden werden. Je nach der Elektrodengröße genügen hierbei schon 3 – 10 oder auch 50 Milliampère (mA), um ein leicht kribbelndes Gefühl zu erzeugen. Die Stromstärke soll im allgemeinen nicht mehr als 0,3 – 0,5 mA pro cm^2 Elektrodenfläche betragen. Die Behandlungsdauer beträgt durchschnittlich 10 – 20, in einzelnen Fällen auch 30 und mehr Minuten. Das Ein- und Ausschalten des Stromes muß stets langsam („ein- bzw. ausschleichend") erfolgen. Dies gilt insbesondere dann, wenn die Richtung des Stromes durch eine Polwendung umgekehrt wird. Die Stromstärke kann jedoch sowohl im Verlaufe einer einzelnen Sitzung wie auch im Rahmen einer Behandlungsserie allmählich gesteigert werden. Der Patient, der zum erstenmal mit einer nieder- oder mittelfrequenten Elektrotherapie behandelt wird, muß darauf hingewiesen werden, daß diese Behandlungsart grundsätzlich mit einem typischen, nicht selten zunächst als unangenehm empfundenen Stromgefühl verbunden ist. Hierbei bestehen jedoch große subjektive Unterschiede.

Zur Durchströmung des *Gesichtsschädels,* beispielsweise zur Behandlung von Trigeminusneuralgien oder Fazialisparesen, verwendet man eine besonders geformte Elektrode, die halbmondförmig mit drei Ausläufern die betroffene Gesichtshälfte bedeckt, wobei je einer derselben die Stirn, die Wange und das Kinn bedeckt (Elektrode nach Bergonié).

Die andere, entsprechend groß gewählte Elektrode ($200-400\,cm^2$), wird auf der anderen Schulter oder im Rücken angebracht.

Vierzellenbad: Zur gleichzeitigen Behandlung zweier oder mehrerer *Extremitäten,* aber auch des ganzen Körpers, bedient man sich des sog. *Vierzellenbades* (Abb. 4.**5 a** u. **b**). Dieses besteht aus insgesamt vier Wan-

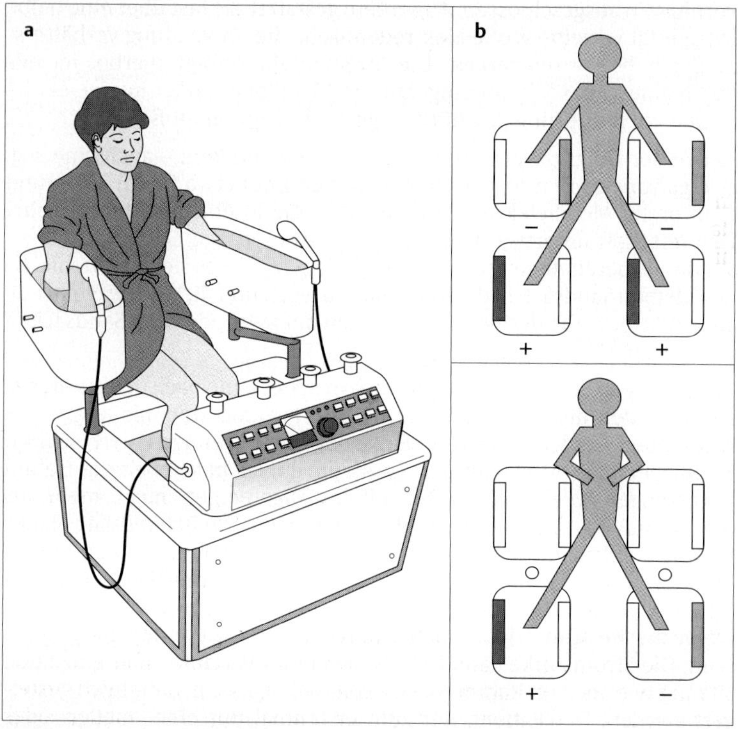

Abb. 4.**5 a** u. **b** Vierzellenbad

a Das Gerät verfügt über insgesamt vier einzelne Wannen zur Aufnahme beider Unterarme und beider Unterschenkel. Mit Hilfe eines elektronischen Steuergerätes läßt sich jede mit Wasser gefüllte und mit einer Elektrode bestückte „Zelle" entweder als Anode oder als Kathode schalten. Je nach der beabsichtigten Wirkungsweise können entweder nur einzelne Zellen oder alle vier zugleich angeschlossen werden

b Beispiele für die Schaltung der Elektroden im Vierzellenbad: Links: Beide Fußwannen liegen am Pluspol, beide Armwannen am Minuspol, sog. „aufsteigende" Durchströmung. Rechts: Längsdurchströmung beider Beine und der kaudalen Beckenpartien nen, wobei zwei zur Aufnahme der Arme und zwei zur Aufnahme der Füße und Unterschenkel bestimmt sind. Der Patient sitzt hierzu auf einem Stuhl zwischen den Wannen. Das Vierzellenbad kann jedoch ohne weiteres auch als „Zwei"- oder „Dreizellenbad" benutzt werden und damit – je nach der gewünschten Lokalisation – entweder beide Beine, beide Arme oder auch ein Arm und ein Bein usf. behandelt werden. Das Vierzellenbad bietet gegenüber dem elektrischen Vollbad und dem Stanger-Bad den Vorteil, daß der Patient sich nicht weiter auszuziehen braucht und die Dosierung exakter erfolgen kann.

Elektrisches Vollbad: Hier befindet sich der Kranke in einer aus einem isolierenden Material bestehenden Wanne, in welcher am Kopf- und Fußende je eine große, vor Berührung geschützte Elektrode angebracht ist.

Im sog. *Stanger-Bad*, das ebenfalls eine Form des elektrischen Vollbades darstellt, wird dem Badewasser noch ein besonderer Pflanzenextrakt hinzugefügt, der die Wirkung des Bades zu verstärken vermag. Die hierzu benutzten Wannen sind meist mit zahlreichen, über die gesamte Innenfläche der Wanne verteilten Elektroden ausgestattet (Abb. 4.**6 a** u. **b**). Die verschiedenen Elektroden können nun der jeweiligen Erkrankung entsprechend so gegeneinander geschaltet werden, daß eine bevorzugte Durchströmung der betreffenden Körperabschnitte oder aber des ganzes Körpers erfolgt. Zusätzlich können noch bewegliche Elektroden von oben angebracht werden; schließlich kann der elektrische Strom auch zusammen mit der Unterwasserstrahldusche zugeführt werden.

Allgemeiner Anwendungsbereich

Der allgemeine Anwendungsbereich des elektrischen Vollbades und des Stanger-Bades entspricht demjenigen der Galvanisation. Während die Längs- oder Quergalvanisation sich vorzugsweise für die Behandlung isolierter Körperabschnitte bzw. einzelner Extremitäten eignet, empfiehlt sich die Verwendung des elektrischen Vollbades und des Stanger-Bades für die Behandlung größerer Körperabschnitte bzw. bei Erkrankungen des gesamten Körpers. Als Beispiele wären die *Polyneuritis*, ausgedehnte *polyneuritische* und *poliomyelitische Paresen, Polyneuropathien*, die *multiple Sklerose* (Encephalomyelitis disseminata) und die *Tabes dorsalis* zu nennen. Auch bei *Ischalgien* und der *Lumbago* wird vornehmlich das Stanger-Bad angewendet. Als weitere Indikationen wären noch verschiedene ausgedehnte, degenerative oder rheumatisch-entzündliche Erkrankungen im Bereich der Wirbelsäule, wie die *Spondylosis* und *Spondylarthrosis deformans*, die *Spondylarthritis ankylopoetica* (Morbus Strümpell-Marie-Bechterew), alle *Polyarthrosen* sowie die *Polyarthritis* im chronischen Stadium zu erwähnen.

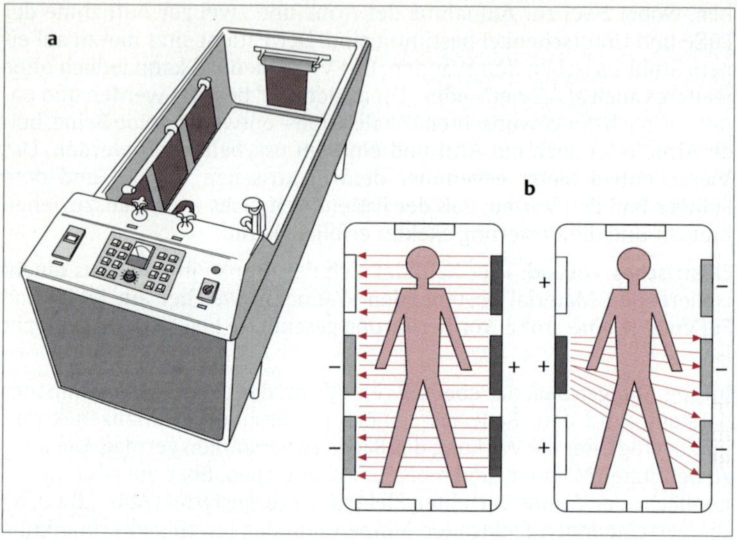

Abb. 4.**6 a** u. **b** Stanger-Bad

a Das moderne Behandlungsgerät ist zugleich auch als Wanne für Unterwasserdruckstrahlmassage vorgesehen. An der linken Innenseite der Wanne erkennt man drei und an ihrem Fußende eine große Elektrode. An der Frontseite befindet sich die Schalttafel mit den dazugehörigen Drucktasten und Meßinstrumenten

b Beispiele von Elektrodenschaltungen im elektrogalvanischen Vollbad: Links: Alle drei Elektroden an der rechten Seite der Wanne sind als Anode, diejenigen an der linken Seite als Kathode geschaltet. Auf diese Weise erfolgt eine Ganzkörper-Querdurchflutung. Liegt keine spezielle Indikation vor, kann man nach der Hälfte der Behandlungszeit, d. h. nach etwa 10 Minuten, jeweils umpolen. Rechts: Teildurchströmung der unteren Körperhälfte, insbesondere des rechten Beines. Bei Vorliegen eines Lumbago-Ischias-Syndroms rechts würde man umgekehrt polen

4.1.2 Iontophorese

■ Unter Iontophorese versteht man die Einführung von Medikamenten in den Körper durch die Haut hindurch auf elektrolytischem Wege. Die Iontophorese stellt damit eine besondere Anwendungsform des konstanten galvanischen Stromes dar; sie kann ebenso in Form einer Impulsgalvanisation vorgenommen werden.

Prinzip

Das Prinzip der Iontophorese beruht auf der Eigenschaft der Ionen, unter dem Einfluß einer elektromotorischen Kraft jeweils vom Pol gleicher Ladung zum Pol entgegengesetzter Ladung zu wandern (Abb. 4.**2** und 4.**7**).

Dieses Experiment beweist eindeutig, daß es mit Hilfe des galvanischen Stromes möglich ist, ionisierbare Medikamente durch die Haut (oder die Schleimhaut) in den Körper einzuführen. Dies gelingt jedoch nur dann, wenn sich das betreffende Medikament bzw. das wirksame Ion am richtigen Pol befindet. Demzufolge müssen alle positiven Ionen am positiven Pol, d.h. an der Anode, und die negativen Ionen am negativen Pol, d.h. an der Kathode, angebracht werden.

Darüber hinaus zeigt dieser Versuch in aller Deutlichkeit, daß die Wirkung des mit Hilfe der Iontophorese in den Körper gebrachten Medikamentes nicht lokal begrenzt bleibt (Abb. 4.**8**). Das Pharmakon wird vielmehr nach seiner Resorption über das Rete Malpighi der Haut auf dem Blutwege im ganzen Körper verbreitet. Die Iontophorese vermag damit auch Allgemeinwirkungen zu entfalten. Dieser Effekt muß insbesondere bei pharmakologisch stärker wirksamen Stoffen berücksichtigt werden. So kann es beispielsweise bei einer Überdosierung von Histamin infolge einer generalisierten Gefäßerweiterung zu einem Kreislaufkollaps kommen.

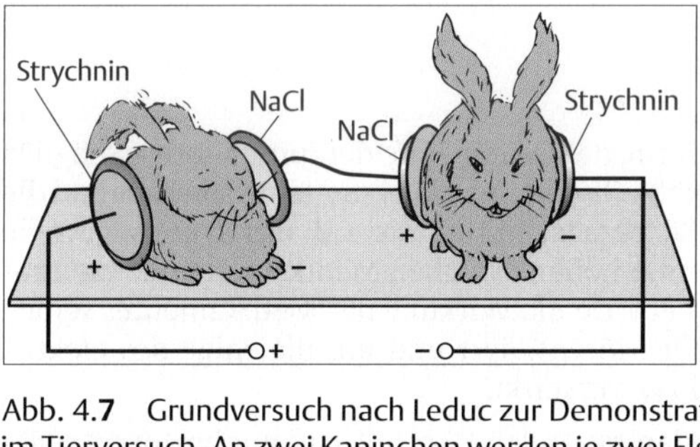

Abb. 4.**7** Grundversuch nach Leduc zur Demonstration der Ionenwanderung im Tierversuch. An zwei Kaninchen werden je zwei Elektroden angelegt, wobei jeweils die eine mit Kochsalzlösung und die andere mit Strychninlösung getränkt ist. Durch Hintereinanderschaltung ist die jeweilige Polung entgegengesetzt. Dasjenige Kaninchen, bei dem sich die Strychninlösung unter der Anode befindet, stirbt, das rechte Kaninchen, bei dem sich das Strychnin an der Kathode befindet, verspürt keinerlei Wirkung

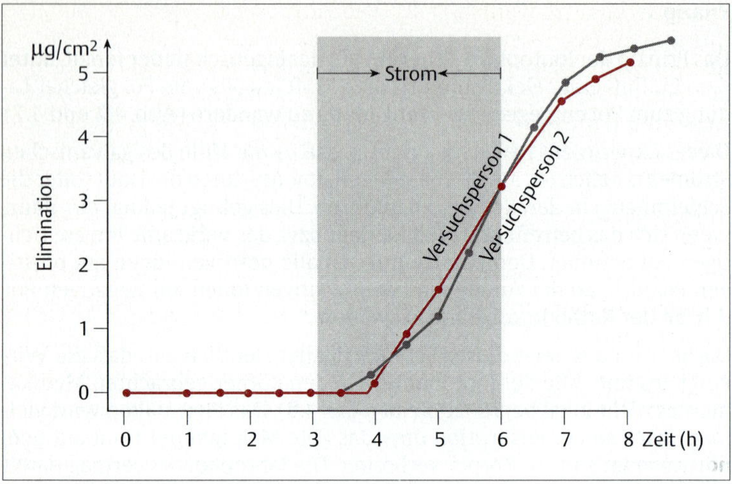

Abb. 4.**8** Darstellung der Iontophoresewirkung. Die Resorption bzw. Elimination von Hirudin, dem Gerinnungshemmstoff des Blutegels (Hirudo medicinalis), die an zwei Versuchspersonen überprüft wurde, zeigt deutlich den schon bald nach Anlegen einer elektrischen Gleichspannung in Gang gekommenen transakuten Transport von Wirkstoffen, die für die Iontophorese geeignet sind (Ergebnisse einer experimentellen Studie von Pratzel)

Vorteile

Sie bestehen demnach darin, daß es mit Hilfe der Iontophorese möglich ist, unmittelbar zugängliche Organe, also in erster Linie die Haut und die unter ihr befindlichen Körperabschnitte (wie z.B. das Synovialgewebe des Kniegelenkes), mit einer hohen örtlichen Medikamentenkonzentration zu behandeln. Hierbei wird die Wirkung des Medikamentes selber, beispielsweise einer Salbe, intensiviert und um diejenige des elektrischen Stromes ergänzt bzw. verstärkt.

Die Iontophorese hat andererseits den Nachteil, daß nur bestimmte Medikamente für sie in Betracht kommen und daß ihre dem Körper tatsächlich zugeführte Menge kaum zu beurteilen ist. Sie hat sich dennoch bei verschiedenen typischen Indikationen als eine zuverlässige und gefahrlose Methode seit langem bewährt.

Eine Iontophorese kann entweder unter Verwendung wäßriger Lösungen oder handelsüblicher Präparate in Salbenform durchgeführt werden. Grundsätzlich können hierzu die meisten der sog. Rheumasalben und -gele benutzt werden (z.B. Dolo-Arthrosenex, Flexurat, Mobilat, Rheumasan). Seit langem bewährt haben sich auch die Histacon-Salbe, die neben dem schmerzstillenden Aconitin in erster Linie Histamin enthält, einen körpereigenen Stoff, der zu einer intensiven Gefäßerweiterung führt, fernerhin die Forapin-Salbe, ein Bienengiftpräparat, und die Benerva-Salbe mit Acetylcholin, einem ebenfalls stark hyperämisierend wirkenden Stoff.

Entsprechend ihrer jeweiligen Ladung müssen alle Präparate am richtigen Pol appliziert werden.

- *Positive Ladungsträger*, die an der Anode angebracht werden: Acetylcholin, α-Chymocutan, Bienengift, Histamin, Hyaluronidase, Procain (Novocain).
- *Negative Ladungsträger*, die von der Kathode aus eingebracht werden: Kaliumjodat, Natrium salicylicum, Nicotinsäure.

Indikationsgebiet

Es erstreckt sich auf die Behandlung der Arthrosis deformans, vorzugsweise im Bereich großer und gut zugänglicher Gelenke, Periarthropathien, Myogelosen, Myalgien und Tendomyosen, insbesondere die Epikondylopathien (Tennisellenbogen), die Lumbago und das Lumbago-Ischias-Syndrom, periphere Engpaßsyndrome (z.B. Karpaltunnelsyndrom) sowie verschiedene posttraumatische Zustände.

Weitere Anwendungsmöglichkeiten sind diejenigen mit Hyaluronidase zur Behandlung der zirkumskripten Sklerodermie und der Ascorbinsäure zur Beseitigung von Hauptpigmentierungen nach Verletzungen sowie mit Jodkalium zur Erweichung von Narbenkontrakturen im Bereich der Haut. Zur Linderung lokal umschriebener Schmerzzustände, beispielsweise bei Arthrosen oder Tendomyosen, wird auch eine Iontophorese mit 1- bis 2%iger Procainlösung empfohlen.

Schließlich lassen sich auch *Schweißhände*, die u.a. durch eine Schilddrüsenüberfunktion oder häufige Streßsituationen verursacht werden können, mit einer Leitungswasser-Iontophorese behandeln. Die Therapie kann sich über mehrere Wochen, u.U. sogar über Monate hin erstrecken. Die Behandlung erfolgt täglich, jeweils über eine Dauer von 10 Min. – Zur Intensivierung der Wirkung kann man dem Wasser etwas Haushaltsessig als Gerbstoff oder auch einen Salbeiextrakt hinzufügen. Empfehleswert ist ferner eine Zusatztherapie mit autogenem Training sowie homöopathischen Medikamenten.

Durchführung der Behandlung

Die Behandlungstechnik der Iontophorese entspricht im wesentlichen derjenigen bei der stabilen Galvanisation. Der einzige Unterschied besteht darin, daß bei der Iontophorese die „aktive“ Elektrode, d.h. in diesem Fall diejenige, von welcher aus das Medikament bzw. die wirksamen Ionen in den Körper eingeführt werden sollen, statt mit Wasser mit der Lösung des Medikamentes getränkt wird. Bei der Verwendung von Salben wird lediglich die unter der „aktiven“ Elektrode liegende Hautfläche damit bestrichen und die Stoffunterlage an beiden Elektroden wie gewöhnlich nur mit Leitungswasser getränkt und darüber befestigt.

Die Anbringung der „inaktiven“ Elektrode ist an sich gleichgültig. Man wird sie jedoch in der Regel etwa an der gegenüberliegenden Seite des zu behandelnden Körperabschnittes anbringen. – Um die Stoff- oder Schwammgummiunterlage nicht mit der Salbe zu durchtränken und sie damit für weitere Behandlungen nicht mehr verwendbar zu machen, empfiehlt es sich, eine dünne Lage von Lösch- oder Filtrierpapier in angefeuchtetem Zustand unmittelbar auf die mit Salbe bestrichene Hautstelle zu legen, und die jeweilige Unterlage erst darüber anzubringen. – Zur Erzielung einer intensiveren Wirkung kann man das Medikament auch von zwei Seiten an den Krankheitsherd bringen. Die Medikamentenlösung bzw. die Salbe wird dazu einfach – beispielsweise zur Behandlung einer Kniegelenksarthrose – unter jeder der zu beiden Seiten des Gelenkes fixierten Elektroden angebracht und nach der Hälfte der Behandlungszeit lediglich umgepolt, so daß jede der beiden Elektroden einmal als „aktive“ und zum anderen mal als „inaktive“ Elektrode fungiert (Abb. 4.**3**).

Bezüglich der *Dosierung* wären, abgesehen von den obenerwähnten Einschränkungen, noch einige Besonderheiten zu erwähnen. Die Menge des dem Körper mittels der Iontophorese zugeführten Medikamentes hängt in erster Linie von der *Stärke* des verwendeten elektrischen Stromes und von der *Zeitdauer* des Stromflusses ab. Die Stromstärke richtet sich ihrerseits nach der jeweiligen Größe der „aktiven“ Elektrode. In der Regel soll man nicht über eine Stromstärke von 0,1 mA pro cm^2 (aktiver) Elektrodenfläche hinausgehen. Dies würde 4 mA bei einer Elektrodengröße von 40 cm^2 entsprechen.

Die Zeitdauer der Behandlung beträgt bei Zuführung pharmakologisch hochwirksamer Substanzen wie dem *Histamin* in der Regel 5, höchstens jedoch 10 Minuten. Bei der Verwendung derartig differenzierter Stoffe empfiehlt es sich ferner, bei der ersten Behandlung nicht über eine Dauer von 3 Minuten hinauszugehen. Erst nachdem sich herausgestellt hat, daß von seiten des Patienten keinerlei Unverträglichkeitserscheinungen auftreten, können Behandlungszeit und Stromstärke allmählich gesteigert werden. – Bei Verwendung verhältnismäßig indifferenter Stoffe wie *Jod, Ichthyol, Salicyl* usw. kommen bereits am Anfang Behandlungen von 15 – 20 Minuten in Betracht.

Besonders zu bemerken ist noch, daß (bei Verwendung von wäßrigen Lösungen) die Konzentration der Medikamentenlösung für die Dosierung praktisch bedeutungslos ist. Die Konzentration der Lösung kann demzufolge sehr schwach gehalten werden. In der Regel genügt bei indifferenten Stoffen wie Jod, Salicyl oder Ichthyol eine 1 %ige Lösung vollständig; die wirksameren Medikamente wie Histamin und Acetylcholin werden dagegen in einer Konzentration von 1 : 10000, d. h. als 0,1 ‰ige Lösung, verwendet.

4.1.3 Reizstromtherapie

Einteilung der verschiedenen Reizströme

Während man früher in der Medizin im wesentlichen nur zwischen dem galvanischen oder Gleichstrom und dem faradischen oder Wechselstrom unterschied, hat sich diese Einteilung inzwischen als völlig unzureichend erwiesen. Es empfiehlt sich daher, sämtliche niederfrequenten Ströme, die im Gegensatz zum konstanten Gleichstrom auf irgendeine Weise unterbrochen, verformt oder in ihrer Flußrichtung verändert werden, auf einen gemeinsamen Nenner zu bringen (Abb. 4.**9 a – f** bis 4.**13 a, b**).

- Während die therapeutische Wirkung des galvanischen Stromes durch eine hyperämiesierende, sedative und analgetische Komponente gekennzeichnet ist, steht bei allen übrigen, irgendwie modifizierten niederfrequenten Strömen die „Reizwirkung" offensichtlich im Vordergrund des therapeutischen Effektes. Dieser Unterschied tritt bei denjenigen Stromformen, die speziell der Erzeugung von Muskelkontraktionen dienen, wie dem Schwellstrom oder dem Exponentialstrom, am deutlichsten hervor. Alle diese Ströme werden daher am besten unter dem Oberbegriff „Reizströme" zusammengefaßt.

Grundlagen der Reizstromdiagnostik und -therapie

Bereits bei der Besprechung der Wirkungen der konstanten Galvanisation wurde darauf hingewiesen, daß ein gleichmäßig fließender Strom – zumindest in einer zu Therapiezwecken üblichen Stärke – keinerlei Muskelkontraktionen auslöst. Unterbricht man einen derartigen Strom jedoch in gewissen Abständen, so erfolgt, entsprechend dem Pflüger-Zuckungsgesetz, beim Einschalten des Stromes und – bei Anwendung

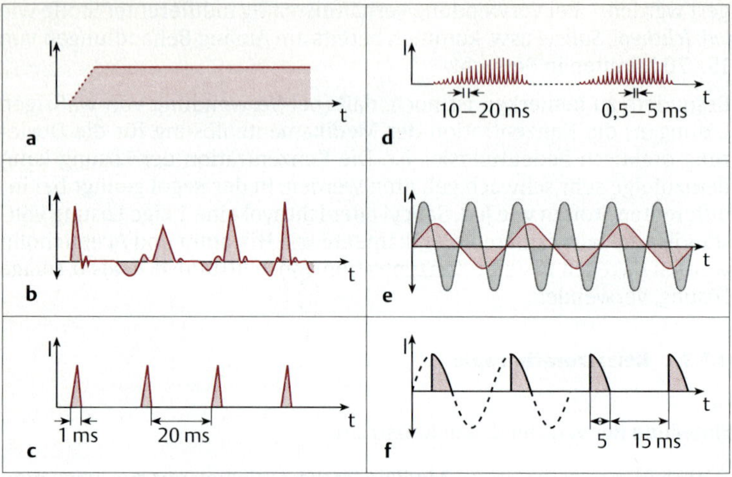

Abb. 4.**9 a – f** Übersicht über die gebräuchlichsten nieder- und mittelfrequenten Stromformen (I Intensität, t Zeit)

a Galvanischer Strom, konstanter Gleichstrom

b Faradischer Strom alter Art, von einem Induktorium erzeugt. Unregelmäßiger Wechselstrom mit spitzen positiven und flacheren negativen Zacken, in seiner Stärke nur sehr ungenau zu bestimmen

c Dreieckimpulsfolge (Impulsdauer 1 ms, Pausendauer 20 ms), auch als neofaradischer Strom bezeichnet. Von gleicher Frequenz wie der faradische Strom alter Art (50 Hz), jedoch monophasisch, exakt definiert und bezüglich seiner Spitzenstromstärke meßbar

d Schwellstrom, d. h. rhythmisch geschwellter faradischer Strom; durch langsames Anschwellen der Stromstärke der einzelnen Impulse, ein kurzes Kontinuum und einen schnelleren Abfall der Stromstärke sowie entsprechend lange Pausen zwischen den einzelnen Schwellungen gekennzeichnet

e Sinusstrom, einfachste Form eines Wechselstromes. Gleichzeitige Darstellung von zwei Sinusströmen verschiedener Frequenz (25 Hz und 50 Hz) und unterschiedlicher Spitzenstromstärke. Die Abbildung zeigt deutlich, welchen Einfluß die Frequenz auf die Anstiegssteilheit der einzelnen Impulse hat

f Thyratronstrom, durch „Herausschneiden“ bestimmter gleicher Abschnitte aus einem Sinusstrom gewonnen. Gegenüber dem faradischen Strom alter Art durch eine längere Impulsdauer, das Fehlen negativer Zacken und größere Exaktheit gekennzeichnet

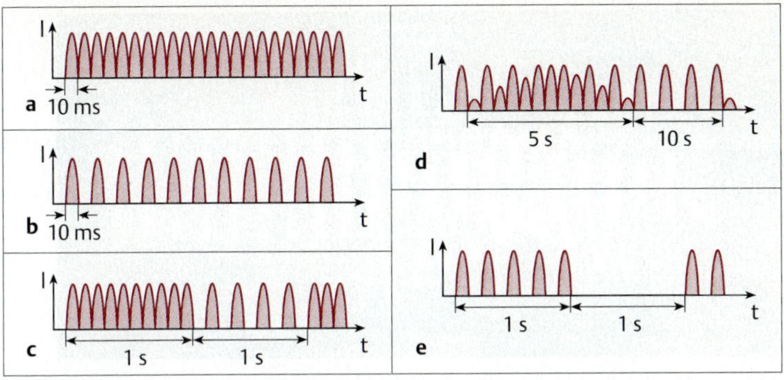

Abb. 4.**10 a – e** Verschiedene Formen diadynamischer Ströme
a DF („diphasé fixe"), vollweg-gleichgerichteter Wechselstrom von 100 Hz
b MF („monophasé fixe"), einweg-gleichgerichteter Wechselstrom von 50 Hz
c CP („modulé en courtes périodes"), Kombination von Stromform MF und DF, die sich nach jeweils 1 s Flußzeit ohne Pause abwechseln
d LP („modulé en longues périodes"), Kombination von einer konstant und einer geschwellt fließenden Stromform MF, die um eine Phase gegeneinander verschoben sind
e RS („rythme syncopé"), Stromform MF mit einer Flußzeit von jeweils 1 s, von gleich langen Pausen unterbrochen

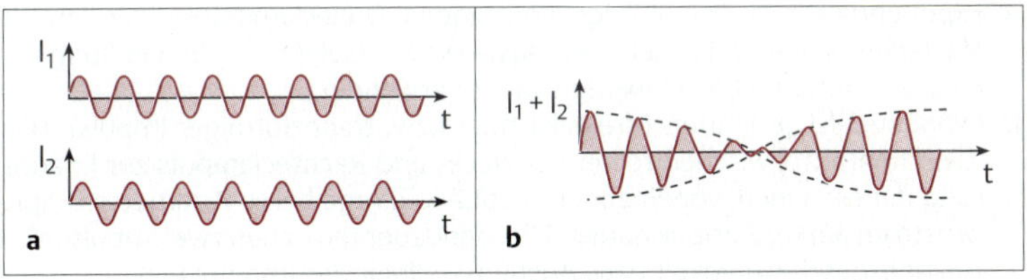

Abb. 4.**11 a** u. **b** Gekreuzte bzw. Interferenzströme
a Die Komponentenströme I_1 und I_2, deren lineare Superposition **b** darstellt
b Die lineare Superposition ergibt das Bild einer Schwebung. Das ist eine Schwingung, deren Grundfrequenz das arithmetische Mittel der Frequenzen der beiden Komponenten darstellt und deren Amplitude sich im Rhythmus der Differenzfrequenz der beiden Komponenten zwischen Null und einem Maximum ändert

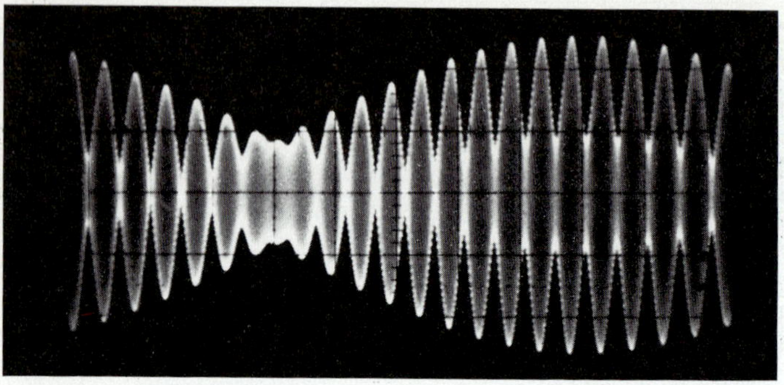

Abb. 4.**12** Darstellung der Dynamik des stereodynamischen Interferenzstromes (Oszilloskopaufnahme)

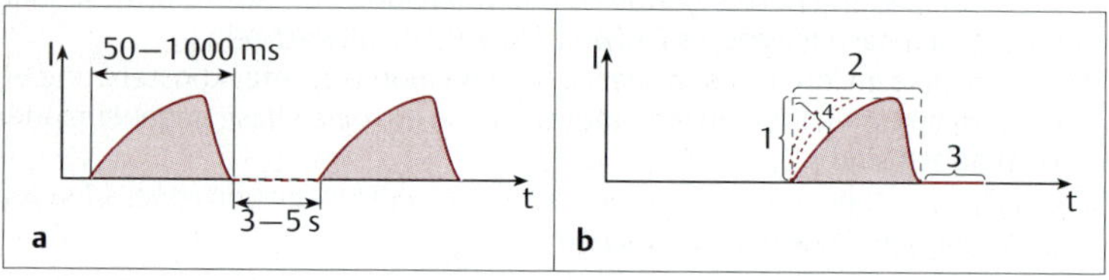

Abb. 4.**13 a** u. **b**

a Exponentialstrom, Impulsfolge von langen Dreieckimpulsen mit um ein Vielfaches längeren Pausen. Vorzugsweise zur (selektiven) Behandlung von Paresen mittleren bis schweren Grades verwendet

b Exponentialstromimpuls (dreieckartiger bzw. trapezförmiger Impuls). Hier Zwischenform zwischen reinem Dreieck- und Rechteckimpuls zur Erläuterung der einzelnen, voneinander unabhängig regelbaren Parameter: 1 Spitzenstromstärke, 2 Impulsdauer, 3 Pausendauer (zwischen zwei Impulsen), 4 Anstiegsgeschwindigkeit bzw. Anstiegssteilheit des Impulses

höherer Stromstärken – auch beim Ausschalten des Stromes eine Muskelzuckung. Zur Erzielung einer derartigen Muskelkontraktion bedarf es naturgemäß einer gewissen Mindeststromstärke, des sog. Schwellenwertes. Lapicque hat diejenige Stromstärke eines konstant fließenden Stromes, welche zur Auslösung einer Minimalzuckung erforderlich ist, als Grundschwelle oder *Rheobase* bezeichnet. (Weitere Einzelheiten hierüber finden sich in dem Abschnitt *Elektrodiagnostik* sowie im Kapitel „Physiologie“ im Band 2)

Der elektrische Strom, welcher eine Muskelkontraktion hervorrufen soll, muß jedoch nicht nur über eine gewisse Mindeststromstärke verfügen, sondern auch eine gewisse Mindestzeit fließen. Diese Zeit wurde von Gildemeister *Nutzzeit* genannt.

Stromstärke und Stromflußzeit stehen dabei ihrerseits in gewissen Beziehungen zueinander, d. h. beide lassen sich – innerhalb gewisser Grenzen – auch gegeneinander austauschen. Mit anderen Worten, erhöht man die Stromstärke, so benötigt man weniger Stromflußzeit, erniedrigt man die Stromstärke, so ist eine längere Stromflußzeit erforderlich, um eine gleich kräftige Muskelkontraktion zu erzielen. Diese Relation pflegt man zur besseren Veranschaulichung graphisch darzustellen. Hierzu wird auf der Ordinate eines Diagrammes die Stromstärke oder Intensität (i) und auf der Abszisse die Zeit (lat. tempus = t) eingetragen. Man erhält dann eine Kurve, die dem Ast einer Hyperbel entspricht (Abb. 4.**33 a – c**). Sie wird als *Reizstärke/Reizzeit-* oder auch abgekürzt als *i/t-Kurve* bezeichnet.

Bei dem bisher Gesagten wurde stillschweigend vorausgesetzt, daß der Strom beim Ein- und Ausschalten unmittelbar, d. h. in unendlich kurzer Zeit, sein Maximum erreicht und beim Öffnen des Stromkreises ebenso schnell wieder auf Null abfällt. Da ein solcher Stromstoß bei graphischer Darstellung eine rechteckige Form aufweisen würde, spricht man dementsprechend auch von einem *Rechteckimpuls* (Abb. 4.**14 a – c**). Erfolgt der Anstieg des Stromes beim Schießen des Stromkreises jedoch nicht senkrecht, sondern erreicht die Stromstärke erst allmählich ihr Maximum, würde sich bei graphischer Darstellung ein liegendes Dreieck mit nach links weisender Spitze ergeben. Ein derartiger Stromimpuls wird demgemäß als *Dreieckimpuls* oder auch – wegen seines mitunter exponentiellen Stromanstieges – als *Exponentialstromimpuls* bezeichnet. Derart geformte Stromimpulse haben auf den Muskel eine grundsätzlich andere Wirkung als Rechteckimpulse.

Eine besondere Rolle spielt dabei ferner der Umstand, wie lange der Strom benötigt, um sein Maximum zu erreichen. Es ist selbstverständlich, daß dies nur in Abhängigkeit von der Zeitdauer des Stromflusses und damit auch der schließlich erreichten Stromstärke erfolgen kann. Wird nun bei einem länger dauernden Impuls von etwa 100 – 1000 ms der zuvor senkrechte bzw. rechteckige Anstieg des Stromes nur geringgradig verzögert, so hätte dies auf die Stärke der Muskelkontraktion keinen nennenswerten Einfluß. Für die Therapie ist es jedoch wichtig zu wissen, daß eine leichte Verzögerung des Stromanstieges (entsprechend Figur 8 und 9 in Abb. 4.**14 c**) vom Patienten deutlich als angenehmer empfunden wird, so daß durch diesen kleinen Kunstgriff ggf. höhere Stromstärken angewendet werden können. Der rein rechteckige Impuls sollte daher allein diagnostischen Zwecken vorbehalten bleiben. Verzö-

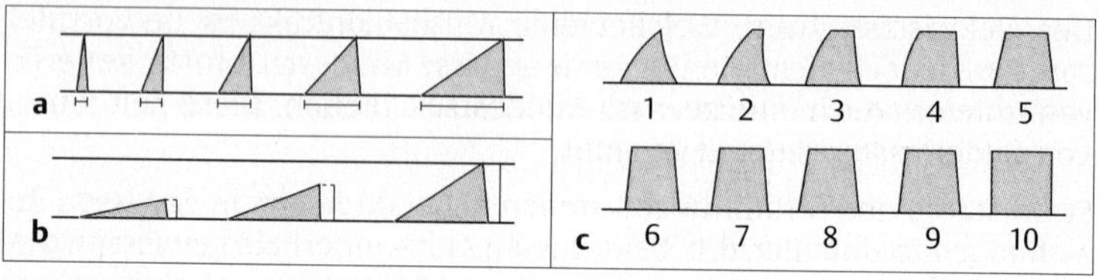

Abb. 4.**14 a–c** Schematische Darstellung der gegenseitigen Beeinflussung der einzelnen Reizparameter
a Beeinflussung der Anstiegssteilheit durch Änderung der Impulsdauer. Bei einer Verlängerung der Impulsdauer wird demnach der Anstieg der Stromimpulse zunehmend flacher bzw. bei einer Verkürzung der Impulsdauer immer steiler
b Beeinflussung der Anstiegssteilheit durch Änderung der Stromstärke. Mit zunehmender Stromstärke wird demzufolge der Anstieg des Stromimpulses immer steiler und umgekehrt
c Beeinflussung der Anstiegssteilheit durch veränderte Einstellung am Gerät. Impulsdauer und Stromstärke bleiben unverändert: 1 Dreieckimpuls, 10 Rechteckimpuls, 2–9 dreieckartige bzw. trapezförmige Impulse verschiedener bzw. zunehmender Anstiegssteilheit

gert man jedoch den Stromanstieg allmählich weiter (entsprechend den Figuren 7, 6, 5, 4, 3 und 2 in Abb. 4.**14 c**), so würde die Muskelkontraktion – bei einem gesunden Nerv-Muskel-System – zunehmend schwächer werden. Dies würde anders ausgedrückt besagen, daß man bei Verwendung eines Dreieckimpulses eine wesentlich höhere Stromstärke aufwenden muß, um eine gleichstarke Kontraktion wie bei einem Rechteckimpuls (gleicher Impulsdauer) zu erzielen. Bei Verwendung eines rein dreieckigen Impulses würde daher für einen gesunden Muskel etwa das Zweieinhalb- bis Fünffache derjenigen Stromstärke erforderlich sein, die bei Verwendung eines rechteckigen Impulses zur Auslösung einer gleich starken Muskelkontraktion notwendig wäre.

Wird nun der Stromanstieg durch eine verhältnismäßig sehr lange Stromflußzeit bzw. eine relativ sehr geringe Spitzenstromstärke (am Ende einer Stromflußzeit) noch weiter abgeflacht, so reagiert der gesunde, quergestreifte Muskel nicht mehr mit einer Kontraktion. (Die zur Auslösung einer Kontraktion erforderliche Mindestanstiegszeit wird auch als *„pente limite"* bezeichnet.)

Der Grund für dieses Verhalten der Muskulatur liegt in ihrer Fähigkeit, sich einem nur langsam ansteigenden Strom anpassen zu können. Nernst prägte hierfür den Ausdruck der *Akkommodation.* Die Fähigkeit hierzu wird demzufolge als *Akkommodabilität* bezeichnet. Dieses Anpassungsvermögen ist jedoch nur dem gesunden Nerv-Muskel-System eigen; bei bestimmten Erkrankungen, bei Degeneration oder nach einer Denervierung verliert es diese Eigenschaft in mehr oder minder starkem Maße. Dieses Anpassungsvermögen bietet gleichsam den Schlüssel für eine selektive Reizung geschädigter Muskulatur.

Die Wirkung eines einzelnen Stromstoßes (Impulses) ist demnach im wesentlichen durch drei Faktoren bedingt: die *Stromstärke*, die *Stromflußzeit* (Impulsdauer) und die Form bzw. *Anstiegssteilheit* des Impulses. Verabfolgt man jedoch mehrere Stromstöße hintereinander, man spricht dann von einer Impulsserie, so tritt noch ein weiterer Faktor in Erscheinung, nämlich die Zeitdauer zwischen zwei Impulsen, die sog. *Pausendauer.* Sowohl der Nerv als auch der Muskel benötigen nämlich nach ihrer Reizung eine gewisse Minimalzeit, um für die Aufnahme bzw. die Reaktion auf einen neuerlichen Reiz wieder bereit zu sein. Trifft sie nun ein zweiter Reiz vor Ablauf dieser Zeit, so zeigen sie keinerlei Reaktion. Diese Zeitdauer wird als *Refraktärzeit* bezeichnet. Sie hängt beim Nerv mit der Reizleitungsgeschwindigkeit zusammen, die beispielsweise in motorischen Nervenfasern weit größer ist (50 – 80 m/s) als in vegetativen Nervenfasern (1 – 2 m/s). Der Muskel benötigt seinerseits ebenfalls eine gewisse Erholungszeit, um die bei seiner Kontraktion sich bildenden Stoffwechselprodukte abbauen bzw. verarbeiten zu können.

Unter pathologischen Bedingungen verändern sich diese Zeiten ganz erheblich, so daß dann zu einer erfolgreichen Reizung nicht nur höhere Stromstärken und längere Impulszeiten als bei einem gesunden Nerv-Muskel-System erforderlich sind, sondern auch bedeutend längere Pausendauern. Andernfalls erfolgt überhaupt keine Kontraktion oder aber der Muskel ermüdet bereits nach wenigen Kontraktionen so stark, daß völlige Erschöpfung eintritt.

Schließlich kommt auch der *Richtung des Stromflusses* eine gewisse Bedeutung zu; hierauf wurde bereits bei der Besprechung der konstanten Galvanisation und der Iontophorese hingewiesen. Die Wirkung der beiden Pole ist aber auch bezüglich ihres motorischen Effektes unterschiedlich. So ist die Reizwirkung unter der Kathode beim gesunden Nerv-Muskel-System stets und beim erkrankten in den allermeisten Fällen stärker. Zur Durchführung der Elektrogymnastik wird demzufolge in der Regel die (etwas größer gehaltene) Anode proximal und die (meist kleiner gewählte) Kathode distal angebracht.

4.1.4 Faradisation

- Unter Faradisation versteht man die Anwendung eines niederfrequenten (neofaradischen) Reizstromes von etwa 50 Hz zu therapeutischen Zwecken. Dies entspricht einer Impulsdauer von 1 ms und einer Pausendauer von 19 ms.

Der Begriff des faradischen Stromes hat im Laufe der Zeit einen Bedeutungswandel erfahren. Der ursprünglich von einem Induktorium erzeugte faradische Strom entsprach einem unregelmäßigen Wechselstrom stark unterschiedlicher Frequenz und Form. Demgegenüber stellt der heute verwendete neofaradische Strom eine hinsichtlich Form und Stromstärke exakt meßbare Gleichstrom-Impulsfolge dar. Seine Impulsdauer wurde auf 1 ms und seine Pausendauer auf ca. 20 ms festgelegt. Die Form eines einzelnen Impulses entspricht einem gleichschenkligen Dreieck.

Anstelle eines neofaradischen Stromes verwenden manche Geräte auch einen sog. Thyratronstrom (Abb. 4.**9 f**). Es handelt sich hierbei um einen dem neofaradischen sehr ähnlichen Strom, jedoch mit längerer Impulsdauer (5 ms) und dementsprechend etwas kürzerer Pausendauer (15 ms) sowie einer sägeblattartigen Stromform der einzelnen Impulse.

Die Anwendung des (neo)faradischen Stromes bewirkt – eine genügende Stromstärke vorausgesetzt – an der gesunden quergestreiften Muskulatur die Auslösung eines unvollständigen Dauertetanus. Für diagnostische Zwecke wird der Stromkreis deshalb nur kurzfristig geschlossen. In der Therapie wird der faradische Strom dagegen vorzugsweise in geschwellter Form verwendet. Man hat ihn daher bereits früher als sog. *Schwellstrom* bezeichnet (Abb. 4.**9 d**).

Zur Herstellung eines Schwellstromes läßt man den faradischen Strom etwa 16 bis 20mal pro Minute rhythmisch an- und abschwellen, wobei die zwischen den einzelnen Schwellungen eingelegten Pausen die gleiche Länge haben.

Da die durch den Schwellstrom erzeugten Muskelkontraktionen eine weitgehende Ähnlichkeit mit dem natürlichen Bewegungsablauf aufweisen, hat man diese Form der Elektrotherapie auch als *Elektrogymnastik* bezeichnet. Wenngleich der Begriff der Elektrogymnastik ursprünglich nur für die Verwendung eines geschwellten faradischen Stromes gebraucht wurde, so steht hier jedoch nichts im Wege, diesen Begriff auch auf die durch einen Exponentialstrom erzeugten Muskelkontraktionen anzuwenden.

Indikationen

Der Anwendungsbereich des faradischen Stromes ergibt sich im wesentlichen aus seinen physiologischen Wirkungen. Er wird in erster Linie in geschwellter Form zur Reizung hierfür geeigneter quergestreifter Muskulatur angewendet. Voraussetzung hierfür ist, daß die zu behandelnde Muskulatur noch faradisch erregbar ist, d. h., die Anwendung des faradisches Stromes muß sich zwangsläufig auf die Reizung normal innervierter bzw. nur geringgradig geschädigter Muskulatur beschränken. Das hauptsächliche Indikationsgebiet des (geschwellten) faradischen Stromes stellt daher die Behandlung von *Inaktivitätsatrophien* nach längerer Ruhigstellung infolge Operation, Gipsbehandlung o.ä. dar, ferner sog. *Gewohnheitslähmungen* und allenfalls *leichte schlaffe Paresen.*

Prophylaxe von *Thrombosen bzw. Embolien.*

Der konstant fließende, d.h. *ungeschwellte faradische Strom* findet noch Verwendung zur Behandlung von *An- und Hypalgesien, An-* und *Hypästhesien* sowie ggf. auch von *Parästhesien.*

Durchführung der Behandlung

Vor Beginn jeder Elektrotherapie von Lähmungen sollte nicht nur eine klinische, sondern auch eine elektrische Untersuchung durchgeführt werden. Da eine faradisierbare Muskulatur jedoch stets auch aktiv innerviert werden kann, genügt bereits eine kurze Prüfung.

Die Behandlung von *Inaktivitätsatrophien* u.ä. erfolgt stets mit einem geschwellten faradischen Strom. Hierzu werden die ungefähr gleich großen Elektroden etwa über Ursprung und Ansatz des betreffenden Muskels angelegt, sog. *bipolare Elektrodentechnik* bei direkter Muskelreizung. – Sollen größere Funktionsgruppen gleichzeitig gereizt werden, so kann dies auch von den Nervenreizpunkten aus mit einer mehr umschriebenen Punktelektrode erfolgen, sog. *monopolare Elektrodentechnik* mit indirekter Muskelreizung. Die kleinere, aktive oder differente Elektrode wird dabei meist als Kathode geschaltet, die größere, inaktive, auch als neutrale oder indifferente Elektrode bezeichnet, wird entsprechend proximal angelegt.

Das Behandlungsergebnis ist um so besser, je kräftigere Muskelkontraktionen erzielt werden. Die optimale Schwellfrequenz liegt etwa zwischen 16 und 20 pro Minute. Zur Behandlung eines Muskels bzw. einer Muskelgruppe reichen im allgemeinen 5 Minuten völlig aus. Das Ergebnis kann durch eine längere Fortsetzung der Behandlung nicht weiter gebessert werden, wohl aber durch eine öftere Wiederholung, was ggf. zwei- oder dreimal am Tag erfolgen kann.

Eine spezielle Form des neofaradischen Stromes stellt der sog. *Ultrareizstrom* (nach Träbert) dar. Hierbei handelt es sich um eine Serie von Dreieck- bzw. Rechteckimpulsen mit einer Impulsdauer von 2 ms und einer Pausendauer von 5 ms. Dies entspricht einer Frequenz von etwa 140 Hz.

Aufgrund seiner gegenüber dem neofaradischen Strom verstärkten analgetischen Wirkung wird er vorzugsweise bei Schmerzzuständen infolge von Lumbago-Ischias- bzw. Wurzelreizsyndromen, verschiedenen posttraumatischen Schmerzen, Myalgien, Myogelosen und aktivierten Arthrosen angewendet.

Die Stromstärke wird auch hier langsam einschleichend hochgeregelt, bis es unter den Elektroden zum Auftreten eines deutlichen Vibrationsgefühles kommt. Eigentliche Dauerkontraktionen der Muskulatur sollten jedoch vermieden werden. Die Behandlung wird mindestens einmal täglich 10 – 15 Minuten lang durchgeführt.

4.1.5 Diadynamische Ströme

Bei den diadynamischen Strömen handelt es sich um frequenzmodulierte niederfrequente Impulsströme, die auch als Modulationsströme bezeichnet werden. Der Ausdruck „diadynamische Ströme" stammt von dem französischen Zahnarzt Bernard, der durch Zufall auf ihre starke analgetische Wirkung aufmerksam wurde und sich um ihre Entwicklung und Einführung in die Medizin verdient gemacht hat.

Physikalisch gesehen stellen die diadynamischen Ströme ein- oder zweiphasig gleichgerichtete sinusförmige Wechselströme mit einer Impulsdauer von 10 ms und dementsprechend niedriger Frequenz dar (50 oder 100 Hz). Sie werden dabei zusätzlich entweder im rhythmischen Wechsel unterbrochen, fortlaufend in ihrer Frequenz verändert oder auch phasenverschoben mit geschwelltem einphasigem Sinusstrom kombiniert. Sie sind ferner dadurch gekennzeichnet, daß sie praktisch stets in Verbindung mit (untergelagertem) Gleichstrom, mit verhältnismäßig geringer Stromstärke und nur über eine relativ kurze Zeitspanne sowie u. U. mit mehrfachem Polwechsel während jeder einzelnen Behandlung angewendet werden. Infolge der gemeinsamen Anwendung von einem Sinusstrom und einem Gleichstrom ist bei den diadynamischen Strömen eine gewisse Verwandtschaft zu den früher häufig verwendeten galvanofaradischen Strömen unverkennbar. – Im einzelnen unterscheidet man wenigstens fünf verschiedene Stromformen (vgl. Abb. 4.**15**, auch Abb. 4.**10 a – e**):

1. *DF* – Courant *d*iphasé *f*ixe bzw. Modulation I: 100-Hz-Sinusstrom, vollweg-gleichgerichtet: 10 ms Impulsdauer, ohne Pausen zwischen den einzelnen Impulsen.
2. *MF* – Courant *m*onophasé *f*ixe bzw. Modulation II: 50-HZ-Sinusstrom, einwegig-gleichgerichtet. 10 ms Impulsdauer, 10 ms Pausendauer.
3. *CP* – Courant modulé en *c*ourtes *p*ériodes bzw. Modulation III: Kombination von Stromform MF und DF, die sich nach jeweils 1 s Flußzeit ohne Pause abwechseln.
4. *LP* – Courant modulé en *l*ongues *p*ériodes bzw. Modulation IV: Kombination von einer konstant und einer geschwellt fließenden Stromform MF, die um eine Phase gegeneinander verschoben sind.

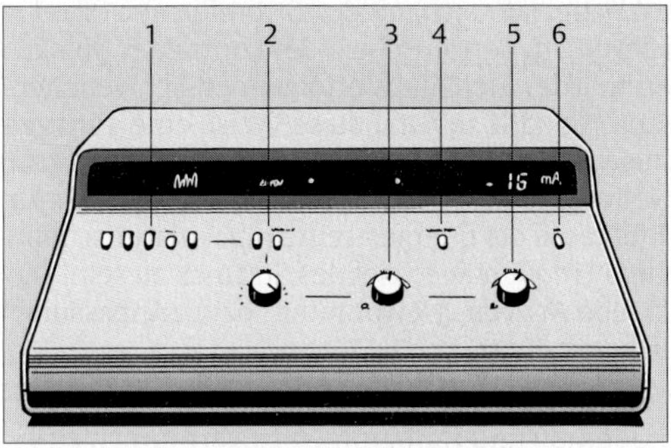

Abb. 4.**15** Frontplatte eines Gerätes für die Anwendung diadynamischer Ströme
1 Drucktastenstromwähler und das entsprechende Indikationsregister
2 Darstellung der eingestellten Stromart, darüber Anzeige der Polarität, elektronische Uhr mit Leuchtdioden
3 Drehschalter zur Einstellung der galvanischen Basis
4 Drucktaste für automatische Einstellung der Basis
5 Drehknopf für Einstellung der Intensität der diadynamischen Komponente
6 Netzschalter, darüber Anzeige der applizierten Stromstärke

5. *RS* – Courant *r*ythme *s*yncopé bzw. Modulation V: Stromform MF mit einer Flußzeit von jeweils 1 s, von gleich langen Pausen unterbrochen.

Physiologische Wirkungen

Die physiologischen Wirkungen der diadynamischen Ströme ähneln in mehrfacher Hinsicht denen des galvanischen, galvanofaradischen und faradischen Stromes. Was sie außer ihrer kräftigen hyperämisierenden Wirkung gegenüber diesen älteren Stromformen jedoch besonders auszeichnet, ist ihr ungleich stärkerer analgetischer Effekt. Die Ursachen für diese spezielle Wirkung müssen, neben der Kombination zwischen einem Gleich- und einem Wechselstrom, in dem ständigen automatischen Wechsel der Frequenz und der Stromform bzw. der Modulation gesucht werden. Die intensive analgesierende Komponente dieser Ströme wird darüber hinaus auf einen zentral wirksam werdenden sog. „Verdekkungseffekt" zurückgeführt, der zu einer beträchtlichen Erhöhung der Schmerzschwelle führt. Hierzu trägt offensichtlich auch die gleichzeitige Reizung des Vibrationssinnes bei.

Aufgrund ihrer Frequenz, die etwa derjenigen des faradischen Stromes entspricht, üben die diadynamischen Ströme auch auf die Muskulatur eine kräftige Wirkung aus. Dabei läßt sich mit den Stromformen CP oder LP eine deutliche Detonisierung hypertonischer oder kontrakter Muskulatur erzielen. Zusammen mit der gleichfalls erfolgenden Schwellenerhöhung der Schmerzrezeptoren läßt sich auf diese Weise eine günstige Beeinflussung des Circulus vitiosus zwischen Schmerz und Kontraktur bzw. Spasmus und Schwellung sowie Ödem erreichen. Wesentlich für diesen detonisierenden Effekt auf die quergestreifte Muskulatur scheint dabei ebenfalls der ständige Frequenzwechsel des Stromes zu sein. Dadurch wird zugleich auch jede Art von „Gewöhnung" bzw. „Anpassung" an den Stromreiz erheblich verzögert.

Der mit diadynamischen Strömen außerdem erzielbare beschleunigte Abtransport von lokalen Ödemen und Hämatomen ist vermutlich zu einem nicht geringen Teil als eine Folge des hohen Gleichstromwertes dieser Ströme anzusehen.

Diadynamische Stromformen werden darüber hinaus auch in Kombination mit Ultraschall angewendet.

Indikationen

Die speziellen Indikationen für die Anwendung der verschiedenen Modulationen wurden im wesentlichen empirisch erarbeitet. Dabei wird die *Stromform CP* (Modulation III) bevorzugt zur Behandlung von *Distorsionen, Kontusionen, Muskelzerrungen,* ferner allen *Neuralgien,* dem *Herpes zoster* und *Durchblutungsstörungen* verschiedener Art (Akrozyanose, Varikosis, postthrombotisches Syndrom, Zustände nach Erfrierungen u.a.m.) sowie zur Therapie der *schmerzhaften Schultersteife* („frozen shoulder") bzw. der Periarthropathie humeroscapularis (Duplay) herangezogen.

Die *Stromform LP* (Modulation IV) kommt vor allem zur Behandlung von *Myalgien,* der *Lumbago* und dem *rheumatischen Schiefhals* in Betracht. In Kombination mit der Stromform CP (Modulation III) dient sie hauptsächlich (ebenfalls) zur Behandlung von *Neuralgien, Radikulopathien,* dem *Zervikal-* und *Lumbago-Ischias-Syndrom.*

Eine *kombinierte Anwendung der Stromformen CP und LP,* zusätzlich ggf. auch noch von DF, empfiehlt sich ferner zur Behandlung der *Arthrosis deformans* und der *Spondylosis deformans* sowie zur Hyperämisierung und Lockerung von *Gelenken mit eingeschränkter Beweglichkeit* nach Traumen, längerer Ruhigstellung usw.

Die *Stromform RF* dient der (zusätzlichen) Elektrogymnastik von reinen *Muskelatrophien,* d.h. lediglich inaktivitätsatropher Muskulatur mit erhaltener faradischer Erregbarkeit. Diese Behandlungen erfolgen im übrigen mit derjenigen Technik, wie sie bei der Anwendung des faradischen oder des Exponentialstromes üblich ist.

Durchführung der Behandlung

Grundsätzlich kann die Behandlung, entsprechend der Art und Lokalisation des jeweiligen Krankheitsbildes auf verschiedene Weise, entweder allein oder kombiniert erfolgen:

- Als Quer- oder Längsdurchströmung – *transregionale Applikation:* Hierbei wird das betroffene Gebiet mit größeren Plattenelektroden, die wie üblich mit einer Zwischenlage aus Viskoseschwamm unterlegt sind, durchströmt. Ebenso bedient man sich hierzu großer runder Elektrodenschalen, die an einem Handbügel angebracht sind.
- Am Orte des größten Schmerzes – *Applikation am Schmerzpunkt:* Sofern sich eng umschriebene Schmerzpunkte bzw. sog. Triggerpunkte lokalisieren lassen, kann man diese mit kleinen runden Elektrodenschalen am Handbügel direkt angehen.
- In der Verlaufsrichtung des betreffenden Nervs –*Nervenstammapplikation:*
  Bei der Behandlung von Erkrankungen peripherer Nerven (Neuralgien, Neuritiden, Diskopathien) werden die beiden Elektroden entsprechend dem Verlauf des jeweiligen Nervs in der Längsrichtung angelegt, z.B. bei einer Ischialgie über den Valleix-Druckpunkten (Abb. 4.**16**).
- Zu beiden Seiten der Wirbelsäule – *paravertebrale oder segmentale Applikationen:*
  Diese Behandlungstechnik dient einmal zur Längs- oder auch Querdurchströmung der Rückenmuskulatur, insbesondere im Lendenabschnitt (mit großen Elektrodenschalen), zum anderen zur Beeinflussung zugehöriger Segmente bzw. des Gefäß-Nerven-Systems (mit kleinen Elektrodenschalen, vorzugsweise im Halsbereich).
- Über die vegetativen (sympathischen) Ganglien – *gangliotrope Applikation:*
  Auf diese Weise sollen gut zugängliche vegetative Ganglien (Ganglion stellatum, Ganglion cervicale superius) direkt durchströmt bzw. unmittelbar beeinflußt werden.

Bezüglich der Anlegung der Elektroden gelten im übrigen die bereits bei der Galvanisation besprochenen allgemeinen Grundsätze. Die Wahl der Stromform richtet sich nach der Art der Erkrankung. Die *Stromstärke* wird im allgemeinen, besonders bei stromempfindlichen Patienten, nur langsam zunehmend erhöht, bis der Strom als zwar kräftig, aber noch nicht als schmerzhaft empfunden wird. Im allgemeinen stellt man zunächst die Gleichstromkomponente („Basisstrom") ein. Hierfür genügt eine Intensität von 2 – 3 mA völlig. Sodann wird die Stromstärke der jeweiligen diadynamischen Stromkomponente („Dosis") langsam zunehmend, d. h. innerhalb von 1/2 – 1 Minute so weit erhöht, bis der Patient nach einer anfänglich mehr kribbelnden Empfindung ein stärkeres, aber nicht schmerzhaftes Vibrieren verspürt. Eine Dauerkontraktion der Muskulatur sollte stets vermieden werden.

Die *Behandlungsdauer* beträgt durchschnittlich an einer Stelle nur 4 – 6 Minuten, wobei nach der Hälfte der Zeit umgepolt werden kann. Hierzu wird die Stromstärke vorübergehend auf Null reduziert. Werden neben einer lokalen Behandlung auch noch die zugeordneten Nerven bzw. Ganglien durchströmt oder werden die Elektroden in einer Sitzung nacheinander an mehreren Stellen angelegt, wie z. B. bei der Behandlung eines Lumbago-Ischias-Syndroms, so wird die Dauer der nachfolgenden Applikationen kürzer gewählt. Die gesamte Behandlungszeit einer Sitzung sollte nicht länger als 10 Minuten dauern. Bei der Behandlung der Ganglien des Grenzstranges des Sympathikus und der Nervenstammapplikation soll die Anode stets kranial angebracht werden; eine Umpolung erfolgt hierbei nicht. Zur Therapie des Herpes zoster werden dagegen Behandlungszeiten von bis zu dreimal tgl. 30 Min. empfohlen.

4.1.6 Transkutane elektrische Nervenstimulation (TENS)

■ *T*ranskutane *e*lektrische *N*erven*s*timulation (TENS) erfolgt durch die Anwendung elektrischer Impulse, welche über bzw. durch die Haut auf die Nerven einwirken. Das vorrangige Ziel der Methode besteht darin, Schmerzen zu beseitigen, zumindest jedoch zu vermindern.

Auf der Suche nach der Behandlung chronischer Schmerzzustände wurde von neurochirurgischer Seite in den USA zunächst versucht, diese durch eine Elektrostimulation zu beeinflussen. Hierzu wurden entsprechende Elektroden im Bereich des Gehirns, des Rückenmarks und auch der peripheren Nerven implantiert. Die dafür verwendeten Elektroden ähnelten in etwa denjenigen eines Herzschrittmachers. Dabei ist die Elektrode über einen Draht mit einem ebenfalls subkutan implantierten Empfänger verbunden, der seinerseits von außen gesteuert wird. Gelegentliche Komplikationen dieser Technik waren indes schwerwiegender Natur. Es kam nicht nur zu Verletzungen des Nervengewebes, sondern auch zu Infektionen und Allergien gegenüber dem implantierten Material. Aus diesem Grunde ging man später dazu über, eine externe Elektrostimulation durchzuführen, und zwar entweder als eigene Methode oder zur probatorischen Testung für eine mögliche spätere Einpflanzung von Elektroden.

Durch die Untersuchungen von Melzack u. Mitarb. (1965), Hymes u. Mitarb. (1974) u. a. ist diese Art der Elektrotherapie auf eine neue theoretische Basis gestellt worden. Ihr Prinzip beruht auf einer elektrisch erzeugten Verstärkung neuronaler Hemmungsvorgänge durch Gegenirration, wodurch eine Hypalgesie erzeugt wird, sog. „Gate-Control-Theorie“. Inzwischen werden an dieser Theorie jedoch einige Zweifel geäußert.

Die TENS zeichnet sich vor allem dadurch aus, daß sie – nach einer gründlichen Unterweisung durch den Arzt oder Physiotherapeuten – anschließend vom Patienten selber zu Hause und ohne jede zeitliche Beschränkung angewendet werden kann. Seit 1987 stellt sie eine kassenübliche Leistung dar.

Durchführung und Nebenwirkungen

Die hierfür auf dem Markt befindlichen Geräte sind fast durchweg ausgesprochen klein, bequem tragbar und vom Patienten selber leicht zu bedienen (Abb. 4.**17**). Die verwendeten Gummielektroden werden mit einer Elektrodenpaste (EKG-Paste) versehen und mit Pflaster- oder Gummibinden auf der Haut fixiert. Die Spannung der zugeführten Ströme ist im allgemeinen relativ hoch, ihre Stromstärke dagegen extrem schwach. Die Frequenz des zumeist verwendeten unterbrochenen (Rechteck-)Stromes kann in gewissen Bereichen (1 – 150 Hz) vom Patienten selber ebenso geregelt werden wie die Stromstärke.

Komplikationen bei der externen Elektrostimulation sind minimal und u. a. durch seltene allergische Reaktionen auf die verwendeten Heftpflaster zur Fixation der Elektroden bedingt. Nach mehrstündiger ununterbrochener Stromzufuhr tritt eine harmlose oberflächliche Hauterythembildung auf. Genau wie jede andere Art von Niederfrequenztherapie bewirkt auch die TENS eine Vasodilatation und Hyperämie im gesamten durchströmten Bereich sowie bei Dauerbehandlung eine vermehrte Vaskularisation, insbesondere im Bereich der Elektroden. Auch nach langer Anwendung sind keine unerwünschten Nebeneffekte bislang beschrieben worden. Lediglich bei groben Fehlern in der Behandlungstechnik kann es zu einer lokalen Stromverätzung kommen. Wichtig ist anfänglich eine tastende Abklärung der therapeutisch günstigen Lokalisierung der Elektroden. Das gleiche gilt für die Art der verwendeten Ströme (Frequenz und Stärke) sowie die jeweilige Zeitdauer der einzelnen Behandlungen, die sich u. U. über mehrere Stunden täglich erstrecken können.

Indikationen

Zu den typischen Indikationen der TENS gehört die Behandlung chronischer „Rücken- und Kreuzschmerzen“, von Zervikal- und Lumbalsyndromen, Stumpf- und Phantombeschwerden sowie Schmerzen bei chronischen Gelenkprozessen, aber auch posttraumatischen und postopera-

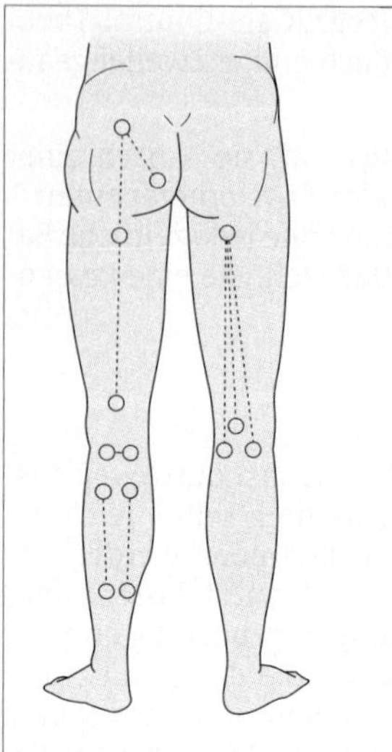

Abb. 4.**16**

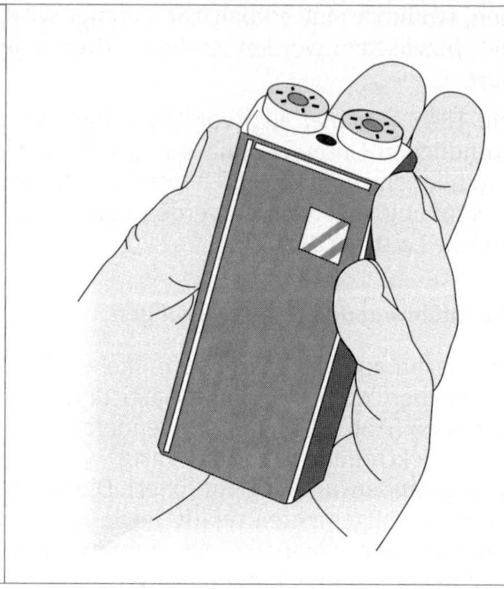

Abb. 4.**17**

Abb. 4.**16** Darstellung der Applikationsstellen am Bein bei der Behandlung einer Ischialgie bzw. beim Lumbago-Ischias-Syndrom. Am rechten Bein des Patienten sind die Stellen für die Nervenstamm-Applikation eingezeichnet: unterer Glutäalpunkt sowie Kniekehlen-, Tibialis- und Peronäuspunkt. – Am linken Bein des Patienten sind noch weitere Applikationsstellen im Bereich des Gesäßes und der Wade dargestellt (nach Bernard). Zusätzlich werden, am besten vorher, noch die zugehörigen Nervenwurzeln bzw. die meist mitbetroffene Lendenstreckmuskulatur von mehreren, paravertebral gelegenen Punkten aus angegangen

Abb. 4.**17** Taschengerät für transkutane Neurostimulation. Oben am Kopf des Impulsgenerators befinden sich die beiden Drehregler zur individuellen Einstellung der Frequenz (F) und der Stromintensität (E). In der Mitte zwischen beiden Drehschaltern ist eine optische Signalanzeige zur Betriebskontrolle bzw. der jeweiligen Stromfrequenz angebracht. Das Gerät wird entweder mit einer 9-V-Batterie oder einem wieder aufladbaren Akkumulator betrieben

tiven Schmerzen sowie von Spannungskopfschmerzen. Die Ergebnisse bei der postherpetischen Neuralgie sind, ebenso wie bei manchen anderen Indikationen, unbefriedigend. Die durchschnittliche Erfolgsquote liegt bei 30 – 40 %. Ein Drittel aller Fälle erweisen sich von vornherein als vollständig therapieresistent. Neurotische, psychotische und hysterische Patienten sind für diese Therapie ungeeignet.

Zu den (auch von Krankenkassen anerkannten) *Indikationen* gehören:
- Muskel- und Skelettschmerzen,
- posttraumatische Schmerzen,
- Schmerzen bei Störungen der Durchblutung,
- Schmerzen infolge maligner Erkrankungen (Karzinomen),
- Stumpf- und Phantomschmerzen.

4.1.7 Thromboseprophylaxe und -therapie

In der Pathogenese der Lungenembolie spielt das Auftreten von tiefen Venenthrombosen im Bereich der unteren Extremitäten eine entscheidende Rolle. Zusätzliche Risikofaktoren stellen dabei das Vorliegen einer Varikose, das Alter und Operationen im Bereich der Hüftgelenke dar. Frauen erkranken häufiger an einer postoperativen tiefen Venenthrombose als Männer. Neben dem Tragen von elastischen Strümpfen, der Frühmobilisierung und der medikamentösen Prophylaxe läßt sich durch eine elektrische Reizung der Wadenmuskulatur der venöse Rückfluß intensivieren.

Becker (1973), Browse u. Negus (1970) und Nicolaides u. Irving (1975) konnten über eine signifikante Erniedrigung des Auftretens von Venenthrombosen nach einer intraoperativen elektrischen Wadenstimulation berichten. Alle Autoren benutzten hierzu einen Reizstrom mit einer Impulsdauer von 10 – 50 ms und einer Frequenz von 12 – 30/min. Die Elektroden werden im allgemeinen im Bereich des Kniegelenkes und der Achillessehne befestigt, wodurch eine kräftige Plantarflexion des Fußes erzielt wird. Infolge der Muskelkontraktion entsteht dabei der gewünschte Muskelpumpeneffekt. Powly u. Doran (1973) entwickelten eine sog. elektrische Gamasche, bei der beide Elektroden zusammen mit dem Stimulationsgerät eine Einheit bilden, was eine Vereinfachung der Handhabung bedeutet.

4.1.8 Biofeedback-Therapie

Unter Biofeedback versteht man ganz allgemein eine Rückmeldung bzw. Rückkopplung biologischer Signale. Diese kann negativ oder positiv sein. Derartige Regelkreise dienen der Aufrechterhaltung oder auch der Wiederherstellung eines vorgegebenen biologischen Sollwertes. Hierdurch kann die Stabilität eines Regelsystems ggf. durch entsprechende bzw. entgegengesetzte Korrekturen gefestigt werden. Die Aufrechterhaltung aller reflektorisch erfolgenden Regulationen im Organismus ist ohne ein derartiges Regelsystem nicht denkbar.

In der Therapie dienen derartige Rückkoppelungen der systematischen Bewußtwerdung verschiedener Körperfunktionen. Dies gilt vornehmlich für Atmung, Blutdruck und Herzschlag sowie Anspannung und Entspannung der gesamten Muskulatur. Eine Behandlung mit Hilfe von Biofeedback vermag dem Patienten einen Einblick in den Spannungszustand, Aktivität und Innervationsfähigkeit seiner Muskulatur bzw. eines einzelnen Muskels zu vermitteln. Hierdurch wird auch seine diesbezügliche Wahrnehmungsfähigkeit verbessert. Er kann auf diese Weise allmählich lernen, entweder den erhöhten Spannungszustand eines verkrampfen Muskels zu verhindern oder schlaff paretische Muskeln verstärkt zu innervieren. Gleichzeitig wird er zu einer bewußten aktiven Mitarbeit motiviert. Der Patient muß hierfür indes zumindest über ein begrenztes Potential an willkürlicher Innervations- und Bewegungsfähigkeit verfügen. Ebenso setzt die Biofeedback-Therapie eine hinlängliche Bereitschaft zur aktiven Kooperation voraus. Hieraus ergeben sich zwangsläufig auch die Grenzen des Verfahrens, das insofern primär eher diagnostischer als therapeutischer Natur ist.

Durchführung

Die *Kontrolle des Muskeltonus* erfolgt durch die Messung von Aktionspotentialen, wie dies beim Elektromyogramm (EMG) geschieht. Die Ableitung der Muskelaktionspotentiale erfolgt hier ausschließlich über Hautelektroden. Das abgeleitete Summations-EMG verhält sich zur jeweiligen Muskelspannung hinlänglich proportional. Es handelt sich dabei um eine korrelative Größe. Ihr jeweiliges Ausmaß wird dem Patienten über optische oder akustische Anzeigen mitgeteilt (Lichtsignal, Digitalanzeiger, Lautsprecher). Durch das Verrutschen oder die Ablösung der Elektroden während der Behandlung, aber auch durch störende Einflüsse anderer Art kann das erhaltene Bild u. U. stärker verfälscht werden.

Die Biofeedback-Therapie kann niemals Selbstzweck sein. Sie stellt stets nur eine unterstützende Komponente der sonstigen physikalischen und physiotherapeutischen Behandlung dar. Die Therapie sollte möglichst täglich, wenigstens einmal durchgeführt werden. Die jeweilige Behandlungsdauer beträgt mindestens 15 – 20 Minuten (Abb. 4.**18**).

Indikationen

Grundsätzlich kommen alle diejenigen Erkrankungen für diese Therapie in Betracht, bei denen sich ein erhöhter Muskeltonus störend bemerkbar macht. Dies gilt für alle schmerzhaften Verspannungen vor allem im Bereich der Nacken-, Schulter- und Rückenmuskulatur wie sie bei vertebragen bedingten Zervikal-, Dorsal- und Lumbalsyndromen fast stets anzutreffen sind. In geeigneten Fällen erweist sich auch die Behandlung von Patienten nach einem Schlaganfall als sinnvoll. Dabei sollen alle

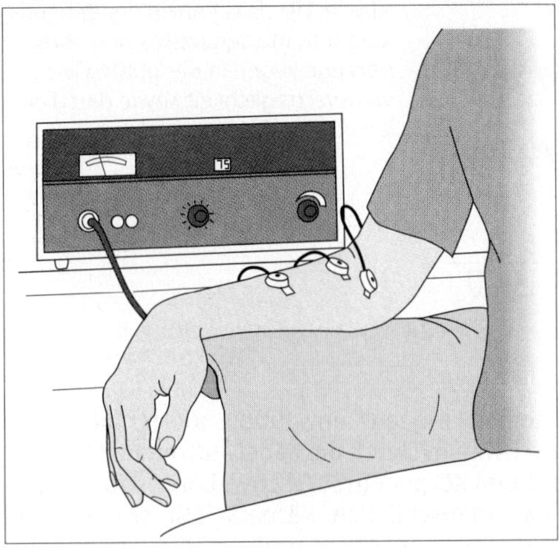

Abb. 4.**18** Biofeedback-Therapie, hier am Beispiel der Unterarmstreckmuskulatur gezeigt. Unter optischer und akustischer Kontrolle durch den Patienten selber erfolgt ein integriertes Spannungs-Entspannungs-Training

Muskeln mit erhöhtem Tonus bzw. Spastizität gezielt entspannt und diejenigen mit einer mehr schlaffen Parese bewußt innerviert werden. Problematischer ist der Versuch, einen spastischen Schiefhals zu beeinflussen, bei dem vor allem der Sternokleidomastoideus, aber auch Trapezius und seitliche Halsmuskulatur einseitig betroffen sind.

HWS- und LWS-Syndrom, Dorsolumbalgie, vertebragener und Spannungskopfschmerz, Zustände nach Apoplexie, Hemiparese, Torticolis spasmodicus, Geburtsvorbereitung, Dysmenorrhoe, Asthma bronchiale.

4.1.9 Interferenzstromtherapie

•••• Konventionelle Interferenzströme

- Die gekreuzten Ströme wurden von Nemec aus der Vorstellung heraus entwickelt, den niederfrequenten elektrischen Strom mit seiner größtmöglichen Intensität erst in der Tiefe des Körpers wirksam werden zu lassen. Hierdurch sollte ein Minimum an Stromdichte und damit auch eine entsprechend geringere sensible Belästigung des Patienten im Bereich der Hautoberfläche erreicht werden.

Physikalisch erfüllen diese Aufgaben zwei mittelfrequente Ströme, die dem Körper von zwei, jeweils gegenüberliegend angebrachten Elektrodenpaaren zugeführt werden (Abb. 4.**19**). Dabei wird der eine der beiden Stromkreise mit einer konstanten Frequenz von z. B. 4000 Hz betrieben,

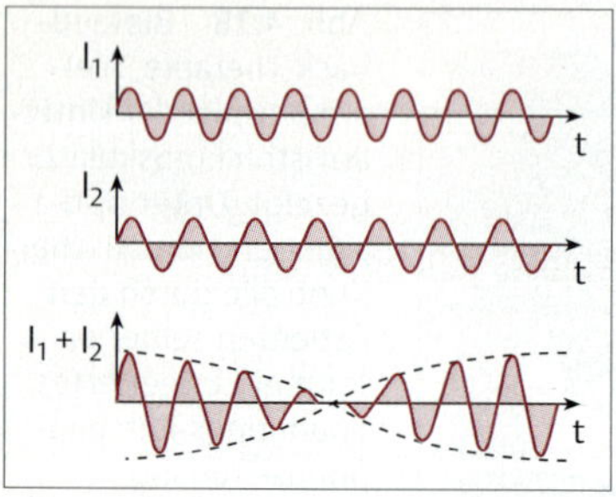

Abb. 4.19 Das Prinzip der Behandlung mit Interferenzströmen. Ihre Vorzüge liegen in der guten Gewebsverträglichkeit sowie dem Fehlen von Verätzungsgefahren

während der andere in seiner Frequenz um 4000 ± 100 Hz, also zwischen 3900 und 4100 Hz schwankt. Durch die dabei auftretende Interferenz beider Ströme entsteht im Körper ein sog. Schwebungsstrom. Infolge der Inhomogenität des menschlichen Körpers läßt sich der erwünschte Interferenzeffekt indes nur schwer exakt am Ort der Wahl lokalisieren.

Der aus der Überlagerung der zwei mittelfrequenten sinusförmigen Wechselströme resultierende Reizstrom kann darüber hinaus in einem Bereich zwischen 1 – 100 Hz entweder mit gleichbleibender Frequenz oder im rhythmischen Wechsel über den gesamten Frequenzbereich zwischen 1 – 100 Hz, aber auch nur über einen Teilbereich angewendet werden.

Physiologische Wirkung

Hinsichtlich ihrer physiologischen Wirkung entsprechen die gekreuzten Ströme weitgehend einem niederfrequenten Reizstrom mittlerer modulierter Frequenz bzw. einem diadynamischen Strom.

Nach Lullies (1961) beruht dies jedoch auf einem für die Mittelfrequenz charakteristischen Reizeffekt. Bei Dauereinwirkung des Stromes tritt an Nerven und Muskeln verhältnismäßig rasch eine Ermüdung ein. Infolge der auftretenden Auslöscheffekte wird der Strom kurzfristig ein- und ausgeschaltet sowie seine Amplitude moduliert. Hierdurch wird ein „Ermüdungseffekt“ unterbunden; der Reizeffekt des mittelfrequenten Wechselstromes bleibt indes erhalten.

Das wesentliche Kennzeichen des Interferenzstromes besteht in seiner günstigen Beeinflussung des Gefäßnervensystems und der damit verbundenen Verbesserung von Durchblutung und Trophik. Hierzu gehört auch eine Detonisierung hypertonischer Muskulatur sowie eine analgetische Komponente.

Die Vorteile mittelfrequenter Wechselströme liegen in erster Linie darin, daß sie die Verwendung einer relativ hohen Stromdichte gestatten, ohne jedoch zugleich zu einer als unangenehm empfundenen sensiblen Hautbelästigung unter den Elektroden zu führen. Metallische Fremdkörper führen zwar zu einer Verzerrung des Feldes und somit auch zu einer Verlagerung der Wirkung, indes besteht so gut wie keine Gefahr einer Gewebeschädigung.

Nikolowa fand, im Vergleich zu verschiedenen anderen physikalischen Therapieverfahren, eine überlegene Wirkung des Interferenzstromes bei der Behandlung der Arthrosis deformans und der Periarthropathia humeroscapularis. Durch eine kombinierte Behandlung mit Mikrowellen konnte sie ihre Ergebnisse noch weiter verbessern.

Therapeutische Wirkung

Die therapeutische Wirkungen des „konventionellen“ Interferenzstromes entsprechen im großen und ganzen denjenigen der diadynamischen Ströme nach Bernard (1949) und dem Ultrareizstrom nach Träbert (1967), d.h., sie verfügen über einen ausgeprägten hyperämisierenden, analgetischen und resorptionsfördernden Effekt.

Die gekreuzten Ströme werden zumeist statisch, d.h. von vier, in üblicher Weise fest angebrachten Elektroden (gar nicht selten aber auch nur

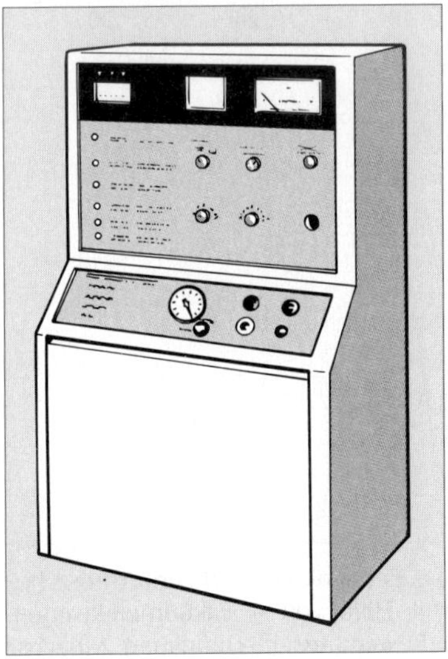

Abb. 4.**20** Gerät für Mittelfrequenztherapie mit Interferenzstrom (Nemectrodyn), hier kombiniert mit einem Zusatzgerät zur Erzeugung eines Vakuums mit Hilfe von Saugelektroden (Endovac)

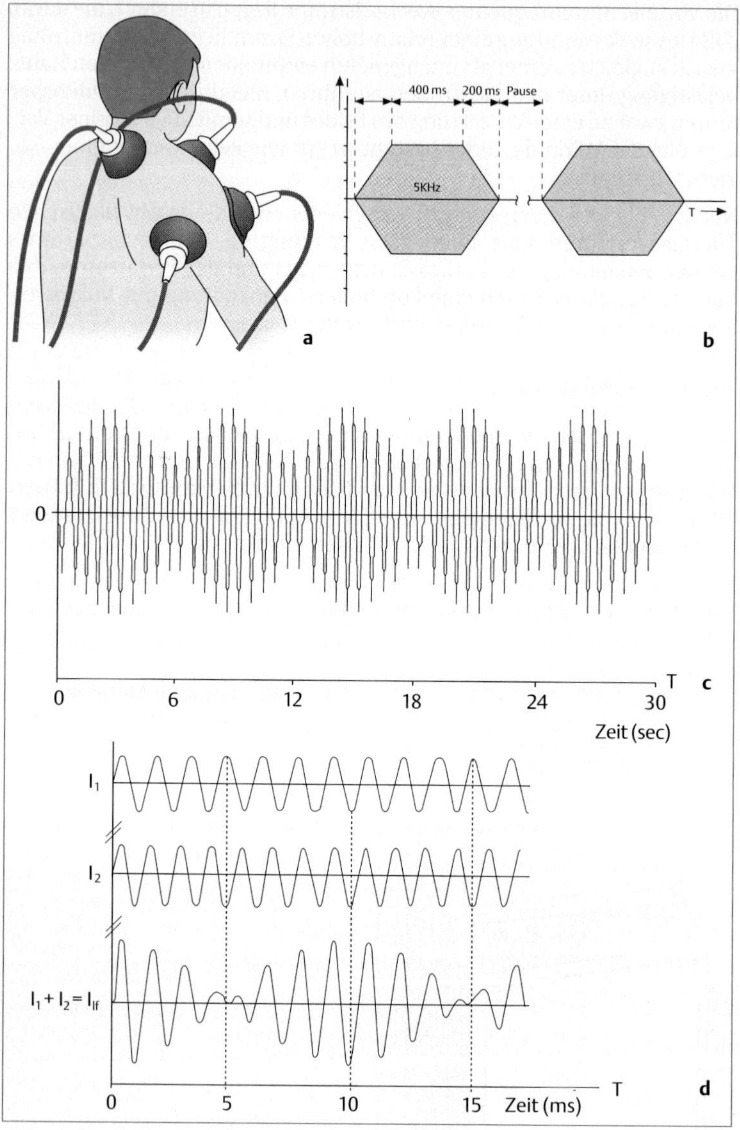

Abb. 4.**21 a – d** Interferenzstromtherapie. Behandlung einer Periarthrosis humeroscapularis mit Interferenzstrom mit Hilfe von 4 Vakuumelektroden. Stromfrequenz bei stark schmerzhafter Bewegungseinschränkung zunächst 0 – 10 Hz Rhythmik oder 100 Hz konstant, später 0 – 100 Hz Rhythmik

mit Hilfe von zwei Elektroden) dem Körper zugeführt (Abb. 4.**20**, 4.**21 a – d** und 4.**22 a, b**). Die Ströme können aber auch kinetisch, d. h. mit Hilfe von zwei fixierten sowie zwei vom Behandler selbst bewegten Handschuhelektroden in Kombination mit einer Art von manueller Massage angewendet werden.

Auch durch eine gleichzeitige Behandlung mit einem pulsierenden Vakuum (Endovac) lassen sich die Behandlungsergebnisse auf dem Wege über einen zusätzlichen mechanischen Reiz vielfach noch verbessern. Im übrigen wird hierdurch das Anlegen der Elektroden vereinfacht.

Indikationen

Das Indikationsgebiet der Interferenzströme erstreckt sich demnach in erster Linie auf die Behandlung zahlreicher *Schmerzzustände im Bereich des Stütz- und Bewegungssystems,* d. h. alle Arthrosen und Spondylosen,

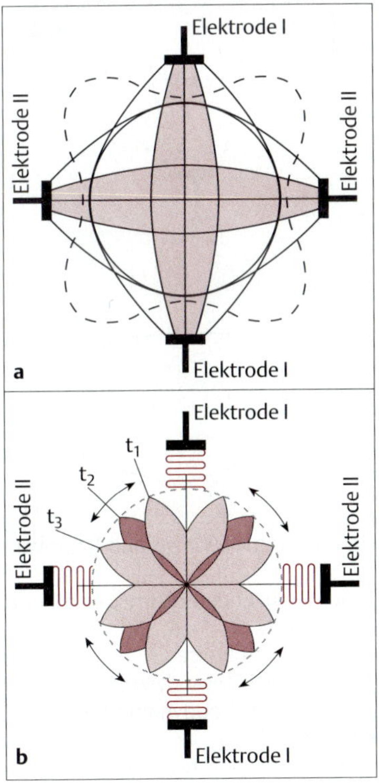

Abb. 4.**22 a** Schematische Darstellung der Stromüberlagerung der beiden Stromkreise I (senkrecht) und II (waagerecht), die jeweils eine um 100 Hz verschiedene Frequenz aufweisen und von je einem eigenen Elektrodenpaar (tetrapolar) zugeführt werden

Abb. 4.**22 b** Alternierende Reizung der Gewebestrukturen durch Interferenzstromtherapie (dynamisch endodyn) in Abhängigkeit der Interferenzfrequenz, apolare Reizung der Muskulatur. Anwendung auch bei Osteosynthesen bzw. metallischen Implantaten. Zu verschiedenen Zeitpunkten (t1, t2, t3) verändern sich die Richtungen der auftretenden niederfrequenten Reizwirkungen die Periarthrosis humeroscapularis, Zervikal- und Lumbalsyndrome, Myalgien, Epikondylopathien sowie die Behandlung leichterer *posttraumatischer Reizzustände* wie Distorsionen, Kontusionen usw. sowie von *Störungen der Durchblutung und der Trophik* verschiedener Genese.

•••• Stereodynamische Interferenzströme

■ Der stereodynamische Interferenzstrom stellt eine Weiterentwicklung des ursprünglichen „klassischen" Interferenzstromes dar. Er

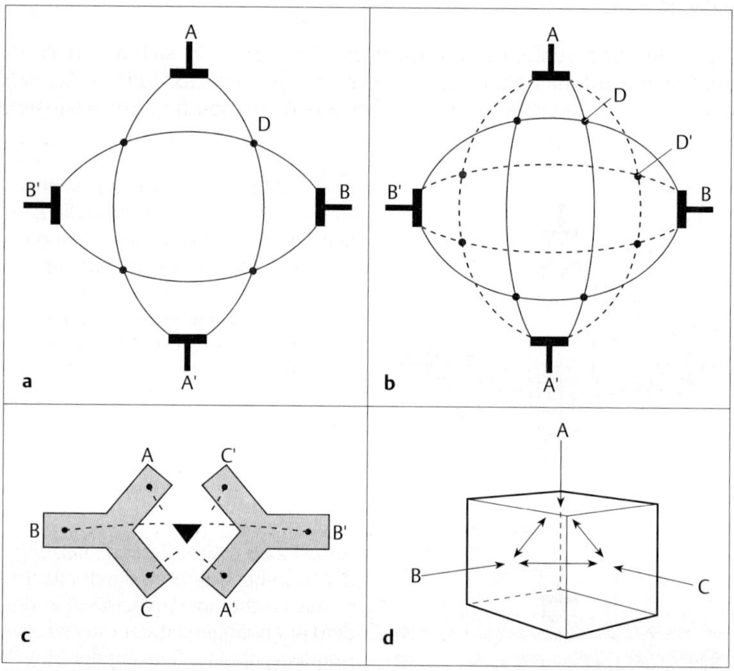

Abb. 4.**23 a – d** Stereodynamische Interferenzströme, Prinzip und Raumwirkung
- **a** Schematische Darstellung der beiden sich kreuzenden Stromkreise beim „konventionellen" Interferenzstrom. Stromkreis 1: A – A', Stromkreis 2: B – B'. Bei D kreuzen sich die Feldlinien beider Stromkreise
- **b** Verschiebung des Reizortes zwischen D und D' bei Stereodynamik
- **c** Spezielles Elektrodenpaar für die Behandlung mit stereodynamischen Interferenzströmen mit jeweils drei Stromkreisen (A, B, C)
- **d** Vereinfachte Darstellung der stereodynamischen Raumwirkung

kommt durch Überlagerung von nunmehr drei mittelfrequenten Strömen zustande, die gleichzeitig in drei verschiedenen Richtungen fließen (Abb. 4.**23 a – d**). Auf diese Weise entsteht ein relativ großräumiges, therapeutisch wirksames Reizgebiet mit einer besonderen endogenen Dynamik.

Die *Erzeugung* eines dreidimensionalen, dynamischen Interferenzstromes beruht auf dem „Phasenschieberverfahren", d. h., die beiden mittelfrequenten Stromkreise werden bezüglich ihrer Phasenlage zueinander so variiert, daß eine ständige rhythmische Phasenverschiebung erfolgt. Der dritte Stromkreis bleibt dagegen hinsichtlich seiner Amplitude konstant (Abb. 4.**24**).

Wirkungen

Die Wirkungen des stereodynamischen Stromes sind außerordentlich komplex. Die mit ihm erzielte Hyperämie und erhöhte Permeabilität der Zellmembranen fördert die Gewebstrophik und führt zu einer

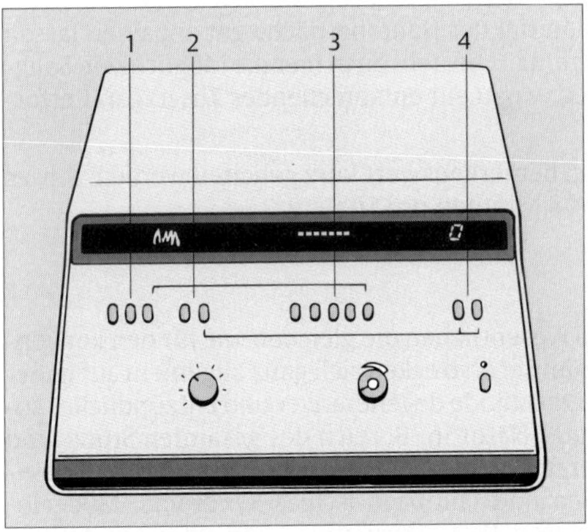

Abb. 4.**24** Gerät für stereodynamische Interferenzströme (Stereodynator 728 s)

1 Drucktasten für die verschiedenen Stromformen: Galvanischer Strom, Polwender und stereodynamischer Strom, Oszilloskop
2 Tasten für mono- und bipolaren Strom, Therapieuhr
3 Tasten für verschiedene Frequenzen (200, 50, 2,5 – 25, 10, 0,1 – 1 Hz), stufenloser Intensitätsregler
4 Umschaltung von endogen auf exogen, Anzeige der Stromstärke, darunter Netzschalter

beschleunigten Resorption entzündlich oder traumatisch bedingter Ödeme.

Die vornehmlich motorisch wirksame Stromform (50 Hz) stimuliert die Skelettmuskulatur und bewirkt damit auch eine Art von Massageeffekt. Eine schnelle Ermüdung einzelner Muskelfasern wird hierbei vermieden. Gleichzeitig kommt es jedoch zu einer Detonisierung zuvor hypertoner oder myogelotisch verhärteter Muskulatur.

Die höhere Stromfrequenz (200 Hz) zeichnet sich in erster Linie durch eine analgetische Komponente sowie eine dämpfende Wirkung auf den N. sympathicus aus (Abb. 4.**25a** u. **b**). Die stereodynamischen Ströme werden von fast allen Patienten als sehr angenehm und wohltuend empfunden, so daß selbst besonders stromempfindliche Personen mit relativ hohen Stromstärken ohne weiteres behandelt werden können.

Eine Umschaltung am Gerät ermöglicht die wahlweise Anwendung von bevorzugter Beeinflussung in der Tiefe oder der Körperoberfläche, wenn dies therapeutisch erwünscht ist.

Die Zufuhr des dreikreisigen Interferenzstromes erfordert das Anlegen von lediglich zwei speziell entwickelten, sog. Sternelektroden, die sich mit ihrem biegsamen Material der Hautoberfläche gut anpassen lassen (Abb. 4.**26a – c**). Darüber hinaus besteht auch hier die Möglichkeit, Saugelektroden zu verwenden, wozu ein entsprechendes Zusatzgerät erforderlich ist.

Die *Behandlungszeit* kann bemerkenswert kurz gehalten werden, d. h. es genügen im allgemeinen 8 Minuten pro Sitzung.

Indikationen

Die Indikationen sind im wesentlichen die gleichen wie für den konventionellen Interferenzstrom. Sie erstrecken sich ganz allgemein auf nahezu alle typischen Schmerzzustände degenerativer und entzündlicher sowie reflektorisch bedingter Natur im Bereich des gesamten Stütz- und Bewegungssystems. Hierzu gehören in erster Linie Zervikal- und Lumbalsyndrome, Lumbalgien und Lumbago-Ischias-Syndrome, Myogelosen und Insertionstendinosen, Periarthropathien und aktivierte Arthrosen. Die bei jeder Durchströmung gleichzeitig erfolgende „Elektrogymnastik" vermag (schmerzbedingte) Muskelatrophien zu verhindern. Dieser Effekt bewährt sich auch bei der Behandlung von (Involutions-) Osteoporosen.

Kontraindikationen

Die Kontraindikationen entsprechen denjenigen aller nieder- bzw. mittelfrequenten Ströme (Herzschrittmacher!).

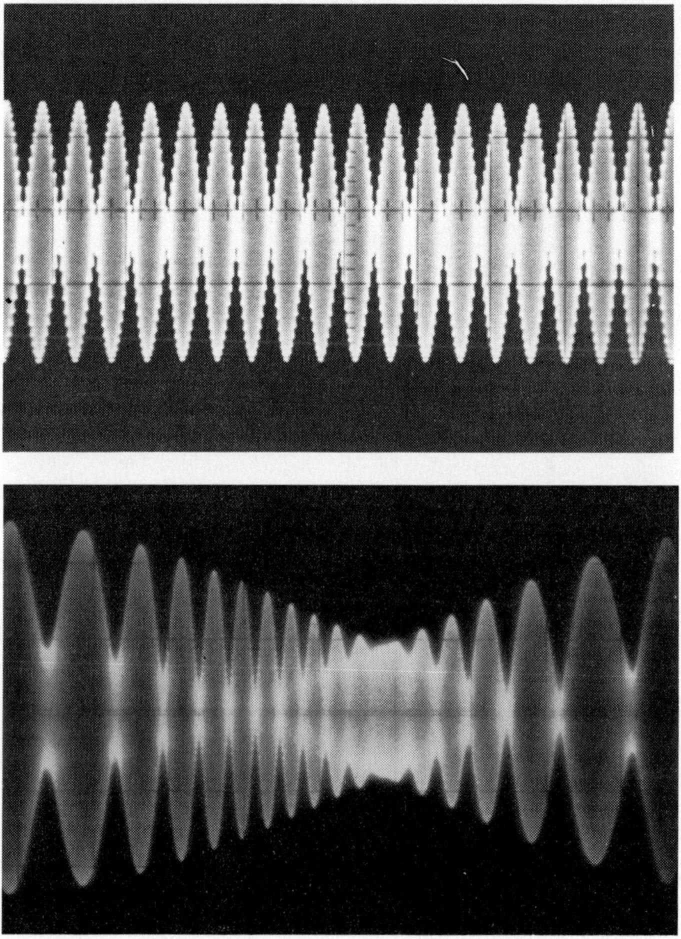

a

b

Abb. 4.**25** **a** u. **b** Konstante und variierte Amplitude bei stereodynamischem Interferenzstrom

a Oszilloskopisches Bild eines amplitudenkonstanten stereodynamischen Interferenzstromes (200 Hz)

b Stereodynamischer Interferenzstrom mit variierter Amplitude und Frequenzrhythmik zwischen 2,5 und 25 Hz

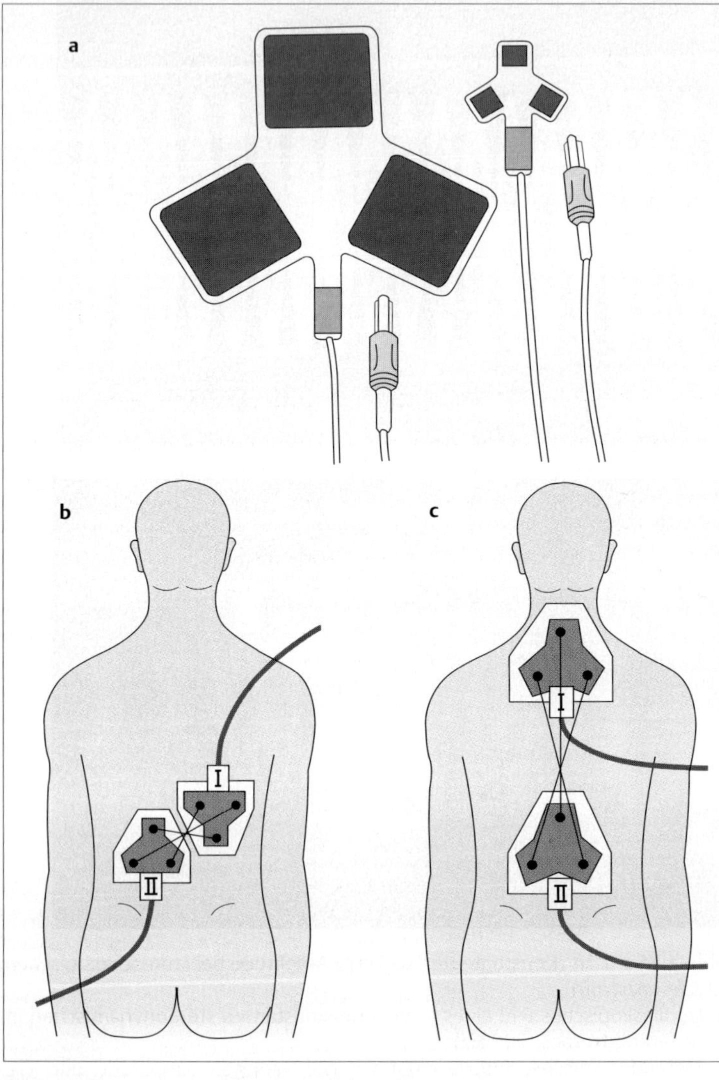

Abb. 4.**26 a – c** Einsatz von Sternelektroden

a Große und kleine Sternelektroden mit jeweils 3 Einzelelektroden (Elektroden-Set), Kabel und Gerätestecker

b Anordnung der Elektroden schräg gegenüberliegend

c Anordnung der beiden Elektroden in gleicher Richtung

4.1.10 Exponentialstromtherapie

Unter einem Exponentialstrom versteht man einen niederfrequenten Reizstrom, der sich im Vergleich zu einem faradischen bzw. neofaradischen Strom durch eine mindestens 50fach längere Impulsdauer, d.h. Stromflußzeiten von rund 50–500 ms, eine dementsprechend wesentlich längere Pausendauer zwischen zwei Impulsen, d.h. 3–5 s, ggf. noch länger und vor allem einen allmählich einschleichenden Stromanstieg auszeichnet. Wegen der nur sehr langsam ansteigenden Stromstärke spricht man auch – im Gegensatz zum Rechteckimpuls – von einem Dreieckimpulsstrom bzw. wegen des einer Exponentialgleichung ähnelnden Anstiegs auch von einem Exponentialstrom (Abb. 4.**13a, b** und 4.**14a–c**)

Indikationen

Die Einführung des Exponentialstromes in die Therapie stellte insbesondere für die Behandlung schwerer Lähmungen einen wesentlichen Fortschritt dar. Der entscheidende Vorteil dieser Methode liegt in der Möglichkeit einer quasi-selektiven Reizung denervierter Muskulatur. Das bedeutet, daß auch die selbst in unmittelbarer Nachbarschaft gelegene, normal erregbare Muskulatur nicht mitgereizt wird. Das wichtigste Indikationsgebiet zur Anwendung des Exponentialstromes liegt neben seiner Bedeutung für die Diagnostik (i/t-Kurven bzw. Bestimmung der Akkommodabilität) in der Behandlung von schweren schlaffen Lähmungen.

Aufgaben

Die Aufgaben der Elektrotherapie von Lähmungen lassen sich folgendermaßen zusammenfassen:

1. Die entscheidende Aufgabe besteht darin, die nach einer Verletzung oder Erkrankung des Nervs schnell fortschreitende Atrophie und bindegewebige Degeneration der denervierten Muskulatur möglichst so lange hinauszuzögern bzw. in ihrem Ausmaß zu beschränken, bis der später spontan oder nach einer Operation (Nervennaht, Neurolyse) einsprossende Nerv die Funktion wieder selber zu übernehmen vermag.
2. Muß eine ggf. noch vorhandene, aber gewissermaßen „schlafende" Restmuskulatur sowie die sich regenerierende, aber nur teilgeschädigte Muskulatur, für welche der Patient häufig jedes Gefühl einer aktiven Innervierung verloren hat, wieder in den allgemeinen Funktionsablauf eingegliedert werden (Intentionsübungen).

3. Gilt es, eine noch verbliebene funktionsfähige bzw. nur in geringem Grade geschädigte Restmuskulatur zu üben, zu kräftigen und eine größtmögliche Arbeitshypertrophie zu erzeugen. Diese Aufgabe fällt in der Hauptsache einer intensiven aktiven Gymnastik zu. Sie kann aber durch die Elektrotherapie wesentlich unterstützt werden.
4. Muß die bei jeder peripheren Lähmung stets zusätzlich gestörte Durchblutung und Ernährung des gesamten betroffenen Gebietes durch hyperämisierende Maßnahmen verbessert werden.
5. Da der Erfolg jeder Lähmungsbehandlung wesentlich von der aktiven ausdauernden Mitarbeit des Patienten abhängt, muß diese immer wieder angeregt werden. Die dem Patienten mit Hilfe der Elektrogymnastik fortwährend demonstrierten Muskelkontraktionen, die ihm selber sonst (noch) nicht möglich sind, können dabei wirksam mithelfen, ihn wieder neue Hoffnung schöpfen zu lassen und zur tatkräftigen Mit- bzw. Weiterarbeit anzuspornen.

Prinzip der selektiven Reizung

Auf den entscheidenden Fortschritt, der sich für die Lähmungsbehandlung durch die Möglichkeit einer quasi-selektiven Reizung ergibt, wurde bereits oben hingewiesen. Auf welche Weise es jedoch gelingen kann, unter Ausschaltung der in der Nachbarschaft befindlichen gesunden Muskulatur nur den gelähmten Muskel zur Kontraktion zu bringen, soll im folgenden anhand der Abb. 4.**27** erörtert werden. In diesem Diagramm sind die Reizstärke-Reizzeit-Kurven (i/t-Kurven) eines normalen

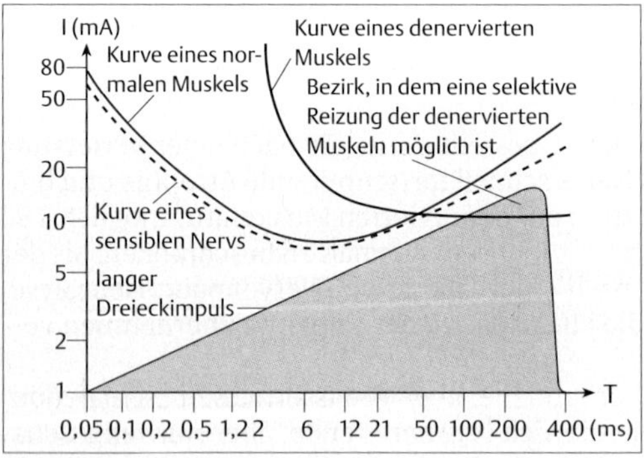

Abb. 4.**27** Prinzip der selektiven Reizung denervierter Muskulatur mit langen Dreieckimpulsen (Exponentialströme). Getönt: Bereich für eine selektive Reizung der geschädigten Muskulatur, die gerade noch von einem langen Dreieckimpuls erreicht wird, hier mit 400 ms Impulsdauer angenommen

und eines denervierten Muskels eingezeichnet. Beide Kurven wurden mit Dreiecksimpulsen aufgenommen. Es handelt sich demnach nicht um die sonst üblichen Reizstärkekurven, die mit Rechteckimpulsen aufgenommen werden. Während nun die i/t-Kurve eines normalen Muskels im rechten Anteil des Diagrammes, d.h. bei Verwendung einer längeren Impulsdauer, infolge der normalen Akkommodationsfähigkeit des Muskels ansteigt, fehlt dieser Anstieg bei der i/t-Kurve des denervierten Muskels. Dieser hat nämlich die Fähigkeit zur Akkommodation verloren. Da es sich um einen geschädigten Muskel handelt, liegt selbstverständlich seine Reizschwelle und damit die Rheobase höher als beim gesunden Muskel. Ebenso erfolgt der Anstieg im linken Anteil der Kurve bereits bei einer längeren Impulsdauer als normalerweise, woraus sich auch eine längere Chronaxie ergibt. Beide Kurven kreuzen sich indes bei einer Impulsdauer von etwa 40 ms. Der eingezeichnete lange Dreieckimpuls soll nun demonstrieren, daß es mit ihm möglich ist, zwar die Reizschwelle des denervierten Muskels zu erreichen, jedoch nicht diejenige des normalen Muskels.

Hieraus ergibt sich, daß mit Hilfe von Exponentialstromimpulsen tatsächlich eine selektive Reizung der geschädigten Muskulatur grundsätzlich möglich ist. In Wirklichkeit liegen die Verhältnisse hingegen komplizierter, da die Muskeln in diesem Fall nicht als eine Gesamtheit betrachtet werden können. Sie setzen sich vielmehr aus einer Unzahl von „motorischen Einheiten", d.h. jeweils aus einer motorischen Vorderhornzelle im Rückenmark, den entsprechenden Neuriten mit motorischer Endplatte sowie den von ihr versorgten Muskelfibrillen zusammen. Hieraus ergibt sich die Schlußfolgerung, daß die selektive Reizung sich weniger im Bereich gesunder oder kranker Muskeln, als vielmehr auf der Ebene intakte oder zerstörte motorische Einheit abspielt. In der Praxis ist daher der „Idealfall", d.h. auf der einen Seite völlig denervierte und auf der anderen normal innervierte Muskulatur, nur selten gegeben.

Durchführung der Behandlung

- Das *Ziel der Elektrogymnastik* bleibt eine möglichst kräftige, aber noch nicht als unangenehm empfundene Kontraktion des gelähmten Muskels bei möglichst weitgehender Ausschaltung der übrigen Muskulatur, insbesondere der Antagonisten.

Vor Beginn jeder Behandlung sollte zunächst ein klinischer und elektrischer Muskelstatus aufgenommen werden. Es muß auf jeden Fall Klarheit darüber bestehen, welche Muskeln überhaupt elektrogymnastisch behandelt werden sollen und welche ausschließlich aktiv geübt werden. Im übrigen lassen sich auch aus der Reaktion des Muskels im Verlauf der Therapie diagnostische Rückschlüsse auf den Zustand der behandelten Muskeln ziehen.

Hinsichtlich der *Wahl der Stromform* ergeben sich für den Erfahrenen bereits aus der Anamnese (Art der Erkrankung, Alter der Lähmung, bisher angewandte Behandlung usw.), aus Inspektion und Palpation sowie der Prüfung von Funktion und Kraft ausreichende Hinweise. Kann der Muskel auch nur in begrenztem Maße aktiv innerviert werden, so ist er faradisierbar und kann dementsprechend mit Schwellstrom behandelt werden. Kann der Muskel jedoch aktiv überhaupt nicht innerviert werden und liegt eine erhebliche Atrophie vor, gilt es, die geeignetste Stromqualität herauszufinden. Hierzu müssen zunächst noch die überhaupt gegebenen Möglichkeiten für die Variation des Stromes erörtert werden, um das Grundsätzliche des einzuschlagenden Weges verstehen zu können. Die Art des Stromes ist bei den uns heute im allgemeinen zur Verfügung stehenden Geräten durch vier Einstellungen, sog. Reizparameter, festgelegt, nämlich Stromstärke, Impulsdauer, Anstiegssteilheit und Pausendauer (Abb. 4.**28**). Je nach der Art des Gerätes können dabei nur drei oder sämtliche der einzelnen Faktoren unabhängig von den übrigen, bzw. für sich allein, verändert werden.

Die geringsten Schwierigkeiten bietet die Einstellung der geeigneten *Stromstärke*. Sie sollte so hoch sein, daß eine möglichst kräftige Kontraktion erfolgt, aber nicht so stark, daß sie vom Patienten als unangenehm empfunden wird. Eine allmähliche Gewöhnung ist aber auch hier möglich. Vor allem bei Kindern empfiehlt sich ein nur sehr langsames Steigern der Stromstärke im Verlauf mehrerer Sitzungen.

Die Wahl der günstigsten *Impulsdauer* ist deshalb schwieriger, da sie nicht für sich allein betrachtet werden kann, sondern nur in Verbindung mit der Stromstärke und der Anstiegssteilheit des jeweils eingestellten einzelnen Impulses. Ganz allgemein wird man einer kürzeren Impulsdauer den Vorzug geben. Gleichzeitig soll die hierfür erforderliche Stromstärke möglichst niedrig bleiben. Diese Einstellung würde dem am weitesten links gelegenen Punkt des horizontalen Schenkels einer Dreieckimpulscharakteristik (DIC) entsprechen bzw. derjenigen Stelle, an welcher die Kurve wieder anzusteigen beginnt. Dieser Punkt fällt indes nicht immer mit demjenigen der geringsten sensiblen Belästigung für den Patienten zusammen. Gar nicht selten ist man jedoch noch aus einem anderen Grunde gezwungen, von dieser allgemeinen Richtlinie abzugehen. Es gilt ja nicht nur die günstigste Stromform für die Reizung des gewünschten Muskels zu finden, sondern zugleich muß gewissermaßen auch die „ungünstigste" Stromform für die jeweiligen Antagonisten ermittelt werden. Das Gebot der möglichst selektiven Reizung hat dabei stets den Vorrang.

Die Wahl der *Anstiegssteilheit* richtet sich, ebenso wie diejenige der Impulsdauer, in erster Linie nach dem jeweiligen Ausmaß der damit erzielten Muskelkontraktion. Das Ziel liegt auch hier in einer möglichst kräfti-

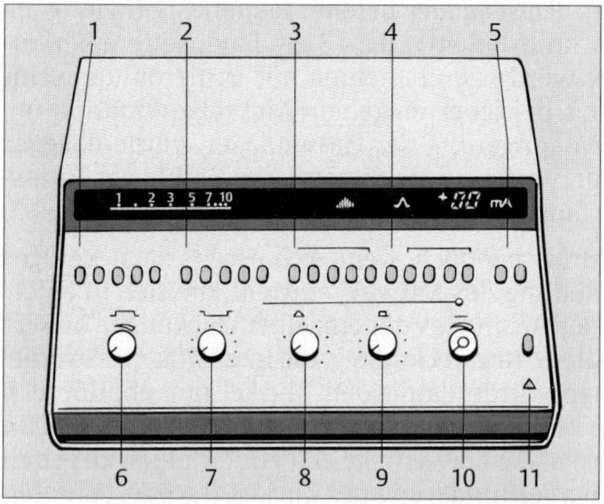

Abb. 4.**28** Reizstromgerät für Elektrodiagnostik und -therapie (Neuroton 726 s)

1 Drucktasten für die Einstellung der Impulsdauer zwischen 0,01 und 100 ms
2 Tasten für eine Impulsdauer zwischen 1,0 und 1000 ms
3 Tasten für Diagnose: Faradisation, Rheobase, Chronaxie, Akkommodabilität und IT-Kurve sowie Schalter für Rechteck- und Dreieckimpulse
4 Therapieströme
5 Polwender.
Darüber jeweils elektronische Anzeige der Impulsdauer, Schwellung, Stromform und Stromstärke
6 Drehknopf zur stufenlosen Einstellung der Impulsdauer
7 Einstellung der Pausendauer
8 Schwellfrequenz
9 Kontinuierliche Variation der Stromform zwischen Dreieck- und Rechteckimpuls
10 Stromstärkeregler, darüber Starttaste
11 Netzschalter

gen, aber zugleich weitgehend isolierten Zuckung des gewünschten Muskels. Zeigt sich dabei, daß der Muskel bei verschieden starkem Anstiegswinkel gleich kräftig anspringt, so wähle man jeweils die steilere Form des Impulses. Grundsätzlich wird sich der Muskel bei zunehmender Anstiegssteilheit des Impulses um so stärker kontrahieren, je besser sein Zustand ist. Ergibt sich daher ein unerwünscht stärkeres „Anspringen“ ggf. erhaltener Antagonisten, so muß die Anstiegssteilheit wieder verzögert und damit meistens auch die Impulsdauer verlängert werden, um diese Muskeln soweit als möglich auszuschalten.

Die Wahl der geeigneten *Pausendauer* bereitet keinerlei Schwierigkeiten. Sie liegt im Durchschnitt bei etwa 1,5 – 3 s. – Eine weitere Verkürzung unter diesen Wert würde den Patienten nur irritieren und seine wichtige aktive Mitarbeit bei jeder einzelnen Muskelkontraktion unmöglich machen. Eine Verlängerung der Pausendauer würde dagegen lediglich größere Anforderungen an das rhythmische Gefühl des Patienten für den synchronen Einsatz seiner aktiven Innervation stellen.

Anders liegen die Verhältnisse jedoch, wenn sich bereits nach wenigen Kontraktionen eine Ermüdung des Muskels einstellt, die sich in einem deutlichen Nachlassen des Ausmaßes der einzelnen Zuckungen äußert. In einem solchen Fall wäre es unzweckmäßig, die Intensität des Stromes einfach zu erhöhen; man würde damit den Muskel nur überfordern. Man verlängert deshalb besser die Pausendauer auf die größtmögliche Länge (5 s), um dem Muskel die notwendige Zeit zur Erholung zu geben. Ergibt sich trotzdem eine Verminderung der Zuckungsgröße, so unterbreche man die Behandlung jeweils für einen Augenblick. Hierzu bedient man sich am besten mit der Hand ausgelöster Einzelimpulse. In einem solchen Fall sollte man täglich die ganze Extremität vor allem mit einer konstanten, stabilen Galvanisation behandeln. Die Prognose eines derart schwer geschädigten Muskels ist ohnehin zumeist als ungünstig anzusehen.

Wie gestaltet sich das *praktische Vorgehen* nun im einzelnen? Um eine möglichst kräftige und isolierte Muskelkontraktion zu erzielen, wird man darum bemüht sein müssen, die in jedem Einzelfall jeweils günstigste Stromform herauszufinden. In Fällen mit stärkerer Atrophie und der Unmöglichkeit einer aktiven Innervierung wählt man gewissermaßen als Ausgangsbasis am besten zunächst eine Impulsdauer von etwa 100 ms bei einer Pausendauer von etwa 1 – 2 s. Die Anstiegssteilheit wird dabei exponentiell bzw. dreieckig gewählt. Sofern die Möglichkeit zu einer stufenlosen Regelung gegeben ist, beginnt man mit einer Mittelstellung zwischen reinem Dreieck- und Rechteckimpuls, was etwa der Form Nr. 5 oder 6 entsprechen würde (Abb. 4. **14c**). Mit dieser Einstellung von Impulsdauer und Anstiegssteilheit wird die Stromstärke allmählich so weit heraufgeregelt, bis eine deutliche Kontraktion erfolgt oder aber die Schmerzgrenze des Patienten erreicht ist. Nun verkürzt oder verlängert man die Impulsdauer in einem größeren Bereich um den vorher eingestellten Wert so lange, bis man ein deutliches Maximum der Muskelkontraktion herausgefunden hat. Dieses kann sich in manchen Fällen über eine gewisse Breite der Impulsdauer erstrecken. In diesem Fall *wähle man die jeweils kürzeste Zeitdauer.*

Für die Wahl der günstigsten Anstiegssteilheit geht man nahezu in der gleichen Weise vor, wie bei der Suche nach der geeignetsten Impulsdauer. Hat man diese gefunden, so wird die Anstiegssteilheit von dem eingestellten Mittelwert aus nach oben und unten variiert. Auch hier ergibt sich meist ein deutliches Optimum an Zuckungsgröße. Stellt sich dieses verhältnismäßig breit dar, so *wähle man den jeweils steilsten Anstieg.* Sofern möglich, sollte man jedoch keine genau rechteckigen Impulse verwenden, da diese spürbar unangenehmer empfunden werden als solche mit leicht verzögertem Anstieg, was etwa der Form Nr. 8 entspricht (Abb. 4.**14c**).

Für die Behandlung einer nur *partiell gelähmten* Muskulatur mit geringerer Atrophie genügen im allgemeinen Impulse einer Dauer von etwa 25–50 ms, bei einer Pausendauer von 1,5–2 s.

Die Therapie *komplett gelähmter* und stark atrophierter Muskulatur erfordert meist Impulsdauern zwischen 100–300 ms und mehr sowie Pausendauern von mindestens 3–5 s.

Elektrodentechnik

- Mit der Einführung variabler Exponentialströme in die Lähmungsbehandlung hat man die früher allein übliche monopolare Elektrodentechnik zugunsten der bipolaren fallen lassen können. Die vordem angestrebte, möglichst strenge Lokalisierung des Stromes auf den zu behandelnden Muskel konnte nun allein durch die Verwendung geeigneter Stromformen bis auf wenige Ausnahmen aufgegeben werden.

Die Wahl der jeweils geeignetsten, spezifischen Stromform ist in bezug auf die Möglichkeit einer selektiven Reizung auch der sorgfältigsten monopolaren Elektrodentechnik weit überlegen. Dieser Umstand hat die Behandlung wesentlich erleichtert. Die bipolare Elektrodentechnik ermöglicht ein weitgehend routinemäßig durchgeführtes Anlegen der Elektroden an den jeweils typischen Stellen.

Ein weiterer, nicht minder wichtiger Vorteil der bipolaren Technik liegt darin, daß die Behandlung infolge der weit geringeren Stromdichte unter den beiden, annähernd gleich großen Elektroden nur in Ausnahmefällen als unangenehm empfunden wird. Deshalb können auf diese Weise auch kleine Kinder, ja selbst Säuglinge, ohne jede Schwierigkeit behandelt werden. Andererseits lassen sich dadurch bedeutend höhere Stromstärken verwenden. Schließlich ist die Verwendung der bipolaren Elektrodentechnik auch aus dem Grund wirksamer, weil hierbei der gesamte Muskel gleichmäßig durchströmt wird (Abb. 4.**29a** u. **b**).

Die *Elektroden,* aus Blei, Zinn, Zink o. ä. hergestellt, entsprechen denjenigen, wie sie auch zur Galvanisation benutzt werden. Ihre Größe richtet sich nach den Ausmaßen des zu behandelnden Muskels, ihre Form ist meist rechteckig oder auch quadratisch. Zur Behandlung legt man zwi-

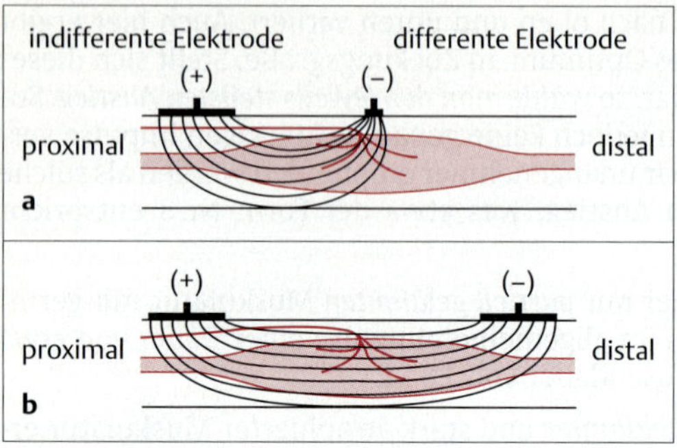

Abb. 4.**29 a** u. **b** Stromlinienverlauf in Abhängigkeit von Größe und Lokalisation der Elektroden

a Verlauf der Stromlinien bei monopolarer Reizung vom Nervenpunkt oder vom motorischen Punkt aus. Nur die eine Hälfte des Muskels (meist die proximale) wird durchströmt. Die Kathode liegt (zumeist) distal

b Verlauf der Stromlinien bei bipolarer Reizung. Der ganze Muskel wird von zwei (annähernd) gleich großen Elektroden aus durchströmt

schen Haut und Metallplatte entweder einen saugfähigen Stoff in genügender Dicke, z.B. vier- bis sechsfach gefaltetes (älteres) Frotteetuch oder einen etwa 0,5–1,0 cm dicken Schwammgummi (Viskoseschwamm, Visponga o.ä.). Die Ränder dieser Zwischenlage müssen die Metallelektrode an allen Seiten genügend breit überragen, um jeden unerwünschten unmittelbaren Kontakt des Metalls mit der Haut von vornherein zu vermeiden. Die Zwischenlagen aus Stoff oder Schaumgummi werden vor dem Auflegen mit warmem Wasser gut angefeuchtet.

Zur Fixierung der Metallelektroden mitsamt ihren Stoffunterlagen eignen sich in der Regel am besten flache Elektrodenreiter und Lochgummibänder (Abb. 4.**30 a, b** und 4.**31**). In manchen Fällen genügt auch die Verwendung kleiner Sandsäcke zur Fixierung der Elektroden; etwas umständlich ist das Anwickeln der Elektroden mit einigen Bindentouren. Saugelektroden sind für die Elektrogymnastik von Lähmungszuständen weniger geeignet. Für die Behandlung der kleinen Handmuskulatur wird man sich vorzugsweise einer monopolaren Technik bzw. einer kleinen Punktelektrode am Handgriff bedienen und die zweite, indifferente Elektrode weiter proximal am Arm anbringen.

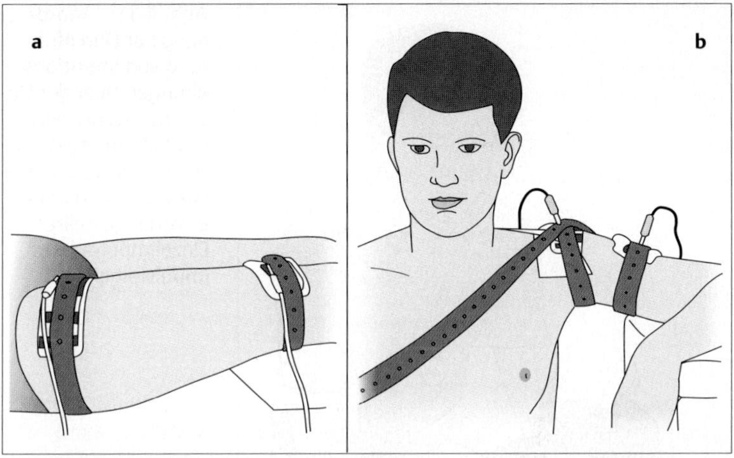

Abb. 4.**30 a** u. **b** Anordnung der Elektroden zur Elektrogymnastik

a Typische Elektrodenanordnung (bipolare Elektrodentechnik) zur Elektrogymnastik des M. quadriceps. Anbringung der großen und gut mit Stoffzwischenlagen gepolsterten Elektroden etwa über Ursprung und (sehnigem) Ansatz des Muskels. Lagerung in leichter Beugung im Hüft- und Kniegelenk zur besseren Ermöglichung der Streckung

b Beispiel der Elektrodenanordnung zur Elektrogymnastik des linken M. deltoideus. Größere proximale Elektrode, etwa dem Ursprungsgebiet des Muskels entsprechend, kleinere distale Elektrode am Ansatz des Muskels. Bequeme Lagerung des Armes in Abduktion

Allgemeine Behandlungshinweise

Die *Lagerung* des Patienten bzw. der zu behandelnden Extremität spielt eine wichtige Rolle. Die Behandlung soll stets in einer bequemen und völlig entspannten Lage stattfinden. Dabei muß auch die Stellung der Gelenke berücksichtigt werden. Sie sollten sich zweckmäßigerweise im allgemeinen in einer Mittelstellung befinden, von der aus sowohl die Beuge- als auch die Streckmuskulatur geübt werden kann. Anderenfalls kann man keinerlei Bewegungsausmaß erwarten, wenn man eine Streckmuskulatur in vollständiger Streckstellung des Gelenkes durch Elektrogymnastik aktivieren will und umgekehrt.

Kontrahieren sich bei der Behandlung Beuger und Strecker annähernd gleich stark, so kann man bei entsprechender Fixierung des Gelenkes mit der Hand bzw. je nach der eingenommenen Stellung entweder die eine oder die andere Muskelgruppe zu vermehrter Kontraktion bringen.

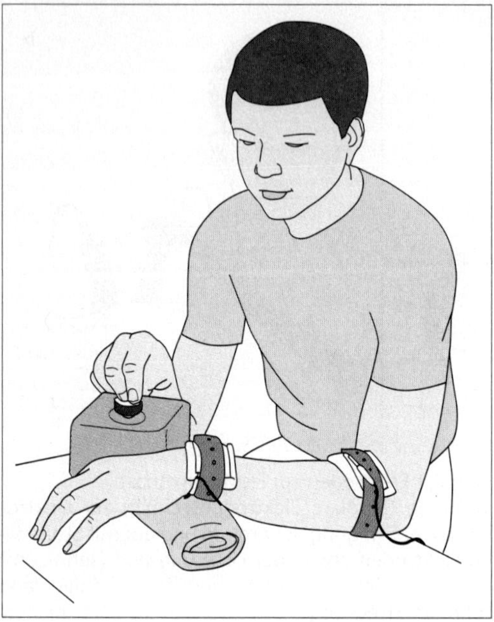

Abb. 4.**31** Anordnung zur Durchführung von Intentionsübungen (hier der Unterarmextensoren). Der Patient regelt selbsttätig Einsatz sowie Ausmaß und Dauer voreingestellter Einzelimpulse bzw. Impulsfolgen

In der gleichen Weise, wie man das Ergebnis einer aktiven Übungsbehandlung dadurch zu verbessern vermag, daß man den Muskel gegen einen wohldosierten Widerstand arbeiten läßt, sollte man dies auch bei der Elektrotherapie tun. Die Durchführung *elektrogymnastischer Bewegungen gegen Widerstand* bringt aber noch einen weiteren, nicht minder wesentlichen Vorteil mit sich, wenn man den Patienten den Widerstand selber geben läßt. Dies gilt in erster Linie für alle diejenigen Fälle, in welchen es der Patient verlernt hat, den betreffenden Muskel bzw. Teile von ihm eigentätig zu innervieren. Durch die elektrisch erzeugte Muskelkontraktion wird nämlich auf dem Wege propriozeptiver Reflexe eine Meldung nach zentral gegeben. Diese dient nicht nur der auch dem Bewußtsein zugänglichen Kontrolle des jeweiligen Spannungs- und Dehnungszustandes dieses Muskels bzw. der Registrierung der Stellung der gesamten Extremität. Sie ist zugleich auch die Grundlage für eine entsprechende Erschlaffung der jeweiligen Antagonisten, ohne die eine Bewegung nicht möglich wäre. Dieser durch die laufend wiederholten, elektrisch erzeugten Kontraktionen immer von neuem gesetzte Reiz erweist sich jedoch auch wieder rückwirkend als günstig für die Bahnung der gestörten zentrifugalen Signalübermittlung. Leistet der Patient zusätzlich nun noch selber den Widerstand, so wird der unterbrochene Steuerungsmechanismus für die periphere Innervation noch auf einem weiteren Wege, nämlich über den Umweg der den Widerstand gebenden gesunden eigenen Extremität gebahnt.

Eine weitere, nicht minder wichtige Variante dieser Methoden zur Unterstützung der Innervationsschulung und -bahnung stellen die sog. *Intentionsübungen* dar, wie sie erstmals von Foerster empfohlen wurden. Hierbei geht man in der Weise vor, daß der Patient seinen an sich vergeblichen Versuch, eine bestimmte Bewegung auszuführen, durch einen gleichzeitig gesetzten elektrischen Reiz ersetzt bzw. unterstützt. Der Einsatz des elektrischen Reizes wird dabei vom Patienten selbst gesteuert und zugleich mit seinem eigenen Willenimpuls zur aktiven Innervierung des betreffenden Muskels ausgelöst. Zu diesem Zweck gibt man dem Patienten ein kleines „Regelkästchen" in die Hand, an welchem er mit Hilfe einer Drucktaste oder einer Kurbel den elektrischen Reiz genau synchron mit seinem Willensimpuls auszulösen vermag (Abb. 4.**31**). Es gibt keine wirkungsvollere Form der Elektrotherapie, wenn man dem Patienten dabei behilflich sein will, die verlorengegangenen psychomotorischen Innervationsbilder und -bahnen wieder einzuschleifen, als die Vornahme derartiger Intentionsübungen in Verbindung mit Elektrogymnastik und selbsttätig geleistetem Widerstand.

Die Elektrogymnastik sollte möglichst täglich durchgeführt werden. Durch eine zweimal täglich vorgenommene Behandlung lassen sich die Therapieergebnisse noch verbessern. Die Dauer jeder einzelnen Behandlung ist dagegen von untergeordneter Bedeutung. Im allgemeinen genügen bereits sehr kurze *Behandlungszeiten* bzw. 20 – 30 Muskelkontraktionen. Durch eine Verlängerung der Behandlungsdauer läßt sich das Resultat indes nicht verbessern. Jede Überanstrengung des Muskels sollte vermieden werden.

Andererseits muß aber auch darauf hingewiesen werden, daß es mitunter zweckmäßig ist, mit der Behandlung vorübergehend einmal auszusetzen, besonders dann, wenn sie bereits über eine lange Zeitdauer durchgeführt wurde. Man kann immer wieder beobachten, daß sich gerade nach einer solchen *Reizpause* ein deutlicher Fortschritt einstellt.

Psychologische Aspekte

Schließlich darf auch die *psychische Leitung* des Patienten nicht außer acht gelassen werden. Gerade die Behandlung schwerer Lähmungen stellt an alle Beteiligten, besonders aber an den Patienten, große Anforderungen an Geduld und Ausdauer. Der Gesundungswille und die konstruktive Mitarbeit des Patienten müssen mit gedämpftem Optimismus immer wieder aufs neue entfacht werden. – Ebenso ist es sicher unzweckmäßig, den Patienten in prognostisch infausten Fällen über seine wirklichen Aussichten völlig im unklaren zu lassen. Die früher oder später unvermeidliche Enttäuschung würde es ihm dann weitaus schwerer machen, die richtige Einstellung zu seinem schweren Los zu finden.

• • • • Elektrotherapie von Skoliosen und Kyphosen

Die bei der Entwicklung der transkutanen Elektrostimulation des Schmerzes gewonnenen Erfahrungen und die hier speziell entwickelten Geräte wurden schon bald, zunächst für die Elektrotherapie von Skoliosen, und später auch für die von Kyphosen eingesetzt. Genau wie bei der TENS wurden die Elektroden anfänglich in die paraspinale Muskulatur eingepflanzt (Bobechko 1974). 1976 begannen dann Axelgaard u. Brown, ihre „nichtinvasive Stimulationstherapie" mit vorfabrizierten Hautelektroden.

Die sog. laterale elektrische Oberflächenstimulation führt zu einer rhythmischen Kontraktion der dorsolateralen Thorax- bzw. Interkostalmuskulatur. Die eigentliche Wirkung erfolgt über die Hebelkräfte der Rippen.

Nach den bisher vorliegenden Ergebnissen kommt es bei täglicher mehrstündiger Anwendung bereits innerhalb weniger Wochen nach Therapiebeginn zu einem Stillstand der vorher erfolgenden Progredienz, zumeist bei idiopathischen, aber auch neuromuskulär bedingten Lähmungsskoliosen.

Der Skoliosewinkel nach Cobb sollte bei Beginn der Therapie möglichst nicht mehr als 35 Grad betragen. Die Elektroden werden jeweils ober- und unterhalb derjenigen Rippe, die zum Scheitelwirbel der Konvexität der Skoliose gehört, angelegt. Bei Lumbalskoliosen geschieht dies im Bereich des M. obliquus externus. Die Stromstärke wird möglichst kräftig gewählt, um eine maximale Kontraktion der Muskulatur zu erzielen. Das notwendige Stromgefühl sollte noch gut toleriert und unerwünschte Hautreaktionen möglichst vermieden werden. In der 1. Woche wird die Behandlungszeit noch täglich gesteigert, um Haut und Muskulatur allmählich daran zu gewöhnen. Anfänglich erfolgt die Behandlung deshalb nur tagsüber, später aber ausschließlich während der Nachtstunden.

Während die Therapie der Skoliosen unilateral erfolgt, werden *Kyphosen* sinngemäß über bilateral liegende Elektroden behandelt. Sofern nur ein einfaches Gerät (Skolitron) zur Verfügung steht, wird täglich alternierend entweder die eine oder die andere Seite durchströmt. Bei Vorhandensein eines Zweikanalgerätes wird täglich bilaterial behandelt. Liegt neben der juvenilen Kyphose gleichzeitig noch eine leichte Skoliose vor,

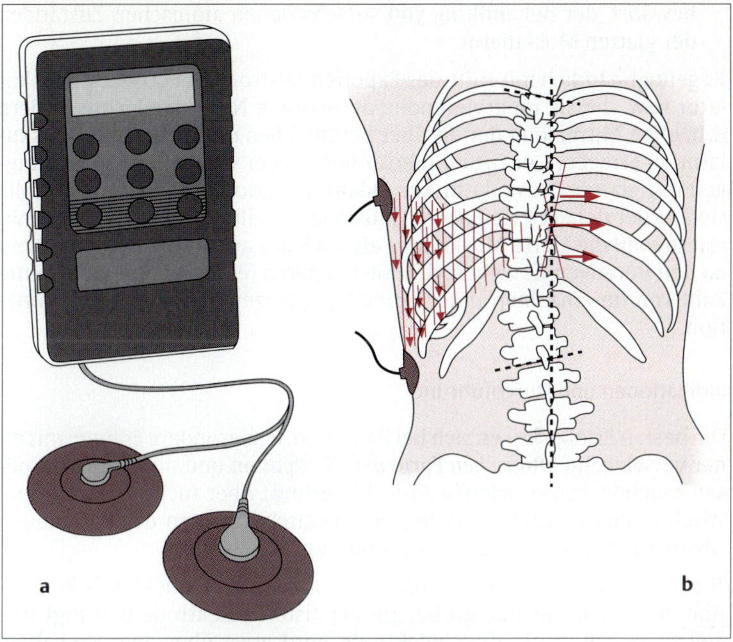

Abb. 4.**32 a** u. **b** Elektrotherapie der Skoliose
a Gerät (Scolistim) mit den dazugehörigen Elektroden
b Schema der Elektrodenanordnung. Ansicht von dorsal. Auf der linken Seite befinden sich die beiden lateral am Thorax angelegten Elektroden. Die kleinen, senkrecht nach unten gerichteten Pfeile auf der Konvexseite der Dorsolumbalskoliose sollen das Kontraktionsgebiet der hier befindlichen Muskulatur andeuten. Die größeren, horizontal verlaufenden und nach rechts gerichteten Pfeile zeigen die Richtung der Korrektur. Der Skoliosewinkel ist nach Cobb eingezeichnet. Er sollte möglichst nicht mehr als 25 Grad betragen

so werden die Elektroden vorzugsweise auf ihrer konvexen Seite angelegt (Abb. 4.**32 a** u. **b**).

Elektrotherapie von Funktionsstörungen (Atonien) der glatten Muskulatur

Wenngleich die Behandlung von Lähmungen der quergestreiften Muskulatur die eigentliche Domäne des Exponentialstromes darstellt, so hat sich seine Anwendung noch auf einem anderen Gebiet bewährt, der Behandlung von verschiedenen atonischen Zuständen der glatten Muskulatur.

Es gelingt nämlich mit Hilfe des Exponentialstromes auch glatte Muskulatur bzw. die sie innervierenden autonomen Nervengeflechte isoliert, d.h. ohne Mitreizung der darüber befindlichen quergestreiften Muskulatur zu erregen. Der Grund hierfür liegt in der weitgehenden Unfähigkeit der glatten Muskulatur zur Akkommodation, eine Eigenschaft, die sie mit der denervierten Skelettmuskulatur teilt. Darüber hinaus gehören sowohl die glatte Muskulatur als auch das autonome Nervensystem zu den iterativen Geweben, d.h. sie reagieren (erst) auf eine bestimmte Zahl von im einzelnen unterschwelligen Reizen, der sog. Reizsummation.

Indikationen und Durchführung

Die besten Erfolge lassen sich bei Patienten, insbesondere Frauen, mit einer vorwiegend *atonischen Form der Obstipation* und nicht allzu adipösen Bauchdecken erzielen (v. Arnim, Sperling). Aber auch gemischte spastisch-atonische und überwiegend spastische Formen der habituellen Obstipation sprechen auf die Behandlung an.

Technisch geht man hierbei folgendermaßen vor: Zu beiden Seiten des Abdomens wird je eine große, gut gepolsterte Elektrode befestigt und gleichgeschaltet; die Gegenelektrode wird etwa über dem Kreuzbein angebracht. Der hierfür in Frage kommende Exponentialstrom hat eine durchschnittliche Impulsdauer von 150 – 500 ms und eine Pausendauer von 1500 – 3000 ms. Die Behandlungsdauer beträgt 20 – 30 Minuten, die Stromstärke etwa 25 – 40 mA. Anfangs täglich zwei Sitzungen, bei eintretendem Erfolg zwei- bis dreimal wöchentlich. Es hat sich jedoch gezeigt, daß man die Behandlungsergebnisse noch verbessern kann, wenn man zuvor die in solchen Fällen meist schlaffe Bauchdeckenmuskulatur mit einem deutlich spürbaren Schwellstrom für 10 Minuten ebenfalls kräftigt.

In entsprechender Weise lassen sich auch *Blasenatonien, postoperative Detrusorschwächen* nach gynäkologischen Operationen und gewisse Arten der *Incontinentia urinae* mit Schließmuskelschwäche günstig beeinflussen. Schließlich besteht die Möglichkeit einer Wehenanregung bei (primärer) *Wehenschwäche* (Palmrich u. Mitarb. 1949).

Bei der sog. *Aktionsstromtherapie* werden die vom Körper bzw. von der Muskulatur selber erzeugten Aktionsströme wie sie sich auch im EKG, EEG, EMG usw. darstellen, dem Körper wieder zugeführt. Die abgeleiteten körpereigenen Aktionsströme müssen für die Therapie jedoch entsprechend umgeformt und verstärkt werden. Die Bedeutung der Aktionsstromtherapie ist jedoch sowohl hinsichtlich ihrer theoretischen Grundlagen wie ihrer praktischen Anwendung noch sehr umstritten.

Schließlich sei auf die bislang noch im Versuchsstadium befindliche Anwendung bestimmter niederfrequenter Ströme zur Erzeugung eines *Elektroschlafes* bzw. einer *Elektronarkose* hingewiesen, worüber vor allem von sowjetischer Seite wiederholt berichtet wurde. In Deutschland hat Koeppen (1966) über gute therapeutische Ergebnisse bei der Behandlung von Kopfschmerzen und Schlafstörungen berichtet. Sie verwendeten hierzu einen Rechteck-Impuls-Strom von 0,2 ms Impulsdauer, 100 ms Pausendauer und einer Spitzenstromstärke von 5 – 22 mA. Die Zuführung des Stromes erfolgte mit Doppel-Brillen-Elektroden über Augenhöhlen-Nackengegend und Augenhöhlen-Processus mastoideus. Die Zeitdauer jeder einzelnen Behandlung betrug $^1/_2$ – 2 Stunden.

Bei den *stochastischen Reizströmen* handelt es sich um Impulsströme, zumeist kurze Rechteckimpulse (1 ms) mit irregulärem aperiodischem Rhythmus. Sie werden von Bankov (1972) zur Elektroanalgesie verwendet; dabei sollen vor allem Gewöhnungseffekte vermieden werden. Sie sind nach den Untersuchungen von Edel u. Sterneck (1979) vergleichbaren Strömen, wie dem diadynamischen, nicht nennenswert überlegen.

4.1.11 Elektrodiagnostik

Die Elektrodiagnostik gehört, ebenso wie die Prüfung der Sensibilität und Motilität, der Reflexe, des Muskeltonus und der Koordination der Bewegungen, zu den primär neurologischen Untersuchungsmethoden. Sie stellt gleichfalls eine Funktionsprüfung des peripheren Nerven- bzw. Muskelsystems dar. Die Elektrodiagnostik ist, genauso wie die anderen diagnostischen Methoden, einschließlich der Elektromyographie und der Elektroneurographie, d. h. der Messung der Nervenleitgeschwindigkeit, weder austauschbar noch durch ein anderes Verfahren ersetzbar.

Wenngleich die Anwendung diagnostischer Methoden grundsätzlich nicht mehr in das eigentliche Aufgabengebiet der physikalischen Therapie fällt, so stellt die Elektrodiagnostik eine Ausnahme dar. Davon unabhängig hat es von jeher zu den Obliegenheiten der Physiotherapeuten gehört, klinische Muskelteste zu Beginn, während und bei Abschluß einer Behandlung durchzuführen. Diese sollten jedoch ggf. durch eine elektrische Untersuchung ergänzt werden.

Bei der im folgenden zu besprechenden Elektrodiagnostik (im engeren Sinne) stellt das Ausmaß und die Art der klinisch faßbaren Reaktion des zu untersuchenden Muskels bzw. Nervs auf einen definierten Stromimpuls das Prüfungskriterium dar. Im Gegensatz dazu werden bei der *Elektromyographie* (EMG) die bei jeder Muskeltätigkeit auftretenden Aktionsströme aufgenommen, wie sie mit Hilfe der Elektrokardiographie (EKG) z.B. speziell für den Herzmuskel aufgezeichnet werden.

Indikationen

Eine Indikation zur Elektromyographie ist vor allem dann gegeben, wenn zwischen einer neurogenen und einer myogenen Parese bzw. Unterformen derselben unterschieden werden soll sowie wenn Frühstadien einer Denervation oder einer beginnenden Reinnervation erfaßt werden sollen. Das EMG spielt deshalb eine wichtige Rolle bei der Entscheidung zur Operationsindikation, aber auch zur Lokalisation einer Nervenverletzung, ihrer Prognose und nicht zuletzt zur Verlaufs- und Therapiekontrolle nach konservativer und operativer Behandlung (Neurolyse, Nervennaht, Nerventransplantation). Weiterhin läßt sich beispielsweise auch ein Sehnenabriß durch den Nachweis einer normalen elektrischen Aktivität in EMG, aber ohne jeden aktiven Bewegungsausschlag von einer echten Parese abgrenzen. Das gleiche gilt für die Aufdeckung von psychogenen Lähmungszuständen, Simulation und Aggravation.

Neuerdings kommt noch die *Elektroneurographie* hinzu, bei welcher die *motorische Nervenleitgeschwindigkeit* dadurch gemessen wird, daß man den peripheren Nerv an zwei oder mehreren Stellen elektrisch reizt und die daraufhin erfolgende Muskelantwort („evoked potential") aus dem dazugehörigen Muskel ableitet. Die Normalwerte der Leitgeschwindigkeit für den N. medianus und N. ulnaris liegen zwischen 50 und 65 m/s, für den N. tibialis und N. peronaeus zwischen 40 und 60 m/s. – Auf die gleiche Weise kann auch die sensible Nervenleitgeschwindigkeit gemessen werden. Die Stimulations-Elektromyographie gewinnt besondere Bedeutung bei der Aufdeckung von Innervationsvariationen, beispielsweise der Versorgung des M. abductor pollicis brevis und des M. opponens pollicis durch den N. ulnaris.

•••• Aufnahme von Reizstärke-Reizzeit-Kurven

(Bestimmung von Rheobase, Chronaxie und Akkommodabilität)

Als Test für die hier zu besprechenden elektrodiagnostischen Untersuchungen am Nerv-Muskel-System dient stets eine Muskelkontraktion. Um eine solche hervorzurufen, bedarf es zunächst einer gewissen Mindeststromstärke, des sog. Schwellenwertes, von Lapique als *Rheobase* bezeichnet; sie wird demnach als diejenige Stromstärke (eines Gleichstromes) definiert, die (bei theoretisch unendlich langer Sromflußzeit) zur Auslösung einer (Minimal-)Zuckung erforderlich ist. Da hierbei jedoch –neben anderen Ungenauigkeiten – auch der Zeitfaktor weitgehend außer acht gelassen wird, kommt dieser Untersuchung nur ein begrenzter Wert zu.

Die Einführung der Bestimmung der *Chronaxie*, ebenfalls durch Lapique, stellte daher einen wesentlichen Fortschritt dar. Im Gegensatz zur Bestimmung der Rheobase, bei der man die für eine Minimalzuckung notwendige Mindeststromstärke ermittelt, wird mit der Chronaxie die erforderliche Mindestflußzeit eines Stromes von bestimmter Stärke gemessen. Unter Chronaxie versteht man demnach diejenige Zeit, die zur Auslösung einer (minimalen) Muskelzuckung mittels des doppelten galvanischen Schwellenstromes, d. h. der doppelten Rheobasenstromstärke, notwendig ist.

Die Chronaxie stellt jedoch nur einen bestimmten Sonderfall in der Beziehung zwischen Stromstärke und Impulsdauer dar, denn beide Größen sind im Bereich gewisser Grenzen gegeneinander austauschbar. Dies bedeutet, daß sich eine genau gleich starke Muskelzuckung sowohl mit einer vergleichsweise höheren Stromstärke bei verkürzter Stromflußzeit als auch mit einer niedrigeren Stromstärke bei entsprechend verlängerter Stromflußzeit erzielen läßt. Das Verhältnis zwischen diesen beiden Faktoren Stromstärke und Stromflußzeit läßt sich nur durch sog. *Reizstärke-Reizzeit-Kurven* (i/t-Kurven) genau ermitteln. Sie vermögen daher weit wertvollere Aufschlüsse über die vorliegenden Erregbarkeitsverhältnisse zu geben, als die bloße Bestimmung der Chronaxie.

Die Reizstärke-Reizzeit-Kurven werden im allgemeinen im Bereich einer Zeitdauer von 0,05 – 1000 ms aufgenommen. Selbst bei einer weiteren, beliebigen Verlängerung der Stromflußzeit würde sich die Rheobase jedoch nicht weiter erniedrigen, da eine gewisse Mindeststromstärke erforderlich ist, um eine Kontraktion auszulösen. Andererseits ist auch eine Mindeststromflußzeit notwendig. Eine Verkürzung der Stromflußzeit unter 0,05 ms ist allein deshalb kaum noch möglich, da dann bereits beim Gesunden Stromstärken von 60 – 80 mA erforderlich sind, um noch eine Muskelkontraktion zu erzeugen. Diese liegen jedoch schon im Bereich der eben noch zumutbaren Schmerzgrenze.

Genauso wie die Anwendung von Dreieck- bzw. Exponentialstromimpulsen in der Therapie durch die Möglichkeit einer quasi-selektiven Reizung denervierter Muskulatur eine wesentliche Bereicherung darstellte, so brachte die Verwendung dreieckförmiger Impulse auch für die Diagnostik zusätzliche Möglichkeiten. Eine mit Dreieckimpulsen aufgenommene Reizstärke-Reizzeit-Kurve (Dreieckimpulscharakteristik) zeigt nämlich einen grundsätzlich anderen Verkauf als eine mit Rechteckimpulsen aufgenommene i/t-Kurve (Abb. 4.**33a** – **c**). Während beide Kurven im linken und mittleren Bereich des Diagrammes praktisch parallel zueinander verlaufen, beginnt die Dreieckimpulscharakteristik

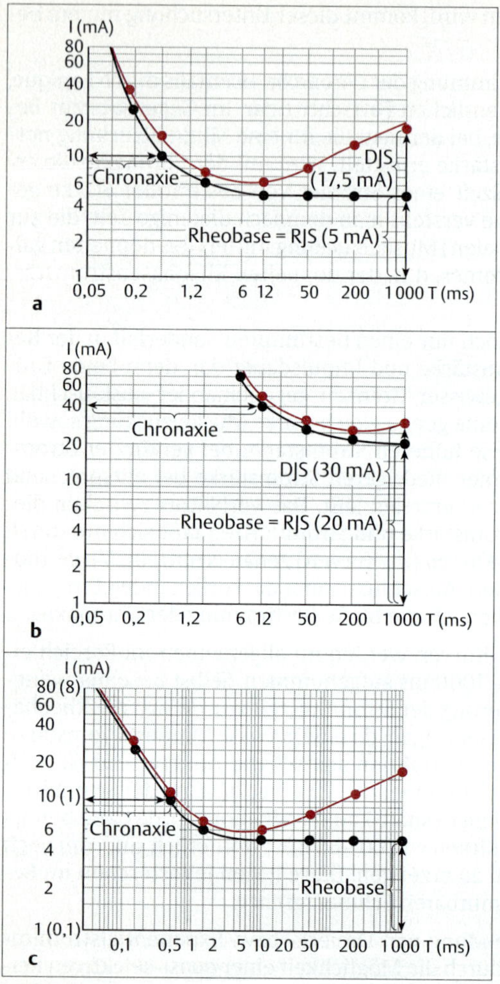

(DIC) im rechten Teil des Diagrammes bei Impulsen von etwa 50 ms Dauer anzusteigen, um im Normalfall bei einer Impulsdauer von 1000 ms etwa das Drei- bis Fünffache des entsprechenden Wertes der Rechteckimpulscharakteristik (RIC) zu erreichen.

Der Schwellenwert für einen gesunden quergestreiften Muskel ist demzufolge dann am kleinsten, wenn der Strom plötzlich, d.h. in unendlich

◀ Abb. 4.**33 a – c**
a Reizstärke-Reizzeit-Kurven eines normalen Nerv-Muskel-Systems. Untere Kurve mit Rechteckimpulsen aufgenommen (Rechteckimpuls-Charakteristik), die obere mit Dreieckimpulsen (Dreieckimpuls-Charakteristik). Rheobase (bei 1000 ms Impulsdauer) 5 mA. Die Chronaxie ergibt sich aus der Suche nach der notwendigen Zeit bzw. Impulsdauer, um bei doppelter Rheobasenstromstärke (2mal 5 mA = 10 mA) eine gleich starke Muskelkontraktion auszulösen: hier 0,5 ms. – Die Akkommodationsfähigkeit ergibt sich durch Division der zur Bestimmung der Dreieckimpulsschwelle notwendigen Stromstärke (17,5 mA) durch dienige der Rechteckimpulsschwelle (5,0 mA), jeweils bei einer Impulsdauer von 1000 ms bestimmt, d. h. 17,5 : 5 = 3,5
b Reizstärke-Reizzeit-Kurven eines partiell denervierten Muskels. Unten Rechteckimpuls-Charakteristik (RIC), oben Dreieckimpuls-Charakteristik (DIC). Neben einer Erhöhung der Rheobase (auf 20 mA) und einer Verlängerung der Chronaxie (12 ms) findet sich auch eine erhebliche Herabsetzung der Akkommodabilität (30 : 20 = 1,5)
c Reizstärke-Reizzeit-Kurven eines normalen Nerv-Muskel-Systems. Die Kurvenverläufe entsprechen denjenigen von Abb. 4.**33 a**, d. h. die Rheobase liegt bei 5 mA, die Chronaxie bei 0,5 ms und die Akkommodabilität bei 3,5. Hier kommt jedoch der Verlauf der Kurven durch eine logarithmische Aufteilung von Stromstärke und Zeit bzw. eine entsprechende Anordnung der Linien besser zum Ausdruck

kurzer Zeit zu seiner vollen Stärke anwächst. Wird der Stromeinsatz jedoch verzögert, schleicht man sich mit dem Strom gewissermaßen langsam ein, wie es bei Verwendung eines langen Dreieckimpulses der Fall ist, dann muß die zu einer gleich starken Reizung notwendige Spitzenstromstärke deutlich höher liegen. Je langsamer nämlich der Anstieg des Impulses erfolgt, desto mehr Zeit hat der Körper zu entsprechenden Gegenmaßnahmen, die wir unter dem Begriff *Akkommodation* (nach Nernst und Du Bois Reymond) zusammenfassen. Diese Fähigkeit zur Akkommodation (Akkommodabilität) ist jedoch nur bei den (peripheren) motorischen, weniger den sensiblen Nerven nachweisbar; sie fehlt hingegen sowohl dem denervierten Muskel wie auch normalerweise der glatten Muskulatur nahezu vollständig. Aus diesem Grunde wird ein gelähmter (denervierter) Muskel auf langsam ansteigende Dreieckimpulse viel eher mit einer Kontraktion antworten, als ein gesunder quergestreifter Muskel, dessen Fähigkeit zur Akkommodation voll erhalten ist.

Die Bestimmung des Schwellenwertes eines Muskels auf einen langen Dreieckimpuls stellt daher eine wichtige Methode zur Bestimmung seiner Akkommodationsfähigkeit dar. In der Praxis bestimmt man hierzu den Quotienten, den man nach Division der Dreieckimpulsschwelle (DIS) durch die Rechteckimpulsschwelle (RIS) erhält (Abb. 4.**33 b**). Der

Quotient liegt beim gesunden quergestreiften Muskel etwa bei 2,5 – 5. Beim denervierten Muskel kann er bis auf 1 absinken. In einigen Fällen von vegetativer Dystonie bzw. Übererregbarkeit, insbesondere nach schweren Hirntraumen, kann er jedoch umgekehrt auch Werte von 6 – 8 und mehr erreichen.

Die *Aufnahme der Reizstärke-Reizzeit-Kurven* geschieht folgendermaßen. Im allgemeinen beginnt man mit der Bestimmung der Rechteckimpulscharakteristik (RIC), wobei man bei 1000 ms anfangend allmählich die Impulsdauer verkürzt und über 400, 200, 100, 50, 21, 12, 6, 1,2, 0,5, 0,2, 0,1 bis zu 0,05 ms heruntergeht. Vor allem in (vermutlichen) Normalfällen kann man indes ohne weiteres auf die Prüfung einer großen Zahl der oben angegebenen Werte verzichten, indem man beispielsweise jede zweite Zahl ausläßt. Es empfiehlt sich dabei der Einfachheit halber grundsätzlich mit langen Impulszeiten zu beginnen.

Die Aufnahme der Dreieckimpulscharakteristik (DIC) wird in der gleichen Weise vorgenommen. Hierbei kann man sich jedoch darauf beschränken, die Kurve nur bis zu ihrem tiefsten Punkt hin aufzunehmen, da der weitere Verlauf, der praktisch parallel zur RIC erfolgt, keine neuen Gesichtspunkte mehr zu bringen vermag.

Die Elektrodentechnik entspricht dabei den in der Therapie üblichen Gepflogenheiten. Es ist indes vorteilhaft, die Elektroden hier möglichst klein zu halten, um vorzugsweise nur den zu untersuchenden Muskel zu durchströmen. Die Anwendung einer mono- oder bipolaren Technik bleibt dabei ohne wesentlichen Einfluß auf das Ergebnis.

Als Maßstab und Kriterium des Reizerfolges dient während der Aufnahme der gesamten Reizstärke-Reizzeit-Kurve die möglichst exakte Erzielung einer gleichstarken und auch gleichartigen Zuckung des zu untersuchenden Muskels.

Wesentlich bleibt in jedem Fall die Bestimmung der Chronaxie, was ohne Festlegung der Rheobase nicht möglich ist, und die Prüfung der Akkommodabilität. Diese drei Werte stellen gewissermaßen die Grundpfeiler der DIC und RIC dar; sie lassen sich darüber hinaus sämtlich in einer Zahl kurz ausdrücken. – Im allgemeinen zeigen Rheobase, Chronaxie und Akkommodabilität ein parallel laufendes Verhalten. In pathologischen Fällen findet sich daher nicht nur eine Heraufsetzung der Reizschwelle (höhere Stromstärke) und eine Verlängerung der Nutzzeit (erhöhte Chronaxie), sondern hiermit konform gehend auch ein zunehmender Verlust der Akkommodabilität. Dieser äußert sich in einer Erniedrigung des Quotienten (DIS:RIS) auf Werte unter 2,5. Gleichzeitig erreicht der rechte Teil der DIC seinen tiefsten Punkt bereits bei Impulszeiten von mehr als 50 ms.

• • • • Prüfung der faradischen und galvanischen Erregbarkeit

Für den täglichen Routinebetrieb und in all den Fällen, in welchen es gilt, in kurzer Zeit einen Überblick über die Erregbarkeitsverhältnisse einer größeren Zahl von Muskeln bzw. Nerven zu erhalten, erweist sich jedoch die Aufnahme von Reizstärke-Reizzeit-Kurven als zu zeitraubend. In solchen Fällen wird man sich mit der Prüfung der faradischen und galvanischen Erregbarkeit begnügen (Abb. 4.**34**). Hierbei bieten die modernen Reizstromgeräte den Vorteil, daß sie einen wohldefinierten (neo-)faradischen Strom (Impulsdauer 1 ms, Pausendauer 20 ms, dreieckförmige Impulsform) liefern, der, im Gegensatz zu früher, auch in seiner Spitzenstromstärke gemessen werden kann.

Technisch geht man hierbei so vor, daß man eine große indifferente Elektrode, die mit der Anode verbunden wird, am besten auf der Brust des Patienten befestigt und als differente Reizelektrode eine ebenfalls mit Stoff unterlegte, angefeuchtete Knopfelektrode nimmt, an der ein einfacher Fingerschalter angebracht ist und die mit der Kathode verbunden wird. Die ungefähre Lage der aufzusuchenden motorischen Reizpunkte der wichtigsten Nerven und Muskeln ist in Tab. 4.**1** dargestellt.

Die Reaktion des Muskels kann bei der Prüfung seiner elektrischen Erregbarkeit sowohl in quantitativer wie auch in qualitativer Hinsicht verändert sein:

Quantitative Änderungen der Erregbarkeit: Diese sind durch eine herauf- oder herabgesetzte Erregbarkeit des Muskels bedingt und äußern sich darin, daß eine höhere oder niedrigere Stromstärke als normalerweise für die Erzielung einer Muskelzuckung benötigt wird. Die Erreg-

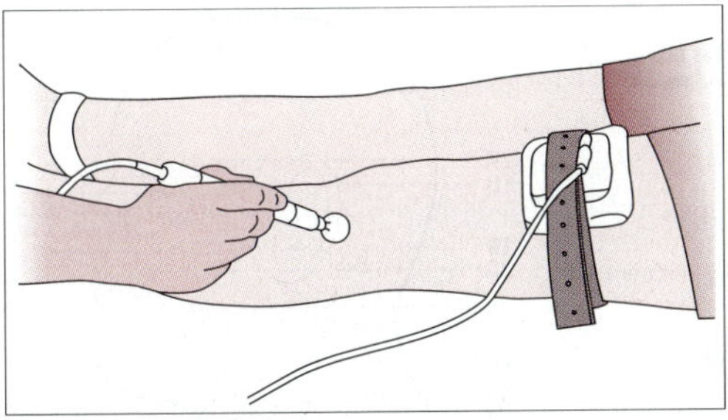

Abb. 4.**34** Monopolare Reizung des N. fibularis vom Nervenpunkt aus. Typische Anordnung zur Prüfung der faradischen und galvanischen Erregbarkeit. Kleine, distal gelegene Punktelektrode als Kathode geschaltet, große indifferente Elektrode als Anode proximal angebracht

barkeit des Muskels kann darüber hinaus aber auch gänzlich erloschen sein.

Für den Fall, daß die indirekte und direkte faradische Erregbarkeit des Muskels erloschen ist und es bei direkter Anwendung des galvanischen Stromes nur zu einer trägen, wurmförmigen Zuckung kommt, spricht man von einer *kompletten Entartungsreaktion.* Sie ist der Ausdruck einer schweren Schädigung im Bereich des peripheren motorischen Neurons. – Ist im Gegensatz zur kompletten Entartungsreaktion (EAR) die direkte faradische Erregbarkeit noch erhalten und auch die indirekte galvanische und faradische Erregbarkeit nur mehr oder minder stark erniedrigt, so liegt eine *partielle Entartungsreaktion* vor (Tab. 4.**2**).

Je nach dem Ergebnis der elektrodiagnostischen Untersuchung, mehr aber noch aufgrund der im Verlaufe von Wochen und Monaten auftretenden Änderungen, lassen sich auch prognostische Schlüsse ziehen.

Tabelle 4.**1** Schematische Darstellung der motorischen Nerven- und Muskelreizpunkte (RP). Zugleich tabellarische Zusammenstellung der peripheren nervalen und segmentalen Versorgung der Extremitätenmuskulatur

Reizpunkte am Kopf

RP	Muskel	Nerv
1	Frontalis	
2	Corrugator supercillii	
3	Orbicularis oculi	
4	Nasalis	
5	Caninus	
6	Zygomaticus	
7	Orbicularis oris	
8	Quadratus menti	
9	Triangularis menti	
10	Mentalis	
11	–	Facialis (III)
12	–	Hypoglossus
13	Platysma	
14	Omohyoideus	
15	Thyreohyoideus	
16	Sternohyoideus	
17	–	Facialis (I)
18	Temporalis	
19	–	Facialis (Stamm)
20	Masseter	
21	Risorius	
22	–	Accessorius
23	Sternocleidomastoideus	
24	Trapezius	
25	–	Phrenicus
26	–	Plexus brachialis
27	–	Thoracalis anterior

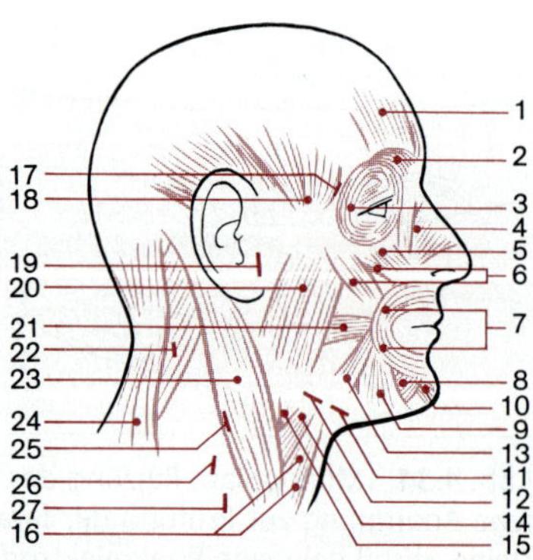

Reizpunkte an den oberen Extremitäten

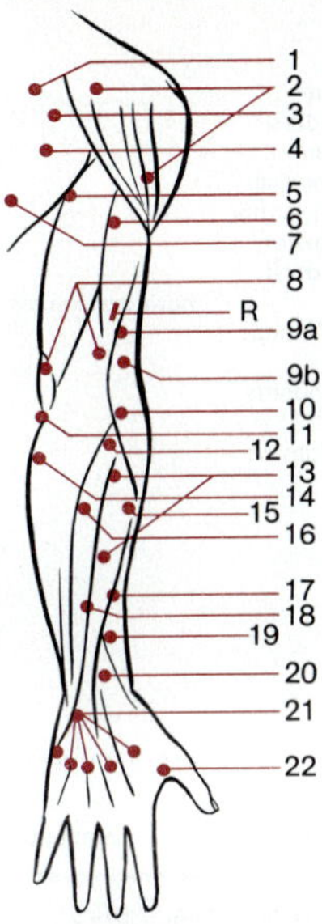

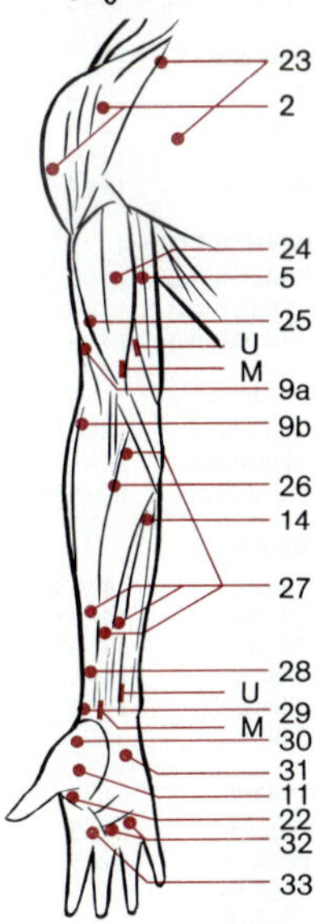

RP	Muskel	Nerv	Segment
23	Pectoralis major	Thoracoventralis	C5–Th1
7	Latissimus dorsi	Thoracodorsalis	C5–8
1	Infraspinatus	Suprascapularis	C4–6
4	Teres major	Subscapularis	C5–7
3	Teres minor	Axillaris	C4–5
2	Deltoides		C5–6
		N. musculacutaneus	
24	Biceps		
	Cap. brev.	Musculocutaneus	C5–6
25	Cap. long.	Musculocutaneus	C5–6
9a	Brachialis	Musculocutaneus	C5–6
M		**N. medianus**	
29	Pronator quadr.	Medianus	C7–Th1
26	Flexor carp. rad.	Medianus	C6–7
28	Flexor poll. long.	Medianus	C6–8
11	Flexor poll. brevis	Medianus	C7–Th1
27a	Flexor digit. superfic.		
27b	Flexor digit. prof. II. III		
30	Abductor poll. brevis	Medianus	C7–Th1
33	Lumbricales I. II	Medianus	C8–Th1
U		**N. ulnaris**	
27b	Flexor dig. prof. IV: V	Ulnaris	C8–Th1
32	Lumbricales III. IV	Ulnaris	C8–Th1
21	Interossei	Ulnaris	C8–Th1
22	Adductor poll.	Ulnaris	C8–Th1
31	Abductor V	Ulnaris	C8–Th1
14	Flexor carp. uln.	Ulnaris	C7–Th1
R		**N. radialis**	
6	Triceps		
	Cap. lat.	Radialis	C6–8
5	Cap. long.	Radialis	C6–8
8	Cap. med.	Radialis	C6–8
9b	Brachioradialis	Radialis	C5–6
12	Supinator	Radialis	C5–7
17	Abductor poll. long.	Radialis	C6–8
10	Extensor carp. rad. long.	Radialis	C5–7
15	Extensor carp. rad. brev.	Radialis	C5–7
16	Extensor carp. uln.	Radialis	C6–8
13	Extensor dig. comm.	Radialis	C6–8
18	Extensor V. proprius	Radialis	C6–8
19	Extensor poll. brevis	Radialis	C7–Th1
20	Extensor poll. longus	Radialis	C6–8

Reizpunkte am Rumpf; links dorsal, rechts ventral

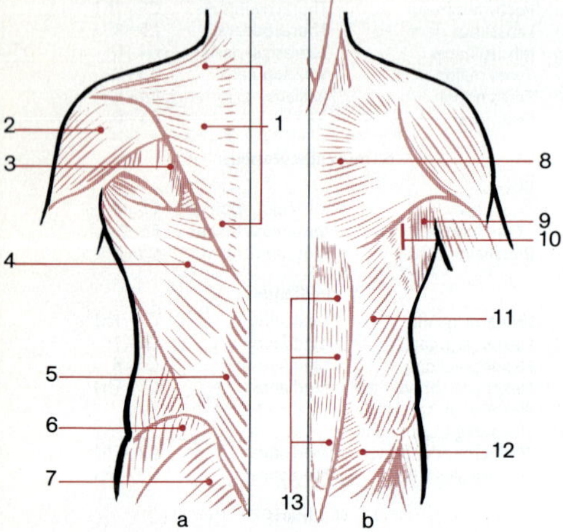

RP	Muskel	Nerv
1	Trapezius	
2	Deltoideus	
3	Infraspinatus	
4	Latissimus dorsi	
5	Erector trunci	
6	Glutaeus medialis	
7	Glutaeus maximus	
8	Pectoralis major	
9	Latissimus dorsi	
10	–	Thoracicus longus
11	Obliquus abdominis ext.	
12	Obliquus abdominis int.	
13	Rectus abdominis	

Reizpunkte an den unteren Extremitäten

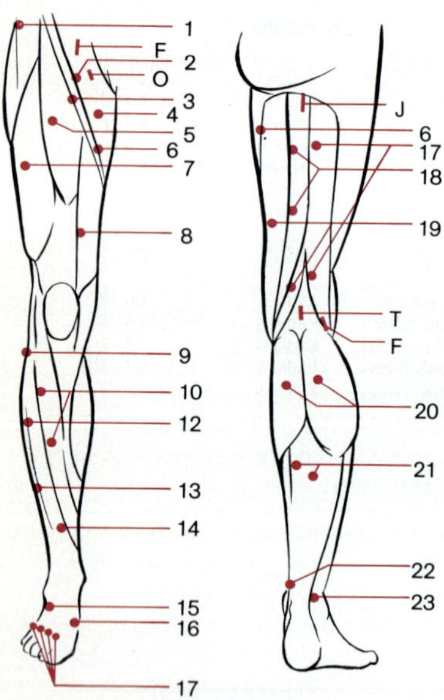

RP	Muskel	Nerv	Segment
1	Tensor fasciae latae	Gluteus cran.	L4–5
F		**N. femoralis**	
3	Sartorius	Femoralis	L2–3
5	Rectus fem.	Femoralis	L2–4
8	Vastus med.	Femoralis	L2–4
7	Vastus lat.	Femoralis	L2–4
O		**N. obturatorius**	
4	Adductor long.	Obturatorius	L2–3
2	Pectineus	Obturatorius	L2–3
6	Adductor magnus	Obturatorius	L3–4
J		**N. ischiadicus**	
18	Semitendinosus	Ischiadicus	L4–S1
19	Semimembrosus	Ischiadicus	L4–S1
17	Biceps fem.	Ischiadicus	L4–S5
T		**N. tibialis**	
20	Gastrocnemius	Tibialis	L4–S3
21	Soleus	Tibialis	L4–S2
22	Flesor dig. long.	Tibialis	L5–S2
23	Flexor hall. long.	Tibialis	L5–S2
16	Abductor hall.	Tibialis	S1–2
17	Interossei	Tibialis	S1–2
T		**N. fibularis**	
10	Tibialis ant.	Fibularis	L4–5
12	Extensor dig. long.	Fibularis	L4–S1
15	Extensor dig. brev.	Fibularis	L4–S1
14	Extensor hall. long.	Fibularis	L4–S1
9	Fibularis long.	Fibularis	L5–S1
13	Fibularis brev.	Fibularis	L5–S1

Tabelle 4.2 Übersicht partielle und komplette EAR

Art der Reizung	Partielle EAR	Komplette EAR
faradisch indirekt faradisch direkt galvanisch indirekt galvanisch direkt	herabgesetzt	erloschen wurmförmige Zuckung

Qualitative Änderungen der Erregbarkeit: Während der gesunde Muskel mit einer „blitzartigen" Zuckung reagiert, kann ein pathologisch veränderter Muskel ein in verschiedener Hinsicht abweichendes Verhalten zeigen. Hierzu gehört insbesondere die träge „wurmförmige" Zuckung bei galvanisch direkter Reizung eines Muskels mit kompletter Entartungsreaktion.

Die *myasthenische Reaktion* ist dadurch charakterisiert, daß die Zuckungen des Muskels bei einer schnellen Reizfolge schon bald schwach und schwächer werden, bis sie schließlich infolge Erschöpfung ganz erlöschen. Nach einer kurzen Pause reagiert der Muskel wiederum in genau der gleichen Weise. Diese Art des Verhaltens ist typisch für eine *Myasthenia gravis pseudoparalytica.*

Die myotonische Reaktion ist durch eine nach der elektrischen Reizung noch für eine kurze Zeit weiterbestehende Muskelkontraktion gekennzeichnet. Zusätzlich treten gelegentlich sog. Kontraktionswellen auf, die von der Anode zur Kathode verlaufen. Diese Reaktion trifft man bei der *Myotonia congenita* (Thomsen-Erkrankung) an.

4.2 Mittelfrequenztherapie

■ Der Bereich der Mittelfrequenz liegt zwischen 1 kHz und 100 kHz. Für die therapeutische Anwendung kommen jedoch nur Frequenzen von etwa 3 – 20 kHz in Betracht. Mittelfrequenzströme wirken in erster Linie auf Muskelzellen ein. Sie erfassen sämtliche Muskelfasern direkt im Ausbreitungsgebiet zwischen den beiden Elektroden. Nervenzellen benötigen dagegen höhere Frequenzen.

Der Mittelfrequenzstrom ist durch seine besondere *Volumenwirkung* charakterisiert. Seine Wirksamkeit hängt von der Stärke der lokalen Stromdichte ab. Diese ergibt sich wiederum aus der Größe der verwendeten Elektroden.

Der sinusoidale, nulliniensymmetrische Mittelfrequenzstrom entfaltet unter beiden Elektroden dieselbe *apolare Wirkung*. Aus diesem Grunde kommt es auch nicht zur Bildung von *Elektrolyseprodukten*. Ebenso entstehen auch keine störenden sensiblen Sensationen im Bereich der Hautoberfläche, da der kapazitive Hautwiderstand sich mit der Höhe der Stromfrequenz erniedrigt. Die gut leitenden Gummielektroden lassen sich deshalb direkt auf der Hautoberfläche fixieren. Infolge der durch einen Summationseffekt entstandenen Aktionspotentiale kommt es zu einer asynchronen Aktivität der motorischen Einheiten. Diese haben eine starke Ähnlichkeit mit denjenigen, welche bei der Willküraktivität entstehen. Diese Kontraktionen werden durchaus als eher angenehm empfunden.

Daß die Reizwirkung eines unmodulierten, sinusförmigen Mittelfrequenzstromes indes sehr schnell abnehmen kann, liegt darin begründet, daß schon sehr bald eine *Adaptation* erfolgt. Durch eine *Amplitudenmodulation*, was einem ständigen Ein- und Ausschalten des Stromes entspricht, läßt sich seine Wirksamkeit jedoch aufrechterhalten. Darüber hinaus findet auch keinerlei Akkommodation statt, wie bei einem niederfrequenten Strom.

Als eine Folge der *„reaktiven Depolarisation"* kommt es dennoch zu einer neuromuskulären Aktivierung. Dabei erfolgt die Reizwirkung erst durch eine Vielzahl von Einzelperioden, die man als *„Reizsummation"* bzw. als „Gildemeister-Effekt" bezeichnet.

Es entwickelt sich auch kein Hauterythem mehr wie bei einer Galvanisation.

Schmerzen, die durch eine defekte Funktion der Muskulatur bedingt sind, lassen sich durch eine Mittelfrequenztherapie gut behandeln. Eine Verbesserung der Durchblutung findet dagegen nicht statt.

Um die Reizwirkung eines ständig mit unveränderter Amplitude fließenden Mittelfrequenzstromes aufrechtzuerhalten, kann man die Amplitudenmodulation entweder in Form von Mittelfrequenzimpulsen oder in Gestalt eines Mittelfrequenzschwellstroms variieren.

Eine mittelfrequente Wechselstromtherapie mit einem langsamen Schwellstrom von etwa 0,1 – 0,16 Hz stellt das *Wymoton-Verfahren* dar.

Durch die Verwendung eines *3-Phasen-Wechselstromes* (Drehstrom) mit um 120 Grad verschobenen Phasen, die über drei großflächige Elektroden zugeführt werden, läßt sich eine relativ hohe und gleichmäßige Durchblutung der Muskulatur erreichen. Der Wechselstrom ist hinsichtlich seines Modulationsgrades variierbar. Seine Frequenz beträgt 11 kHz. Außerdem wird noch ein niederfrequenter Wechselstrom mit einer Frequenz von 250 Hz beigegeben. Dieser ist lediglich sensibel schwellig, motorisch indes unterschwellig dosiert. Der Patient wird aufgefordert, im Sinne von Intentionsübungen während der Anschwellphasen aktiv zu innervieren.

Indikationen

Indikationen für eine Therapie mit Mittelfrequenzströmen sind in erster Linie *Erkrankungen der Muskulatur.* Hierzu gehören Inaktivitätsatrophien, reflektorische Muskelverspannungen, ein fehlendes Muskelgefühl, eine Schwäche der Willkürinnervation und ein Verlust des psychomotorischen Bildes.

Fernerhin weichteilrheumatische Syndrome, Periarthropathien, postoperative und posttraumatische Störungen der Muskelinnervation, aber auch periphere Neuropathien. – Eine Beeinflussung von Schmerzsyndromen wird durch die Kombination mit niederfrequenten Strömen eindeutig verbessert.

Kontraindikationen

Dies sind für eine Therapie mit Mittelfrequenzströmen, abgesehen von den generellen Gegenanzeigen, das Vorhandensein von *Endoprothesen* und allen *Metallimplantaten* wegen der großen Gefahr von Lockerungen.

Bei einer Kombination mit niederfrequenten Strömen kann es zu *elektrolytischen Nebenwirkungen* kommen. Dies gilt für alle *implantierten elektronischen Geräte wie Herzschrittmachern, bei Entzündungen der Gefäße und Thrombosen* sowie *Verletzungen der Haut,* da es hier infolge von lokalen Spitzenströmen zu Nekrosen kommen kann.

4.3 Galvanische Hochvolttherapie

■ Bei der galvanischen Hochvolttherapie handelt es sich um kurze, polare Doppelimpulse von einer Dauer zwischen 40 und 80 μs bei Spannungen über 150 Volt sowie einer geringen Stromstärke.

Die maximale Stromstärke, d. h. der Spitzenstrom, der in das Körpergewebe eindringt, ist demnach beträchtlich höher als bei den sonst üblichen Reizstrom-Therapiegeräten, da er im Ampèrebereich liegen kann. Auf der anderen Seite sind die Stromimpulse extrem kurz. Bei einer Frequenz von 100 Impulsen pro Sekunde fließt der Strom lediglich 6 ms lang. Demzufolge beträgt die durchschnittliche Stromstärke lediglich weniger als 1,5 mA.

Dies hat unter anderem auch den Vorteil, daß die bekannten Nebenwirkungen der Reizstromtherapie wie Elektrolysen, Verätzungen unter den

Elektroden und Schließzuckungen beim Abnehmen der Elektroden unter der Behandlung entfallen.

- Die Hochvolttherapie eignet sich wegen ihres guten analgetischen Effektes zur Behandlung akuter, aber auch chronischer Verletzungsfolgen, insbesondere zur Schmerzbehandlung, Ödemreduzierung, Muskelentspannung und Muskelstimulation bei intakter Innervation sowie zur Förderung der Trophik und der Schmerzpunktlokalisation.

Die Behandlung führt zu besseren Resultaten als ein isometrisches Training. Muskelkraft und Muskelumfang werden eindeutig verbessert. Im biopsierten Muskel ist eine signifikante Vermehrung der Energieträger zu erkennen. Bei einer Muskelreizung mit der Frequenz von 40 zeigen sich identische EMG-Kurven wie bei einer aktiven Innervation des Muskels.

Infolge des hohen Spitzenstroms können ganze Muskelgruppen von einem einzigen Punkt aus stimuliert werden. Die muskuläre Rehabilitation kann deshalb bereits zu einem Zeitpunkt vorgenommen werden, wenn Frakturen oder andere Verletzungsfolgen noch eine strenge Immobilisation erforderlich machen.

Ein weiterer, nicht unwichtiger Vorzug liegt darin, daß wegen der fehlenden Gleichstromkomponente einliegende Metallimplantate wie Platten, Schrauben oder Nägel nicht als Kontraindikation anzusehen sind.

Der Muskeltonus wird ebenso vermindert wie der Hartspann von tendomyotischer Muskulatur.

Schließlich werden auch Ödemresorption, Trophik und Wundheilung gefördert.

Indikationen

Schmerzsyndrome des gesamten Bewegungssystems, Myotendinosen, auch im Bereich der Rückenstreckmuskulatur, Arthrosen, chronische Epikondylopathien des Ellenbogens (Tennisellenbogen und Golferellenbogen), Algodystrophien (Morbus Sudeck), Prävention oft quälender Postzoster-Neuralgien, Achillodynien, Verbesserung der Wundheilung bei Druck- und diabetischen Hautulzera sowie beim chronischen Ulcus cruris.

Eine *Kontraindikation* stellen – wie bei jeder Form von Elektrotherapie – lediglich implantierte Herzschrittmacher dar.

Die *Behandlungsdauer* beträgt i.a. 20 Minuten. Der Patient kann dabei die Stromstärke selbst regulieren. Bei frischen Verletzungen empfiehlt sich eine Kombination mit Kompressionsverbänden und Kryotherapie.

Impulsform, Frequenz, Elektrodengröße und Reizstärke werden individuell und in Abhängigkeit vom Stadium der Erkrankung oder Verletzung gewählt.

4.4 Hochfrequenztherapie

Physikalische Grundlagen

- Unter Hochfrequenztherapie versteht man die Anwendung von Wechselströmen mit einer Frequenz von etwa 1 – 3000 Mill. Schwingungen pro Sekunde zu therapeutischen Zwecken. Im einzelnen gehören hierzu die *Kurzwellentherapie* und ihre verschiedenen Anwendungsformen, die *Dezimeterwellen-* und die *Mikrowellentherapie.* Kurz-, Dezimeter- und Mikrowellen stellen – ebenso wie die Licht- und Röntgenstrahlen – elektromagnetische Schwingungen dar. Physikalisch gesehen unterscheiden sie sich von diesen lediglich durch ihre unterschiedliche Frequenz, wenngleich ihre physiologischen Wirkungen grundsätzlich anderer Art sind.

Einen Überblick über das gesamte *Spektrum der elektromagnetischen Schwingungen* und ihre praktische Anwendung auf technischem und medizinischem Gebiet gibt die Tab. 4.**3**. Hierbei zeigt sich, daß alle Verfahren, die sich in dieser Tabelle „unterhalb" der Kurzwellentherapie finden (Dezimeterwellen-, Mikrowellen-, Ultrarot-, Licht-, Ultraviolett-therapie usw.), weit kürzere Wellenlängen benutzen als die „Kurz"-Wellen. Der Begriff der Kurzwellen ist demnach nicht ganz zutreffend. Der Grund für seine Anwendung erklärt sich aber daraus, daß diese Bezeichnung ursprünglich aus der Nachrichtentechnik (Rundfunk) übernommen wurde.

Sämtliche elektromagnetischen Schwingungen zeichnen sich dadurch aus, daß sie sich (in der Luft) mit der gleichen Geschwindigkeit wie das Licht fortpflanzen, nämlich 300 Mill/Meter pro Sekunde. Das Produkt aus Wellenlänge und Schwingungszahl (Frequenz) muß demnach konstant sein, und Wellenlänge und Frequenz müssen sich in umgekehrtem Verhältnis zueinander befinden. Die Länge der einzelnen Wellen ergibt sich einfach dadurch, daß man die Lichtgeschwindigkeit jeweils durch die Zahl der Schwingungen pro Sekunde dividiert. So beträgt zum Beispiel bei einer Frequenz von 30 MHz die Wellenlänge:

$$\frac{\text{Lichtgeschwindigkeit}}{\text{Frequenz}} = \frac{300\ \text{Mill.}}{30\ \text{Mill.}} = 10\ \text{m}$$

Eine Welle von 10 m Länge würde demnach der Frequenz von 30 MHz entsprechen. Infolgedessen ist es an sich völlig gleichgültig, ob man zur Kennzeichnung einer bestimmten elektromagnetischen Welle die be-

Tabelle 4.3 Spektrum der elektromagnetischen Schwingungen (aus H. Thom: Einführung in die Kurzwellen- und Mikrowellentherapie, 3. Aufl., Urban & Schwarzenberg, München 1963)

Technik	Frequenz etwa	Wellenlänge etwa	Medizin
Gleichstrom	– 0 Hz –		Galvanisation
	– 1 Hz –		
	– 10 Hz –		Elektrokardiographie Elektromyographie Elektroenzephalographie
technischer Wechselstrom			
	– 10^2 Hz –		
		– 1000 km –	Niederfrequenztherapie
Niederfrequenz	– 10^3 Hz = 1 kHz –		Mittelfrequenztherapie
		– 100 km –	
	– 10^4 Hz –		
		– 10 km –	
Langwellenfunk	– 10^5 Hz –		–
		– 1 km –	
Mittelwellenfunk	– 10^6 Hz = 1 MHz –		Hochfrequenzchirurgie
Kurzwellenfunk		– 100 m –	–
	– 10^7 Hz –		

			Hochfrequenztherapie
		10 m	
	10^8 Hz		Kurzwellentherapie (11 m)
		1 m	
	10^9 Hz		
Ultrakurzwellenfunk	10^{10} Hz	10 cm	Dezimeterwellentherapie (69 cm)
	10^{11} Hz		
			Mikrowellentherapie (12,5 mm)
		1 cm	
		1 mm	
	10^{12} Hz		
			Infrarottherapie
Wärmestrahlung	10^{13} Hz		
		0,01 mm	Lichttherapie
	10^{14} Hz		
			Ultravioletttherapie (Raumluftsterilisierung)
Lichtwellen	10^{15} Hz		
		0,001 mm	
Ultraviolette Strahlung			
		100 mμ	
	10^{16} Hz		
		10 mμ	

Tabelle 4.3 Spektrum der elektromagnetischen Schwingungen (aus H. Thom: Einführung in die Kurzwellen- und Mikrowellentherapie, 3. Aufl., Urban & Schwarzenberg, München 1963) *(Fortsetzung)*

Technik	Frequenz etwa	Wellenlänge etwa	Medizin
–	– 10^{17} Hz –		–
		– 1 mμ –	
			Grenzstrahlentherapie
	– 10^{18} Hz –		
		– 1 Å –	–
Feinstrukturuntersuchung	– 10^{19} Hz –		Röntgendiagnostik
		– 0,1 Å –	
			Röntgentiefentherapie
	– 10^{20} Hz		
		– 0,01 Å –	
			–
	– 10^{21} Hz –		
Materialprüfung		– 0,001 Å –	Radiumtherapie, Diagnostik und Therapie mit künstlichen radioaktiven Isotopen
			–
			Hochvolttherapie
	– 10^{22} Hz –		
Kosmische Strahlungen		– 0,0001 Å –	–

treffende Wellenlänge oder die Frequenz angibt. In der Praxis hat es sich jedoch eingebürgert, zur näheren Kennzeichnung die Wellenlänge in Metern bzw. Zentimetern anzugeben, da dies den Vorteil des einfacheren Rechnens mit kleinen Zahlen hat.

Erzeugung von Kurzwellen und Mikrowellen

Kurzwellenströme entstehen durch rhythmische Bewegungen elektrischer Ladungen in sog. *Schwingkreisen,* die sich im wesentlichen aus einem Kondensator und einer Spule zusammensetzen. Die sich in einem derartigen elektrischen Schwingkreis abspielenden Schwingungen lassen sich am einfachsten mit den Schwingungen eines Pendels vergleichen. Während bei der mechanischen Schwingung eine ständige Umwandlung von potentieller in kinetische Energie und umgekehrt erfolgt, verwandelt sich beim elektrischen Schwingkreis fortwährend magnetische in elektrische Energie und umgekehrt. Zur Erzielung einer *ungedämpften Schwingung*, wie sie bei der Kurzwellenbehandlung verwendet wird, bedarf es jedoch der ständigen Zuführung neuer Energien. Dies erfolgt mit Hilfe einer Elektronenröhre sowie einer entsprechenden Schaltung, so daß die Energiezuführung jeweils im richtigen Augenblick und im gleichen Rhythmus mit den Schwingungen des Schwingkreises erfolgt.

Es bereitet unserem Vorstellungsvermögen jedoch einige Schwierigkeiten, sich zu vergegenwärtigen, daß der Strom in einem derartigen Schwingungskreis seine Richtung in jeder Sekunde viele Millionen Mal zu ändern vermag. Die in dem ersten Schwingkreis, deshalb auch *Primär- oder Erzeugerkreis* genannt, erzeugten Schwingungen werden durch induktive miteinander gekoppelte Schwingspulen auf den zweiten Schwingkreis, auch *Sekundär- oder Behandlungskreis* genannt, übertragen. In diesen zweiten Kreis sind die Behandlungselektroden und der Patient selbst eingeschaltet. Die Energieübertragung vom Primär- auf den Sekundärkreis ist jedoch nur dann in vollem Ausmaß gewährleistet, wenn beide Kreise auf annähernd gleiche Frequenz abgestimmt sind. Man spricht dann von Resonanz. Da jedoch die Arbeitsbedingungen des Behandlungskreises je nach Art und Größe des zwischen den beiden Kondensatorplatten eingeschalteten Mediums bzw. des zu behandelnden Körperabschnitts stark unterschiedlich sind, müssen Primär- und Sekundärkreis stets exakt aufeinander abgestimmt sein. Dies erfolgt mit Hilfe einer automatischen Vorrichtung zur laufenden *Abstimmung auf Resonanz.* Hierdurch ist eine verläßliche und gleichmäßige Dosierung für die Gesamtdauer der Behandlung gewährleistet.

Die *Erzeugung von Mikrowellen* erfolgt mit Generatoren, einem sog. Magnetron. Zur Fortleitung der Energie dienen besondere Kabel, d. h. Hohl-

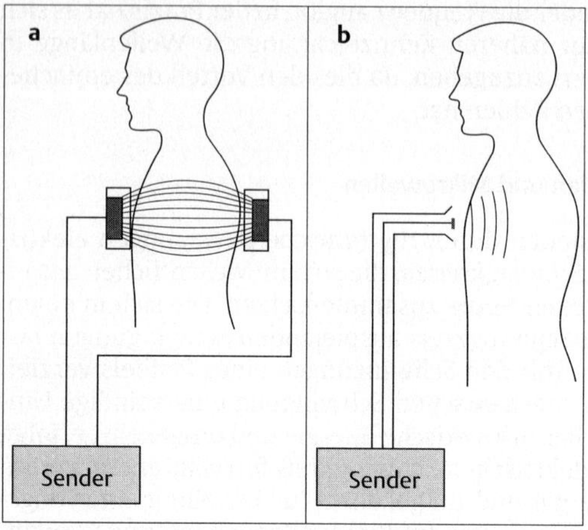

Abb. 4.**35 a** u. **b** Grobschematische Darstellung des Unterschiedes zwischen der Behandlung im Kondensatorfeld (**a**) und der Behandlung im Strahlenfeld (**b**). Der Verlauf der elektrischen Feldlinien soll hierbei veranschaulichen, wie bei der Durchflutung mit Kurzwellen im Kondensatorfeld der gesamte, zwischen den beiden Elektroden gelegene Körperbezirk mit erfaßt wird. Bei der Behandlung im Strahlenfeld wird jedoch, ähnlich wie bei der Behandlung im Spulenfeld, der betreffende Körperabschnitt bei begrenzter Eindringtiefe nur von einer Seite bestrahlt

leiter bzw. Koaxialkabel. Die Elektroden, die hier zutreffender als Strahler bezeichnet werden, bestehen aus einer Antenne, meist in Form eines Dipols oder eines Stabes, die in Verbindung mit einem Reflektor für die gleichmäßige Abstrahlung der Hochfrequenzenergie sorgt (Abb. 4.**35 b** und 4.**37 d**). Je nach Form der Antenne kann die Strahlung mehr oder minder stark gebündelt werden. Beim Übergang in den Körper werden die Strahlen teilweise reflektiert und abgelenkt.

Die bei der Behandlung mit Kurzwellen notwendige Abstimmung auf Resonanz entfällt sowohl bei der Mikrowellen- wie der Dezimeterwellentherapie. Hier wird die am Gerät eingestellte Leistung selbst dann abgegeben, wenn sich kein Patient im Strahlenfeld befindet.

Gesetzliche Störschutzbestimmungen: Jedes Kurzwellen- und Mikrowellengerät stellt zugleich auch einen Kurz- bzw. Mikrowellensender dar. Die Geräte können daher den Empfang von Rundfunk- und Fernsehsendern, die auf der gleichen oder ähnlichen Wellen arbeiten, empfindlich stören. Aus diesem Grunde wurde bereits 1947 auf der Weltnachrichtenkonferenz in Atlantic-City beschlossen, für wissenschaftliche, medizinische und industrielle Zwecke nur wenige, eng umschriebene Wellenlängen zur Benutzung freizugeben. Dieser internationalen Vereinbarung entspricht unser *„Gesetz über den Betrieb von Hochfrequenzgeräten"* vom 9.8.1948. Seit 1951 muß daher jedes neu aufgestellte Hochfrequenztherapiegerät mit einem sog. *FTZ-Serienprüfschein* versehen sein, in welchem von dem in Darmstadt befindlichen Fernmelde-technischen Zentralamt (FTZ) der Deutschen Bundespost bestätigt wird, daß das Gerät den vorgeschriebenen Bedingungen über die Funkentstörung entspricht.

Anwendungsformen der Hochfrequenztherapie und Elektrodentechnik

Für die Anwendung hochfrequenter elektrischer Ströme stehen drei bzw. vier verschiedene Behandlungsverfahren zur Verfügung, die sich hinsichtlich ihrer physikalischen Grundlagen prinzipiell voneinander unterscheiden, in ihrer Wirkung sich jedoch zum Teil weitgehend ähneln (Tab. 4.**4**).

1. Behandlung mit Kurzwellen
   - Kondensatorfeldmethode (Wellenlänge rund 11 m),
   - Spulenfeldmethode (Wellenlänge rund 11 m),
2. Behandlung mit Dezimeterwellen, Strahlenfeldmethode (Wellenlänge 69 cm),
3. Behandlung mit Mikrowellen, Strahlenfeldmethode (Wellenlänge rund 12,5 cm).

Die im folgenden gegebene Darstellung der Prinzipien verschiedener Behandlungsverfahren ist deshalb praktisch bedeutungsvoll, weil dadurch nicht nur unterschiedliche Möglichkeiten der Behandlungstechnik vermittelt werden, sondern diese zugleich auch an bestimmte Indikationen geknüpft sind. Die Wahl der jeweils geeignetsten Behandlungstechnik sowie die Auswahl und Anordnung der Elektroden ist ohne die Kenntnis dieser Voraussetzungen daher nicht möglich.

4.4.1 Kurzwellentherapie im Kondensatorfeld

Bei der Behandlung im Kondensatorfeld befindet sich der zu behandelnde Körperabschnitt im hochfrequenten *elektrischen Feld* zweier isolierter Elektroden (Abb. 4.**35 a**, 4.**36** und 4.**37 a**). Körper und Elektroden bilden dabei zusammen einen Kondensator. Auf diese Weise kommt es zu einer „Durchflutung" des gesamten, innerhalb des elektrischen Feldes gelegenen Körpergebietes (Abb. 4.**35 a** und 4.**37 a**). Die besonderen Eigenheiten des hochfrequenten Stromes gestatten es ihm dabei, auch elektrisch nicht leitende Medien ohne weiteres zu durchdringen. Man spricht aus diesem Grunde, im Gegensatz zum „Leitungsstrom", von einem sog. „Verschiebungsstrom". Auf diese

Tabelle 4.4 Technische und physikalische Daten der verschiedenen Formen der Hochfrequenztherapie

Therapiemethode Frequenz Wellenlänge	Frequenzbereich Wellenlängenbereich	Funktechnische deutsche internationale Bezeichnung	Physikalisches Wirkungsprinzip
Ultraschalltherapie 800 kHz 1875 mm	300 kHz – 3 MHz 100 – 100 m	Mittelwelle (MW) Hektometerwelle Medium frequency (MF)	mechanische Energie Schallfelder/Vibration Absorption im Gewebe
Kurzwellentherapie 27,12 MHz ± 0,6%	3 – 30 MHz	Kurzwelle (KW) Dekameterwelle	elektrische Energie elektrische und magnetische Felder
11,06 m	10 – 100 m	High frequency (HF)	Erzeugung von Joule-Wärme
–	30 – 300 MHz 1 – 10 m	Ultrakurzwelle (UKW) Very high frequency (VHF)	–
Dezimeterwellentherapie 433,92 MHz ± 0,2% 69 cm	300 MHz – 3 GHz	Dezimeterwelle (dmW)	elektrische Energie
Mikrowellentherapie 2450 MHz ± 50 MHz 12,5 cm	10 – 100 cm	Ultra high frequency (UHF)	elektromagnetische Felder Absorption im Gewebe

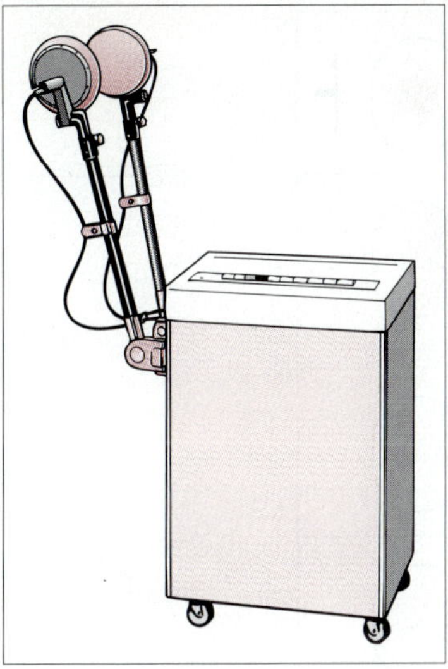

Abb. 4.**36** Kurzwellentherapiegerät (Ultratherm 808 i), hier mit Halterarmen und zwei mittelgroßen Abstands- bzw. Kondensatorfeldelektroden. Das Gerät verfügt über eine Abstimmautomatik für konstante Leistungsabgabe, die über Drucktasten eingestellt wird, sowie eine für athermische, intermittierende Therapie

Weise werden auch nicht oder nur schlecht leitende Körpergewebe vom hochfrequenten elektrischen Strom durchdrungen bzw. nahezu verlustlos überbrückt. Aufgrund dieser Besonderheiten des Hochfrequenzstromes ergab sich die Möglichkeit einer Verwendung von Luftabstands- oder Schalenelektroden, die – im Gegensatz zur Niederfrequenztherapie – eine Behandlung ohne unmittelbaren Hautkontakt gestatten.

Die Behandlung im Kondensatorfeld kann mit zwei verschiedenen Elektrodentypen durchgeführt werden:

- *Schalenelektroden,* auch als Luftabstands- oder Schliephake-Elektroden bezeichnet (Abb. 4.**36**, 4.**38 a** u. **c**). Sie sind leichter als die Weichgummielektroden zu fixieren und können auch unabhängig von der Gestalt und Beschaffenheit der Hautoberfläche angewendet werden. Sie gestatten deshalb auch Behandlungen im Bereich des Kopfes.
- *Weichgummielektroden.* Im Vergleich zu den Schalenelektroden ist die Anbringung der Weichgummielektroden u. U. etwas schwieriger, da sie häufig durch Gummibänder oder Sandsäcke in der richtigen Lage festgehalten werden müssen (Abb. 4.**38**). Die Herstellung des auch hier notwendigen Elektroden-Haut-Abstandes wird im allgemeinen durch das Unterlegen von Filzplatten hergestellt. Ein gewisser Mindestabstand kann auch durch eine noppenförmige Gestaltung der Auflagefläche der Elektrode erreicht werden.

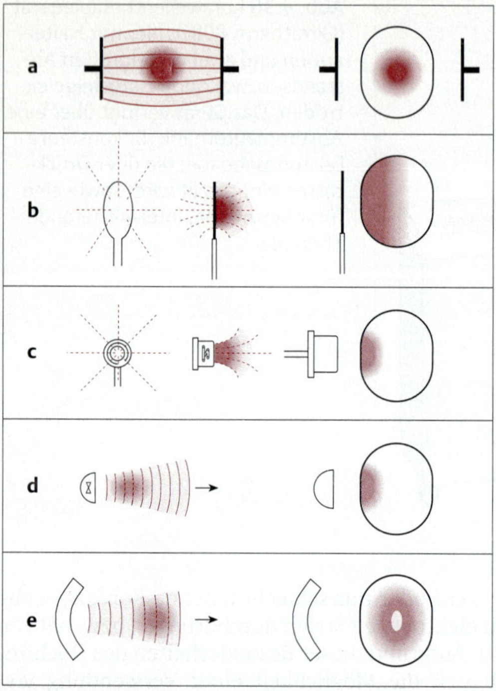

Abb. 4.**37 a–e** Grobschematische Übersicht über die Feld- und Wärmeverteilung bei der Hochfrequenz-Wärmetherapie (s. auch Abb. 4.**43 a–f**)

a Behandlung im elektrischen Feld mit Kondensatorfeld-Elektroden. Relativ stärkste Tiefenwirkung
b Behandlung im magnetischen Feld im Induktionskabel (Flachspule). Großflächige, bevorzugte Erwärmung der gut leitenden Gewebsschichten, insbesondere der Muskulatur
c Behandlung im magnetischen Feld mit Wirbelstrom-Elektrode. Mehr umschriebene, bevorzugte Erwärmung der Muskulatur bei relativ geringer Mitbeteiligung des Fettgewebes
d Behandlung im Strahlenfeld. Annähernd gleiche Wärmeverteilung bei Verwendung von Rundstrahlern mit 12,5 cm und 69 cm Wellenlänge
e Dezimeterwellentherapie (69 cm) mit einem Muldenapplikator bzw. einem Hohlleiterstrahler (Pyrodor). Hierbei günstigste Tiefenwirkung bei optimaler Fettentlastung

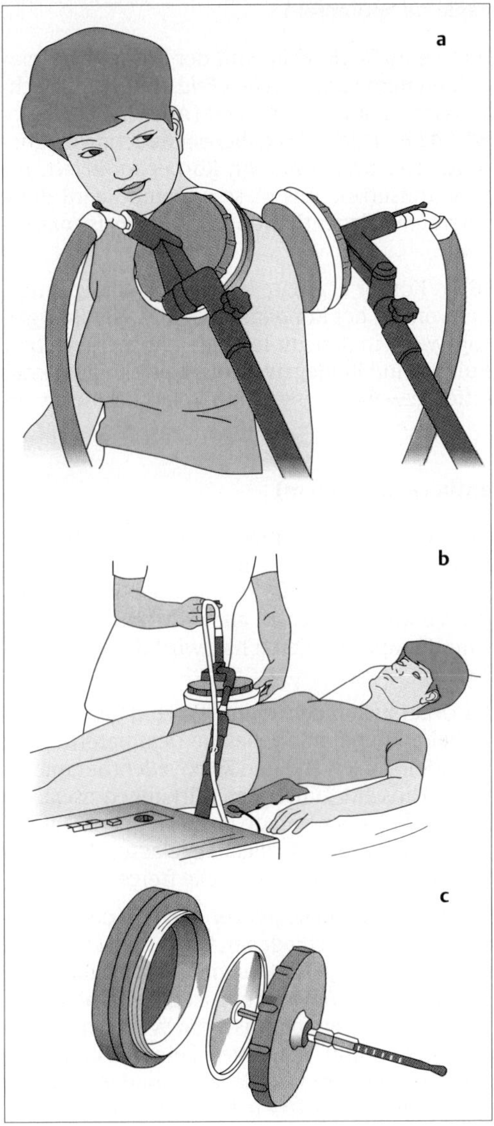

Abb. 4.**38 a – c** Anwendung von Kondensatorfeld-Abstandselektroden

a Durchflutung der linken Schulterpartie im Kondensatorfeld mit zwei Abstandselektroden

b Durchströmung des unteren Abdomens, hier die Behandlung einer Adnexitis mit je einer Kondensatorfeld-Abstandselektrode (ventral) und einer Weichgummielektrode (dorsal). Die gleiche Behandlung kann auch in Seitenlage mit zwei Schliephake-Abstandselektroden durchgeführt werden

c Abstandselektrode, aufgeschraubt. In der Mitte die eigentliche Metallelektrode, die zur Behandlung innerer oder oberflächlich gelegener Organe verstellt werden kann. Mit größerem Elektroden-Haut-Abstand nimmt die Tiefenerwärmung zu

4.4.2 Kurzwellentherapie im Spulenfeld

Bei der Kurzwellentherapie im Spulenfeld wird der Körper bzw. einzelne Abschnitte desselben dem *magnetischen Feld* einer vom Hochfrequenzstrom durchflossenen Spule ausgesetzt (Abb. 4.**37 b** u. **c** sowie Abb. 4.**39 a – c** und 4.**43 b**). Durch das dabei entstehende magnetische Wechselfeld werden Wirbelströme im Körper induziert, die sich ihrerseits in Wärme umsetzen. Aus diesem Grunde wird diese Form der Kurzwellentherapie gelegentlich auch als *„Wirbelstromtherapie"* bezeichnet.

Die durch das Spulenfeld im Körper erzeugte Wärmeverteilung unterscheidet sich grundsätzlich von der des Kondensatorfeldes. Der Energieumsatz erfolgt hier vorzugsweise in den gut leitenden Körpergeweben. Dies bedeutet, daß Muskulatur und Bindegewebe verhältnismäßig kräftig, Haut- und Unterhautfettgewebe dagegen nur relativ schlecht erwärmt werden.

4.4.3 Dezimeterwellentherapie (= 69 cm)

Bei der Dezimeterwellentherapie (Ultrahochfrequenztherapie mit 69 cm Wellenlänge) handelt es sich um die jüngste Form aller bisher verwendeten Hochfrequenztherapieverfahren. Wegen einiger bedeutsamer Vorzüge, die sie im Vergleich zu allen übrigen Methoden der Hochfrequenzwärmetherapie zu bieten hat, wird ihr heute vielfach der Vorzug gegeben.

Aufgrund experimenteller Untersuchungen konnte Pätzold bereits 1937 darauf hinweisen, daß die Behandlung mit Wellen im Dezimeterbereich im Vergleich zu der damals allein angewendeten Kurzwellentherapie im Meterbereich in mehrfacher Hinsicht günstigere Wirkungen erwarten lasse. Bedauerlicherweise wurde jedoch gerade diese Frequenz auf der Weltnachrichtenkonferenz von Atlantic-City nicht zugelassen. Erst 1959 wurde sie auch für medizinische Behandlungszwecke freigegeben.

Die Vorteile der 69-cm-Wellen-Therapie liegen vor allem in der günstigeren Temperaturverteilung in den verschiedenen Körpergeweben bzw. ihrer besseren Tiefenwirkung. Hierzu gehört auch die sog. thermische Fettentlastung. Für die therapeutische Anwendung ist die erheblich vereinfachte Elektrodentechnik von großem praktischem Wert. Im Gegensatz zur Kurzwellentherapie benötigt man hier keine detaillierten Kenntnisse. Ebenso entfällt die sonst erforderliche, besondere Sorgfalt bei der Anlegung der Elektroden (Abb. 4.**40 a** u. **b**). Die Gefahr von Verbrennungen durch eine falsche Applikation der (Hohlleiter-)Elektrode ist nahezu ausgeschlossen. Auch die Zahl der erforderlichen Elektroden läßt sich auf 1 – 2 Grundformen beschränken.

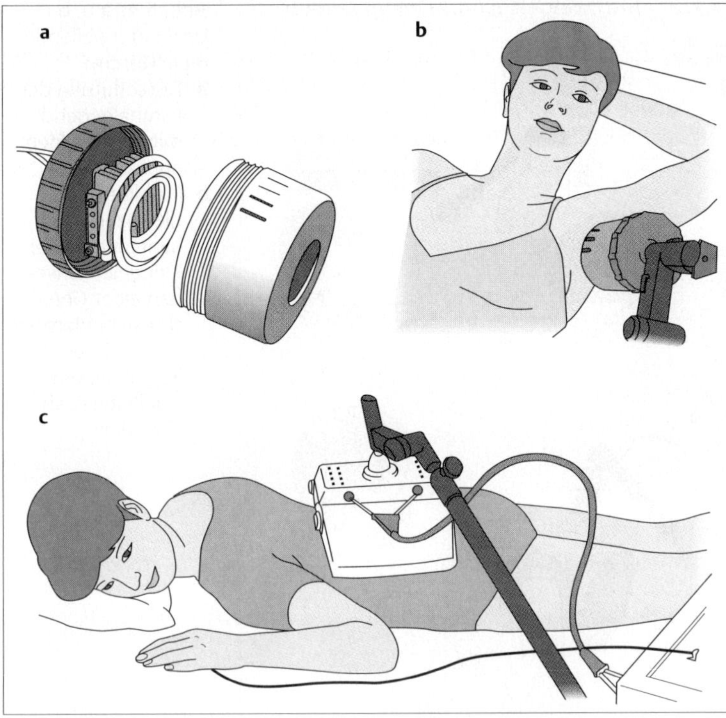

Abb. 4.**39a–c** Behandlung mit der Spulenfeldelektrode
a Spulenfeldelektrode, aufgeschraubt (Monode). Man erkennt deutlich die Metallspule
b Die Behandlung eines umschriebenen Prozesses in der Axilla (Schweißdrüsenabszeß) mit der kleinen Spulenfeldelektrode (Minode)
c Durchströmung der Rückenstreckmuskulatur bei einer Lumbalgie im Spulenfeld unter Verwendung einer Klappdeckelelektrode (Diplode). Die Patientin hält in ihrer linken Hand die Schnur, um ggf. das Gerät vorzeitig selbst ausschalten zu können

Schließlich entfällt auch hier die Notwendigkeit einer Abstimmung auf Resonanz und damit die sonst notwendige sorgfältige Überwachung des Patienten während der gesamten Behandlungszeit.

Ebenso wie bei der Kurzwellentherapie führen auch bei der Dezimeterwellentherapie zwei verschiedene Elektrodentypen zu einer wesentlich voneinander abweichenden Eindringtiefe bzw. Wärmeverteilung. Die-

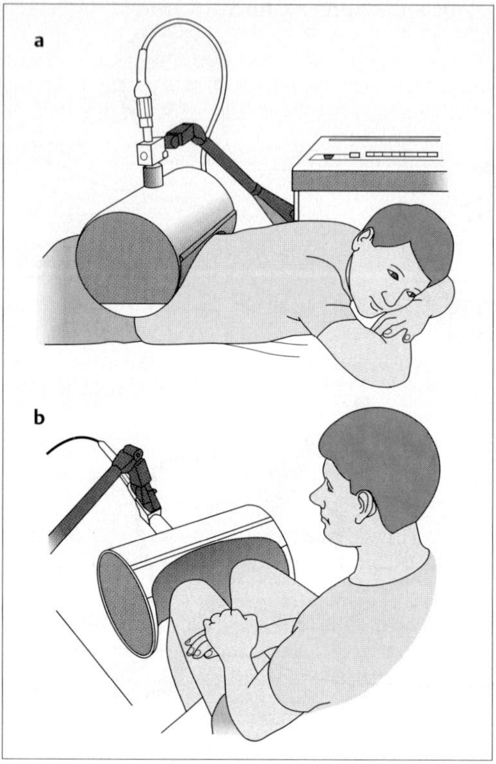

Abb. 4.**40 a** u. **b** Dezimeterwellentherapie (69 cm)
a Durchflutung der Lumbalgegend mit dem Muldenapplikator
b Problemlose gleichzeitige Behandlung beider Kniegelenke wegen einer Gonarthrose beiderseits mit Dezimeterwellen mit einem Hohlleiterstrahler (Pyrodor)

ses übereinstimmende Verhalten geht eindeutig aus dem Vergleich der Temperaturverläufe hervor (Abb. 4.**43 a – f**).

Nur die Behandlung im Kondensatorfeld mit Kurzwellen vermag, ebenso wie die Anwendung eines Hohlleiterstrahlers, den gesamten Körperbereich zwischen den beiden Elektroden bzw. Elektrodenenden zu durchfluten. Der Unterschied liegt jedoch in der erheblich stärkeren Durchblutungsförderung im Bereich der Muskulatur und in der wesentlich geringeren Aufwärmung des therapeutisch belanglosen Fettgewebes bei der 69-cm-Wellen-Therapie.

Auch die im Körper erzielte Wärmeverteilung mit Rund- und Längsstrahlern ähnelt stark derjenigen bei der Behandlung im Spulenfeld und bei der Mikrowellenbestrahlung.

4.4.4 Mikrowellentherapie – Behandlung im Strahlenfeld ($\lambda = \approx 12{,}5$ cm)

Während bei der Behandlung im Kondensator- und im Spulenfeld im wesentlichen die Stromwärme des hochfrequenten Stromes das therapeutische Agens darstellt, beruht die Wirkung der Mikro- und Dezimeterwellentherapie auf der Absorption von elektromagnetischen Schwingungen, d.h. von Strahlen. Hieraus ergibt sich ein in verschiedener Beziehung von der Kurzwellentherapie abweichendes Verhalten (Abb. 4.**35 b** und 4.**37 d**). Mikrowellen sind dadurch charakterisiert, daß sie an Grenzflächen zweier elektrisch verschiedener Gewebe zu einem beträchtlichen Teil reflektiert werden. Sie verfügen damit über Eigenschaften, die bereits in das Gebiet der Optik fallen. Die Mikrowellen weisen zugleich auch manche Gemeinsamkeiten mit dem Verhalten des Ultraschalls auf. Im elektromagnetischen Wellenspektrum nehmen sie aufgrund ihrer verhältnismäßig kurzen Wellenlänge bereits eine Übergangsstellung zu den an sie angrenzenden Wärmestrahlen, den Infrarotstrahlen, ein.

Die bei der Mikrowellentherapie im Körper erzeugte Wärmeverteilung entspricht – trotz ihres physikalisch grundsätzlich anderen Wirkungsmechanismus – im wesentlichen derjenigen, wie sie bei der Behandlung im Spulenfeld erzielt wird.

Für die Behandlung im Strahlenfeld wurden ebenfalls verschiedene Elektrodentypen entwickelt:

- *Rundstrahler:* Diese werden vorzugsweise für die Behandlung mehr umschriebener Bezirke verwendet (Abb. 4.**41 a**).
- *Längsstrahler:* Derartige, große, länglich oder rechteckig geformte Elektroden eignen sich besonders für die Behandlung größerer Körperabschnitte im Bereich des Rumpfes, insbesondere der Wirbelsäule und der Rückenstreckmuskulatur (Abb. 4.**41 b**).
- *Körperhöhlenstrahler:* Dieser Eletrodentyp wurde vorzugsweise für gynäkologische Zwecke entwickelt. Derartige Elektroden können sowohl intravaginal, wie auch intrarektal angewendet werden.
- *Fokuselektroden:* Diese kleinsten unter den Strahlenfeldelektroden sind für eine ganz eng umschriebene Erwärmung, insbesondere im Gebiet der Zahn-, Mund- und Kiefer- sowie der Hals-, Nasen- und Ohrenerkrankungen vorgesehen. Sie werden mit unmittelbarem Hautkontakt angelegt.

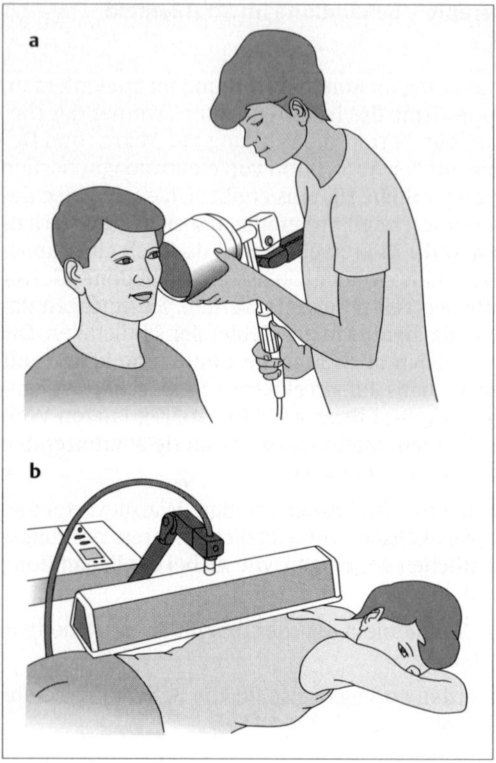

Abb. 4.**41 a** u. **b**
Mikrowellentherapie
a Bestrahlung des linken Ohrbereiches mit einem Mikrowellenrundstrahler. Hierbei sollte eine Spezialbrille zum Schutz der Augen aufgesetzt werden (hier nicht eingezeichnet)
b Behandlung der gesamten Rückenstreckmuskulatur bzw. Wirbelsäule mit einem Mikrowellenlängsstrahler

4.4.5 Wirkungen, Indikationen und Durchführung der Hochfrequenztherapie

Biologische Wirkungen

Die biologischen Wirkungen der Hochfrequenztherapie sind vielfältiger Natur. Zu ihrer Objektivierung sind zahllose experimentelle Untersuchungen durchgeführt worden. Es besteht danach kaum ein Zweifel darüber, daß der entscheidende Faktor ihrer therapeutischen Wirksamkeit auf der *Erzeugung von Wärme* beruht. Es ist daher auch kein Zufall, wenn ein großer Teil der Indikationen mit denen anderer und einfacherer Formen der Wärmetherapie zusammenfällt. Was die Hochfrequenztherapie jedoch vor allen anderen bzw. älteren Methoden der Wärmebehandlung auszeichnet, ist die Möglichkeit, eine weitaus höhere und unmittelbare Tiefenwirkung zu erzielen. Da jedoch auch bei der Kurz- und Mikrowellentherapie die Haut dasjenige Organ ist, das in jedem Falle am stärksten erwärmt wird, spielen hierbei möglicherweise auch kutiviszerale Reflexe eine gewisse Rolle. Die Annahme eines sog. spezifischen elektrischen Faktors, mit dem man früher die günstige Wirkung der Kurzwellentherapie zu erklären versucht hat, ist längst fallengelassen worden.

Die *Allgemeinwirkungen* der Hochfrequenzwärmetherapie äußern sich am augenscheinlichsten in einer Erhöhung der Körpertemperatur. Als Ausdruck einer kräftigen lokalen Hyperämisierung läßt sich eine starke Erweiterung sämtlicher Blutgefäße nachweisen. Im Gefolge der verbesserten Durchblutung treten die für die Körperabwehr wichtigen Leukozyten im Bereich des behandelten Körperabschnitts vermehrt auf. Gleichzeitig durchwandern sie die Kapillarwände in das umgebende Gewebe in verstärktem Ausmaß (Diapedese). Ebenso wird die Phagozytose kräftig angeregt sowie der Umlauf der Lymphe vermehrt. Für eine Steigerung der Abwehrkräfte des Körpers sprechen u. a. ein Anstieg der Bakterizidie des Blutes und des Komplementtiters sowie eine beschleunigte Bildung von Ambozeptoren.

Wie bei allen anderen Methoden der physikalischen Therapie fällt auch hier der richtigen *Dosierung* eine entscheidende Bedeutung zu. Bei der Erzeugung von Wärmegraden, die noch im Bereich der normalen Körpertemperatur liegen, findet eine Beschleunigung des Stoffwechsels und ein fördernder Einfluß auf fast alle Lebensvorgänge statt. Stärkere bzw. zu starke Erwärmung führt indes zu einer zunehmenden Gefäßverengung (Vasokonstriktion); die bis zu einer völligen Stase und kompletten Ischämie mit allen daraus sich ergebenden schweren Schädigungsfolgen führen kann.

Indikationen

- Das Indikationsgebiet der Hochfrequenzwärmetherapie ist ungemein groß und verschiedenartig, so daß es hier nur in großen Zügen angedeutet werden kann. Im Vordergrund stehen alle rheumatischen bzw. sog. *rheumatoiden Erkrankungen der Gelenke, Muskulatur* und anderer *Weichteile, Arthrosis* und *Spondylarthrosis deformans, Arthritis* und *Polyarthritis, Myalgien, Lumbago, Myogelosen* und *Tendomyosen* sowie *Paratenonitiden.*

Ferner lassen sich zahlreiche entzündliche und eitrige Prozesse günstig beeinflussen, sofern sie nicht besser bzw. gleichzeitig mit Antibiotika behandelt werden: *Furunkel, Karbunkel, Schweißdrüsenabszesse, Paronychien* und *Panaritien.* Weiterhin gehören hierzu zahlreiche entzündliche Erkrankungen der Atmungsorgane wie *akute* und *chronische Bronchitiden, postpneumonische und postpleuritische Restzustände, Entzün-*

dungen der Nieren und Harnwege wie *Pyelitis, Zystitis* und *Urethritis* sowie fast alle subakuten und chronischen Entzündungen der weiblichen Generationsorgane wie die *Adnexitis, Para- und Perimetritis* und schließlich die *Prostatitis.*

Weiterhin stellen zahlreiche entzündliche Erkrankungen der Nasennebenhöhlen und des Kehlkopfes ein dankbares Gebiet für eine Kurz- oder Mikrowellenbehandlung dar, insbesondere die *Sinusitis* und *Laryngitis.*

Fernerhin lassen sich alle Erkrankungen, die erfahrungsgemäß gut durch Wärme zu beeinflussen sind, und solche, die auf einer mangelhaften Durchblutung beruhen, erfolgreich angehen.

Allgemeine Richtlinien zur Durchführung der Behandlung

Die Lagerung des Patienten sollte in einer möglichst bequemen und entspannten Haltung erfolgen. Je nach Art des zu behandelnden Körperteils wird man die Durchflutung im Liegen oder Sitzen durchführen. Für eine Behandlung im Liegen eignet sich am besten ein spezieller Behandlungstisch, der ausschließlich aus Holz und Rohrgeflecht hergestellt ist; ggf. kommt auch ein entsprechender Liegestuhl hierfür in Betracht. Untersuchungstische und -stühle, die ganz oder teilweise aus Metall bestehen, sind deshalb ungeeignet, weil sie den Verlauf der Feldlinien und damit die Wärmeverteilung erheblich stören können. Dies gilt insbesondere für die Kurzwellentherapie.

Im allgemeinen empfiehlt es sich, den zu behandelnden Körperabschnitt zu entkleiden, da auf diese Weise eine Kontrolle der Reaktion am besten möglich ist. Andererseits ist gegen die Beibehaltung einer leichten Bekleidung nichts einzuwenden. Kleidungsstücke aus Nylon, Perlon oder dgl. sollten jedoch abgelegt werden, da diese Gewebe wenig saugfähig sind, so daß es bei stärkerer Schweißbildung zu einer erheblichen oberflächlichen Erhitzung kommen kann. Selbstverständlich müssen auch alle Bekleidungsstücke, die Metall enthalten (Korsette, Stützapparate, Phantasiestoffe usw.) auf jeden Fall abgelegt werden, da es sonst zu Verbrennungen kommen kann. Aus dem gleichen Grunde müssen auch Ohrringe, Brillen, Spangen, Nadeln usw. entfernt werden. Bei Uhren kann es zu einer Störung der Ganggenauigkeit kommen. Fingerringe, Zahnfüllungen und -kronen stören jedoch in der Regel nicht. Vgl. „Warnhinweise" auf S. 192.

Befinden sich in dem zu durchflutenden Körpergebiet irgendwelche *Metallgegenstände* wie Küntscher-Nägel, Platten- oder sonstiges Osteosynthesematerial, Endoprothesen, Herzschrittmacher oder auch größere Granatsplitter, so darf auf keinen Fall eine Kurzwellen- oder Mikrowellentherapie vorgenommen werden, da sonst schwerwiegende Schädigungen die Folge sein können. Die Durchflutung trockener Verbände, auch von Gipsverbänden, sofern sie keine Metallschienen oder -bügel enthalten, ist unbedenklich; feuchte Verbände, Wund- und Fistelsekrete sowie Salben müssen jedoch vorher entfernt werden. Ergüsse stellen ebenfalls eine Kontraindikation dar.

Elektrodentechnik und Verlauf der Feldlinien

Die Wahl der Elektroden und ihre Anordnung richtet sich ganz nach dem Ort und der Ausdehnung des Gebietes, welches mit der Behandlung erfaßt werden soll. Für die *Behandlung im Kondensatorfeld* eignen sich im allgemeinen die *Glasschalenelektroden* nach Schliephake am besten (Abb. 4.**36** und 4.**38 a–c**). Für die Behandlung im Liegen, insbesondere dann, wenn kein spezieller Kurzwellenbehandlungstisch vorhanden ist, kommen auch *Weichgummielektroden* in Betracht. Sie dürfen jedoch ebenfalls nur mit einem entsprechenden Elektroden-Haut-Abstand verwendet werden, der durch die Zwischenschaltung von einigen Lagen Filz hergestellt wird. Weichgummielektrode und Filzzwischenlage werden am besten zusammen in einer Stofftasche untergebracht. Zweckmäßigerweise wird dabei die Filzzwischenlage auf beiden Seiten der Elektrode angebracht, damit die Elektroden unbesehen von beiden Seiten verwendet werden können, sofern es sich um beiderseits glatt gestaltete Weichgummielektroden handelt. Die Größe der Elektroden hängt weitgehend von der Ausdehnung des zu durchflutenden Gebietes ab. Wie sich aber mit Hilfe einer unterschiedlichen Elektrodengröße und -anordnung, vor allem auch eines unterschiedlichen Elektroden-Haut-Abstandes, die Verteilung der Wärme zum Teil erheblich beeinflussen läßt, soll im folgenden anhand schematischer Darstellungen des Feldlinienverlaufes gezeigt werden.

Die relativ stärkste Tiefenerwärmung läßt sich durch verhältnismäßig große Elektroden gleicher Größe und bei gleichem *Elektroden-Haut-Abstand* von etwa 3 cm erreichen (Abb. 4.**42 a**). Dieser Elektrodenanordnung bedient man sich zur Durchflutung der inneren Organe (Lunge, Nieren, Adnexe usw.). Durch Verminderung des Elektroden-Haut-Abstandes auf der einen Seite und bzw. oder Wahl einer kleineren Elektrode findet auf dieser Seite eine stärkere Erwärmung statt als auf der anderen Seite (Abb. 4.**42 b**). Diese Technik wird man vorzugsweise bei der Durchflutung eines Ohres, Auges oder Nasennebenhöhle anwenden. Will man die Erwärmung in der Nachbarschaft gelegener Körperabschnitte (Gehirn) auf ein Minimum beschränken, so kann man die gegenüberliegende Elektrode auch in großer Entfernung vom Körper anbringen. Die Elektrodengröße sollte den Durchmesser des Körpers nicht in größerem Ausmaß übertreffen. Dies gilt vornehmlich für die Quer-

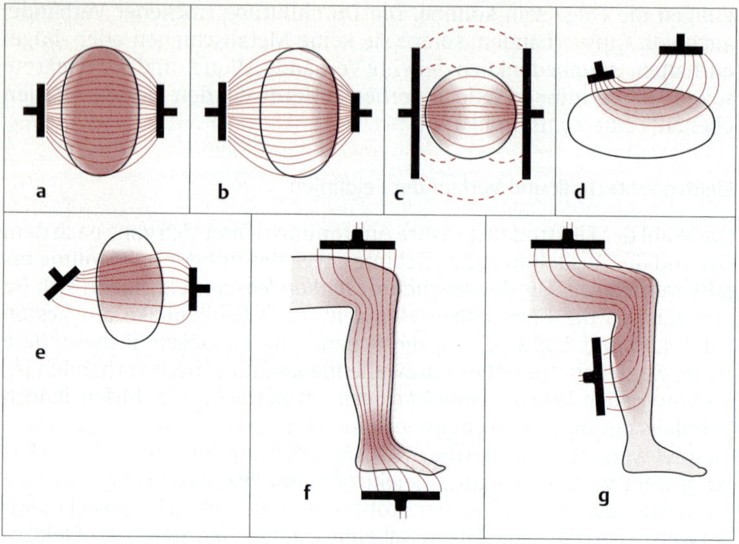

durchflutung von Extremitäten. Anderenfalls kommt es, vorzugsweise bei geringem Elektroden-Haut-Abstand, zu einer starken Konzentration der Feldlinien an den Stellen des geringsten Elektroden-Haut-Abstandes (Abb. 4.**42 c**).

Im allgemeinen werden die Elektroden so angeordnet, daß die Elektrodenflächen *parallel zur Hautoberfläche* liegen. Eine stärkere Kantung der Elektroden führt dagegen zu unerwünschten örtlichen Überhitzungen (Abb. 4.**42 e**). Soweit möglich, wird man die Elektroden im allgemeinen nicht nur parallel zur Körperoberfläche, sondern auch parallel zueinander anordnen. Eine Ausnahme von dieser Regel ist nur erlaubt, wo der zu durchflutende Körperabschnitt in sich abgewinkelt ist, wie dies beispielsweise bei einer Längsdurchströmung des Kniegelenkes im Sitzen der Fall ist (Abb. 4.**42 g**).

Bei Verwendung von *Weichgummielektroden* entspricht der Feldlinienverlauf grundsätzlich demjenigen von Glasschalenelektroden. Der für die Erzielung einer ausreichenden Tiefenwirkung unbedingt notwendige Elektroden-Haut-Abstand wird hierbei jedoch durch das Unterlegen von Filzplatten erzielt. Weichgummielektroden haben gegenüber den an (selbst sperrenden) Haltearmen angebrachten Glaskapselelektroden den Nachteil einer etwas umständlicheren Fixierung mit Hilfe von Sandsäcken oder Lochgummibändern. Sie sind außerdem für alle Behandlun-

◀ Abb. 4.**42 a–g** Schematische Darstellung des Feldlinienverlaufes bei verschiedenen Elektrodengrößen und Elektrodenanordnungen bei der Behandlung mit Kurzwellen (λ = 11 m) im Kondensatorfeld
a Bei Verwendung verhältnismäßig großer Elektroden gleicher Größe und bei etwa gleichem Elektroden-Haut-Abstand erfolgt eine relativ gleichmäßige Verteilung des elektrischen Feldes bzw. der Erwärmung
b Bei Verminderung des Elektroden-Haut-Abstandes auf einer Seite oder (bzw. und) Verwendung einer kleineren Elektrode findet auf dieser Seite bzw. unter der kleineren Elektrode die stärkere Erwärmung statt
c Übertrifft die Größe der verwendeten Elektroden den zu behandelnden Körperabschnitt in größerem Ausmaß, so ergibt sich, insbesondere bei geringem Elektroden-Haut-Abstand, eine starke Konzentration der Feldlinien an den Stellen geringsten Abstandes. – Die Elektroden sollen daher hinsichtlich ihrer Größe den zu behandelnden Körperabschnitt möglichst nicht überragen und andererseits mit einem möglichst gleichmäßigen Abstand von der Körperoberfläche angebracht werden
d Die beiden Elektroden müssen nicht unbedingt parallel zueinander angebracht, sie können auch, lediglich parallel zur Körperoberfläche, in einer Ebene nebeneinander angeordnet werden. Auf diese Weise läßt sich das Feld auf eine Körperseite beschränken, z. B. bei der Behandlung der Rückenstreckmuskulatur. Sofern man jedoch über eine Spulenfeldelektrode verfügt, wird man dieser dann selbstverständlich den Vorzug geben
e Bei Verkantung einer Elektrode kommt es unter dem Teil der Elektrode, welcher der Körperoberfläche am nächsten liegt, zu einer starken Konzentration des Feldes bzw. der Wärmeerzeugung
f Verlauf der Feldlinien bei Längsdurchflutung eines Unterschenkels. Stärkere Verdichtung des Kurzwellenfeldes an der schmalsten Körperstelle oberhalb des Knöchel. Dort tritt demgemäß auch zuerst ein Wärmegefühl auf. Durchflutung mit zwei Glasschalen- oder zwei Weichgummielektroden, aber auch mit einer Glasschalenelektrode (cranial) und einer Weichgummielektrode (caudal)
g Die Elektroden können jedoch auch rechtwinklig zueinander angeordnet werden, wenn der zu behandelnde Körperabschnitt ebenfalls rechtwinklig abgeknickt ist, z. B. bei Längsdurchflutung eines Kniegelenkes oder auch eines Armes mit Einschluß der Schulter

gen am Kopf ungeeignet und können bei Erkrankungen der Haut und ihrer Anhangsgebilde ebenfalls nicht verwendet werden.

Auf die Anwendung spezieller Elektroden, insbesondere auch solcher für die Behandlung von Körperhöhlen aus, kann man ohne jeden Nachteil verzichten.

Die *Zuführungskabel* zu den Elektroden dürfen den Körper nirgends unmittelbar berühren, da es sonst zu örtlichen Wärmekonzentrationen kommen kann. Sie sollen außerdem möglichst gradlinig und parallel zueinander angeordnet werden.

Die Anbringung der *Spulenfeldelektroden* bietet keinerlei Schwierigkeiten. Für die Durchflutung größerer Körperabschnitte, wie beispielsweise der Rückenmuskulatur, wird man sich des in einer Filztasche untergebrachten *Spulenfeldkabels* (Induktionskabels) bedienen. Zur Durchflutung mehr umschriebener Bezirke, wie des Knie-, Ellenbogen- oder Handgelenkes, wird man vorzugsweise eine geeignete Wirbelstromelektrode in Form einer Klappdeckelelektrode (Diplode) oder eine Topfelektrode (Monode) verwenden (Abb. 4.**39 a – c**).

Für die Behandlung eng umschriebener Bezirke, wie der Nasennebenhöhlen, Ohren oder Zähne, eignet sich besonders eine kleinere *Wirbelstromelektrode* (Minode). Sämtliche speziellen Wirbelstromelektroden (Topf- und Klappdeckelelektroden) werden grundsätzlich unmittelbar auf der Körperoberfläche angebracht. Der notwendige Elektroden-Haut-Abstand ist hier bereits bei der Anbringung der Spule im Inneren des Elektrodengehäuses mitberücksichtigt.

Die Anordnung der *Strahlenfeldelektroden* entspricht im großen und ganzen etwa derjenigen der Spulenfeldelektroden. Auch hier stehen für die Bestrahlung mehr langgestreckter Körperabschnitte wie der Muskulatur des Rückens oder auch der Extremitäten *Langfeldstrahler* und zur Bestrahlung mehr kreisförmiger Abschnitte sog. *Rundstrahler* zur Verfügung (Abb. 4.**41 a** u. **b**).

Auf die Verwendung von Kleinstelektroden (Fokuselektroden), beispielsweise zur Bestrahlung einzelner Zähne, sowie alle Körperhöhlenstrahler wird man im allgemeinen verzichten können.

Die Behandlung im Strahlenfeld ist gegenüber der Kurzwellenbehandlung im Kondensatorfeld und im Spulenfeld jedoch durch einige Besonderheiten gekennzeichnet. Grundsätzlich richtet sich die Dosierung der Mikrowellentherapie nach den gleichen Gesichtspunkten wie bei der Kurzwellentherapie, d.h. in erster Linie nach dem subjektiven Wärmeempfinden des Patienten. Die Kontrolle der tatsächlich abgegebenen Leistung ist hier indes durch ein in Watt geeichtes Meßinstrument, das an jedem Gerät angebracht ist, ohne weiteres möglich.

Eine Veränderung des Elektroden-Haut-Abstandes wirkt sich bei der Behandlung im Strahlenfeld – im Gegensatz zur Behandlung im Kondensatorfeld – nicht nur auf die Ausdehnung des bestrahlen Körperabschnittes aus, sondern zugleich auch auf die zur Anwendung kommende Leistung pro Flächeneinheit. Wenn man beispielsweise die abgestrahlte Energie bei einem Rundstrahler, der sich in einem Elektroden-Haut-Abstand von 5 cm befindet, mit 100% annimmt, so sinkt diese bei einem

Abstand von 10 cm auf etwa 60% und bei 20 cm auf etwa 30% ihres Ausgangswertes ab. Bei Verwendung einer gleich großen Elektrode würde die Behandlung größerer Körperabschnitte demzufolge einen größeren Elektroden-Haut-Abstand und auch eine größere Geräteleistung erfordern und umgekehrt. Die zu bestrahlende Körperpartie soll möglichst von Kleidungsstücken entblößt sein, da diese die Strahlung stark abschwächen. Auch für die Behandlung im Strahlenfeld gilt, daß sich im Bereich des zu behandelnden Körperabschnittes keinerlei Metallteile befinden dürfen. Diese und alle weiteren Schutzmaßnahmen sind in den folgenden „Warnhinweisen" noch einmal zusammengefaßt.

Die Verwendung von *Dezimeterwellen (69 cm)* stellt zweifelsohne im Vergleich zur Kurzwellentherapie (11 m) und der Mikrowellentherapie (12 cm) die einfachste Behandlungstechnik dar. Auf die besonderen Vorzüge der Wärmeverteilung bei der Tiefentherapie unter Anwendung eines *Hohlleiterstrahlers bzw. Muldenapplikators* wurde bereits ausführlich eingegangen. Hinsichtlich der Wärmeverteilung bieten die Rund- und Längsstrahler bei der Dezimeterwellentherapie keine besonderen Vorteile (Abb. 4.**43 a–f**). Aber auch hier gilt die einfachere Elektrodentechnik.

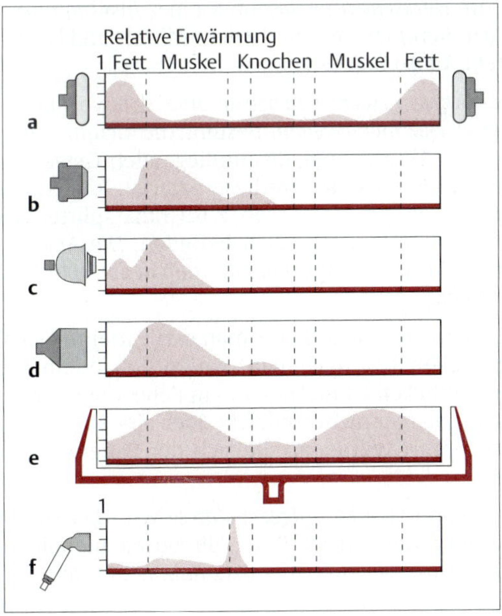

Abb. 4.**43 a–f** Schematischer Vergleich charakteristischer Temperaturverläufe verschiedener Hochfrequenz-Wärmetherapieverfahren nach kurzer Einstrahlungszeit
a Kurzwellentherapie im Kondensatorfeld
b Kurzwellentherapie im Spulenfeld
c Mikrowellentherapie im Strahlenfeld
d Ultrahochfrequenztherapie (Dezimeterwellen) mittels Rundstrahler
e Ultrahochfrequenztherapie (Dezimeterwellen) mit Pyrodor
f Ultraschalldiathermie

Wenngleich der Hohlleiterstrahler vorzugsweise im Bereich des Rumpfes seine speziellen Vorzüge zur Geltung bringen kann, so kann diese nahezu universell brauchbare Elektrode ohne weiteres auch im Bereich der Extremitäten bequem angewendet werden. Dies gilt insbesondere für die gleichzeitige Bestrahlung beider Kniegelenke.

Dosierung und Kontraindikationen

Alle bisherigen Versuche, eine objektive Dosierungsmethode zu entwikkeln sind bislang fehlgeschlagen, so daß sich die dem Körper tatsächlich zugeführte Energie auch nicht annähernd messen läßt. Darüber hinaus bestehen noch Unterschiede bei den verschiedenen Therapieverfahren. Da bei der Behandlung mit Spulenfeldelektroden insbesondere die Muskulatur erwärmt wird, ist hier die Wahrnehmung der zugeführten Wärme im Bereich der Haut relativ geringer. Aus diesem Grunde muß hier etwas zurückhaltender dosiert werden.

- Das verläßlichste Maß für die Dosierung aller Verfahren der Hochfrequenztherapie ist das (ungestörte) subjektive Wärmegefühl des Patienten.

Achtung: bei „Bestrahlungen" bzw. bei jeder Art von Elektrotherapie, insbesondere bei hochfrequenter Wärmetherapie!

- Bei Patienten mit einem *Herzschrittmacher* oder einer *Insulinpumpe* ist jede Form von *Elektrotherapie,* d.h. von Nieder-, Mittel- und Hochfrequenztherapie, *streng kontraindiziert.*
- Bei Anwendung jeder Art von *Hochfrequenztherapie,* d.h. von *Kurzwellen, Mikrowellen und Dezimeterwellen,* besteht die *Gefahr einer örtlichen Überhitzung oder Verbrennung* des umliegenden Gewebes, wenn sich *Metallgegenstände* wie Osteosynthesematerial, Totalendoprothesen, Marknägel oder andere Metallteile (z.B. Granatsplitter bei Kriegsverletzungen) im Bestrahlungsbereich befinden. *Die Anwendung von hochfrequenter Wärmetherapie muß deshalb in deren Umgebung ebenfalls unterbleiben.*
- Aus allen diesen Gründen ist es ratsam, daß man den Patienten sich zumindest soweit ausziehen läßt, daß man den zu behandelnden Körperabschnitt gut überblicken kann. Findet man dabei eine Narbe, so sollte man nachfragen, ob hier nicht vielleicht doch eine Implantation von Metall durchgeführt wurde, an die sich der Patient nicht mehr sogleich erinnert.
- Darüber hinaus müssen sonstige *Metallgegenstände* wie Haarspangen, Nadeln, Ohrclips, Hörgeräte, Ringe, Uhren, Uhrketten, metallene Hosenknöpfe oder Taschenmesser *vor jeder Behandlung aus dem Bestrahlungsbereich entfernt werden.*

- Das gleiche gilt für feuchte Kleidungsstücke insbesondere aus Perlon, Nylon und dgl., da diese Stoffe sehr wenig saugfähig sind, so daß die darunter gelegene Haut feucht wird. Im Bereich von Flüssigkeitsansammlungen kann es ebenfalls zu örtlichen Überhitzungserscheinungen kommen (Pleuraerguß).
- Vor jeder Hochfrequenztherapie sind auch die in letzter Zeit vermehrt angewendeten sog. *transdermalen therapeutischen Systeme,* wie sie vorzugsweise zur Behandlung der Angina pectoris oder bei der Behandlung mit Östrogenen verwendet werden, zu entfernen. In dem Klebematerial dieser Pflaster finden sich feine Aluminiumpartikel, die sich im hochfrequenten elektrischen Feld stark erwärmen, so daß es unter dem Pflaster zu Verbrennungen kommen kann.
- Bei der Behandlung von *Körperabschnitten mit herabgesetzter Blutzirkulation,* insbesondere Beinen und Füßen mit peripheren arteriellen Durchblutungsstörungen, aber auch im Bereich der *Augen* und der *Hoden ist grundsätzlich eine zurückhaltende Dosierung* angezeigt. Dies gilt vornehmlich bei der Anwendung von *Mikrowellenrundstrahlern* im Bereich des Kopfes (insbesondere der *Nasennebenhöhlen*). Zum Schutz der Augen sollte eine *spezielle Gitterbrille* getragen werden.
- *In ausgeprägten Fällen einer Blutumlaufstörung ist jede Form einer lokalen Hochfrequenztherapie ebenfalls kontraindiziert.*

In der Praxis wird am häufigsten die Dosis III mit einer deutlich spürbaren und als angenehm empfundenen Wärme verwendet.

Wenngleich die therapeutische Breite aller Behandlungsmethoden außerordentlich groß ist, so lassen sich doch mit einer individuell abgestimmten Dosierung die Behandlungsergebnisse zweifelsohne verbessern. In vielen Fällen erweist man dem Patienten deshalb keinen guten Dienst, wenn man seinem so häufig geäußerten Verlangen, die Behandlung „möglichst heiß“ durchzuführen, nachgibt.

Es ist daher im allgemeinen empfehlenswert, sich in der Praxis an das von Schliephake (1960) aufgestellte Dosierungsschema zu halten:

- *Dosis I,* schwächste Dosis; man steigert die Intensität, bis eben eine geringe Wärmeempfindung geäußert wird und geht dann mit der Leistung wieder etwas zurück, bis gerade keine Wärme mehr empfunden wird.
- *Dosis II,* schwache Dosis; eben spürbare Wärmeempfindung.
- *Dosis III,* mittlere Dosis; deutliche, aber angenehme Wärmeempfindung.
- *Dosis IV,* starke Dosis; noch gut erträgliche Wärmeempfindung.

Grundsätzlich läßt sich die Regel aufstellen, daß *akute Erkrankungen* mit schwacher Dosis (Dosis I und II), kurzer Zeitdauer (2–5 Minuten) und ggf. täglich behandelt werden sollen.

Chronische Erkrankungen verlangen dagegen eine höhere Dosierung (Dosis III, evtl. auch IV), eine längere Zeitdauer (10–15 Minuten) und größere Abstände zwischen den Behandlungen. Grundsätzlich empfiehlt es sich jedoch, mit einer schwächeren Dosis anzufangen und sie erst im Verlaufe der Behandlung, entsprechend dem jeweiligen Reagieren des Krankheitsprozesses, allmählich zu steigern bzw. ggf. auch wieder zu senken. All dies erfordert – vor jeder einzelnen Behandlung – eine ständige „Rücksprache" mit dem Patienten.

Ein guter Anhaltspunkt für die Wahl der geeignetsten Behandlungsform ist die unterschiedliche Verteilung der Hochfrequenzwärme im Bereich des Körpers. Wie aus der Abb. 4.**43 a–f** hervorgeht, lassen sich hierbei im wesentlichen zwei Gruppen unterscheiden:

- Therapieverfahren, welche auch zu einer Erwärmung der in der Tiefe gelegenen *inneren Organe* führen.
- Therapieverfahren, welche vorzugsweise nur die *Muskulatur* erwärmen.

Zu denjenigen Behandlungstechniken, die zu einer direkten Erwärmung der inneren Organe führen, gehören die Durchströmung im Kondensatorfeld (Wellenlänge 11 m) und die Behandlung mit speziellen Strahlern (Wellenlänge 69 cm). Demgegenüber gestatten die Anwendung der verschiedenen Spulenfeldelektroden im Rahmen der Kurzwellentherapie (Wellenlänge 11 m) und die Behandlung mit Mikrowellen (Wellenlänge 12,5 cm) eine vorzugsweise auf die Muskulatur konzentrierte Erwärmung. Eine Beeinflussung innerer Organe ist hierbei lediglich auf reflektorischem Wege möglich (kutiviszeral bzw. myoviszeral).

Da sich die Wärmerezeptoren ausschließlich in der Haut befinden, hier aber nur ein begrenzter Teil der Hochfrequenztherapie absorbiert wird, entspricht auch die Wärmeempfindung nur sehr angenähert dem Ausmaß der im Inneren des Körpers entstandenen Wärme.

Wie jede Wärmebehandlung führt auch diejenige mit Hochfrequenz zu einer Herabsetzung des Muskeltonus sowohl im Bereich der quergestreiften wie auch der glatten Muskulatur.

Nicht selten verspüren die Patienten während der Behandlung eine angenehme Müdigkeit.

Wegen der ausgeprägten Tiefenerwärmung bei der Behandlung mit Dezimeterwellen (69 cm) bzw. bei Verwendung des entsprechenden Hohlleiterstrahlers ist das subjektive Wärmeempfinden bei gleicher Tiefenleistung relativ geringer als bei der Kurzwellen- oder Mikrowellentherapie. Diesen wichtigen Gesichtspunkt sollte man bei der Dosierung nicht außer acht lassen.

Bei verschiedenen Erkrankungen ist es darüber hinaus notwendig, sich in der Dosierung eine ganz besondere Zurückhaltung aufzuerlegen. Dies trifft für alle *akuten entzündlichen Prozesse* zu, die darauf u. U. besonders ungünstig reagieren können. In derartigen Fällen kann es, anstelle der beabsichtigten Lokalisierung bzw. beschleunigten Einschmelzung des Prozesses, z. B. einer beginnenden Abszeß-Bildung, zu einer weiteren Ausbreitung der Entzündung kommen.

Akute Neuralgien reagieren häufig außerordentlich empfindlich auf eine zu hoch gewählte Dosierung. Bei Vorliegen eines akuten Reizzustandes sollte man daher besser von jeder Art von Hochfrequenztherapie Abstand nehmen. Eine Durchströmung mit niederfrequenten Stromformen vermag hier im allgemeinen günstigere Therapieresultate zu erzielen.

Akute Entzündungen im Bereich von Gelenken, insbesondere bei der chronischen Polyarthritis, reagieren zumeist auf eine Kryotherapie weitaus besser.

Bei Vorliegen von *peripheren Durchblutungsstörungen* kann es zu einer nicht beabsichtigten paradoxen Reaktion oder gar einer Wärmeschädigung kommen. In derartigen Fällen kann höchstens auf reflektorischem Wege durch eine Behandlung im paravertebralen Lumbalbereich eine Verbesserung der Situation erreicht werden.

- Besondere Vorsicht hinsichtlich der Behandlung ist ferner bei allen Patienten geboten, die ein *gestörtes Wärmeempfinden* haben, wie es z.B. bei der Syringomyelie der Fall ist. Es ist daher durchaus keine übertriebene Sorgfalt, zum Ausschluß derartiger, mitunter auch dem Patienten noch nicht einmal bekannten Erkrankungen, grundsätzlich vor Beginn der ersten Behandlung mit Kurz-, Dezimeter- oder Mikrowellen in jedem Fall eine Prüfung des Temperatursinns vorzunehmen. Diese erfolgt am einfachsten mit Hilfe je eines mit kaltem und mit heißem Wasser gefüllten Reagenzglases.

Von wesentlicher Bedeutung für den Erfolg der Behandlung ist, abgesehen von einer richtigen Indikationsstellung und einer zweckentsprechenden Elektrodentechnik, vor allem eine individuell abgestimmte sowie der Art und dem jeweiligen Stadium der Erkrankung angepaßte, einschleichend vorgenommene Dosierung. Die laufende Überwachung bzw. Registrierung der mit der Behandlung erzeugten Reaktionen des Körpers bzw. der Erkrankung ist vor allem deshalb erforderlich, weil sie bei jedem Patienten und in jedem Erkrankungsfall verschieden sein kann. Gar nicht selten spielt die Art des gesetzten Reizes eine geringere

Rolle als die jeweils richtig gewählte Dosierung des durch die Behandlung verabfolgten Reizes. Da sich jedoch seine Wirkung selten im voraus berechnen läßt, ist man darauf angewiesen, sich im Verlauf der Behandlung nach der jeweils bereits erzielten Reaktion des Körpers zu richten und die weitere Behandlung darauf abzustellen. Nicht zuletzt auch aus diesem Grunde empfiehlt sich grundsätzlich eine einschleichend vorgenommene Dosierung. Unter keinen Umständen sollte die verordnete Behandlung rein schematisch bzw. einfach routinemäßig durchgeführt werden.

Schließlich sollte man nicht davor zurückscheuen, eine sich als wirkungslos oder gar nachteilig erweisende Behandlung auch einmal vorzeitig abzubrechen und durch ein anderes der so zahlreich zur Verfügung stehenden Verfahren der physikalischen Therapie zu ersetzen.

5 Ultraschalltherapie

H. Thom

Einführung und geschichtliche Entwicklung

Als Ultraschall bezeichnet man *mechanische Schwingungen*, die infolge ihrer hohen Frequenz außerhalb des Wahrnehmungsbereiches des menschlichen Ohres liegen. Die Ultraschalltherapie stellt demnach eine Art von Mechanotherapie dar. Sie unterscheidet sich von der Vibrationsmassage jedoch nicht nur durch ihre weitaus höhere Frequenz, sondern auch durch einen gänzlich anders gearteten Wirkungsmechanismus.

Der Ultraschall wurde als eine bis dahin unbekannte Form der Energie erstmals um die Jahrhundertwende nachgewiesen. Der piezoelektrische Effekt war bereits 1880 von T. und J. Curie entdeckt worden. Das erste Gerät zur Erzeugung von Ultraschall wurde 1912 von T. Langevin entwickelt und schon bald zur Ortung von Unterseebooten eingesetzt. Bereits relativ früh erkannte man die biologischen Wirkungen. Aber erst 1939 konnte Pohlman über therapeutische Erfolge bei der Behandlung von Neuralgien und Myalgien berichten. Ihren zunächst mit weit übersteigerten Hoffnungen begleiteten breiten Einzug in die Medizin hat die Ultraschalltherapie jedoch erst anfangs der 50er Jahre bei uns und wesentlich später in den USA gehalten. In ähnlicher Weise wurden zunächst auch die möglichen Schädigungen bei Anwendung therapeutischer Dosen weit übertrieben.

Die Anwendung von Ultraschallwellen zu *diagnostischen Zwecken* ist ebenfalls bereits seit langem bekannt. Sie erfolgte zunächst im Rahmen der zerstörungsfreien Materialprüfung zur Erfassung von Bruchlinien, als Echolot zur Messung der Meerestiefe und zur Ortung von Fischschwärmen.

In der *Medizin* erfolgten erste Versuche bereits 1937. Im Rahmen der Neurochirurgie gestattet das Echoenzephalogramm eine schnelle und wenig eingreifende Erfassung von subduralen Hämatomen oder von einseitigen raumfordernden Hirnprozessen infolge einer Verschiebung des Mittelechos. In den letzten Jahren hat die *Ultraschalldiagnostik* einen außerordentlichen Aufschwung auf zahlreichen Gebieten der medizinischen Diagnostik genommen, vor allem im Bereich der Schwangerenvorsorge und der Geburtshilfe, der inneren Medizin sowie der Orthopädie. Hier dient sie u. a. zur Beurteilung der Hüftgelenke beim Neugeborenen und Säugling (Hüftdysplasie, Hüftluxation). Darüber hinaus wurden zahllose spezielle Anwendungsbereiche für das Echo- und Doppler-Verfahren erarbeitet, z. B. bei Schädel-Hirn-Traumen.

Physikalische Grundlagen

Unter *Schall* versteht man mechanische Schwingungen, die von unserem Ohr als Töne oder Geräusche empfunden werden. Der Hörbarkeitsbereich ist indes eng begrenzt. Seine untere Grenze liegt beim Menschen etwa bei 20, seine obere bei etwa 15 000 – 20 000 Schwingungen in der Sekunde.

Mechanische Schwingungen, die eine niedrigere Schwingungszahl als 20 pro Sekunde haben und daher für das menschliche Ohr nicht mehr wahrnehmbar sind, werden als *Infraschall* bezeichnet. Hierunter fallen die Schwingungen von Maschinen, Brücken usw. sowie die niederfrequenten Erschütterungen, wie sie bei der gewöhnlichen Vibrationsmassage erzeugt werden.

- Mechanische Schwingungen mit einer höheren Schwingungszahl als 20 000, die ebenfalls vom menschlichen Ohr nicht mehr wahrgenommen werden können, nennt man *Ultraschall.*

Diese Einteilung ist weitgehend willkürlich bzw. anthropozentrisch, da verschiedene Tiere über einen weit höheren Frequenzbereich verfügen (Fledermäuse, Hunde). Im übrigen erniedrigt sich auch beim Menschen die obere Hörgrenze im Alter in zunehmenden Maße.

Schallschwingungen stellen von einem Erregungsort ausgehende, rhythmische Verdichtungen und Verdünnungen der Materie dar. Derartige Schwingungen erfolgen in der gleichen Richtung, in welcher sich der Schall ausbreitet und werden demgemäß als longitudinale Schwingungen bezeichnet. Auch bei der Ultraschalltherapie pflanzt sich die rhythmisch schwingende Bewegung im Körper fort, wobei das Gewebe Verdichtungen und Verdünnungen entsprechend der verwendeten Frequenz erfährt. Im Gegensatz zur Hochfrequenzwärmetherapie, bei der es sich um eine Durchflutung mit hochfrequenten elektrischen Wellen handelt und bei der das Gewebe mechanisch vollkommen in Ruhe verharrt, schwingt bei der Ultraschalltherapie das Gewebe selbst. Man kann demzufolge die Ultraschalltherapie auch als eine hochfrequente Vibrations- oder Erschütterungsmassage ansehen. Die Ultraschallenergie läßt sich genau wie das Licht bündeln und durch Linsen fokussieren, so daß man auch von einer Ultraschallstrahlung sprechen kann. Diese Richtfähigkeit der Ultraschallwellen gestattet eine eng umschriebene Lokalanwendung. Ultraschallschwingungen zeichnen sich fernerhin durch eine relativ hohe Energiekonzentration aus. Die Energie steigt bei gleichbleibender Amplitude mit dem Quadrat der Frequenz an.

- Die Ultraschallstrahlung wird von allen festen und flüssigen Körpern fortgeleitet, nicht jedoch von der Luft. Dieser Umstand ist applikationstechnisch von entscheidender Bedeutung.

Die Ausbreitungsgeschwindigkeit der Schallwellen hängt sehr stark vom Medium ab. Sie beträgt in der Luft etwa 330 m/s, im Wasser 1500 m/s und in festen Körpern rund 4000 m/s.

Die unter therapeutischen Bedingungen, d.h. in wasserhaltigen Körpergeweben auftretende Wellenlänge liegt bei etwa 1,7 mm.

Die *technische Erzeugung* der zu Therapiezwecken benötigten Ultraschallschwingungen erfolgt mit Hilfe eines Hochfrequenzgenerators (Abb. 5.**1 a–c**) sowie unter Ausnutzung des reziproken piezoelektrischen Effektes. Dieser beruht auf der von P. Curie entdeckten Eigenschaft mancher Kristalle, sich unter Einwirkung von Druck- und Zugkräften elektrisch aufzuladen. Diesen Vorgang macht man sich in umgekehrter Weise zunutze, wobei sich die Quarzplatte entsprechend dem an sie angelegten elektrischen Wechselfeld in ihrer Form bzw. Dicke dauernd verändert.

Physikalische Wirkungen

Der Ultraschall wirkt über den piezoelektrischen Effekt. Dabei erfolgt eine Umwandlung von mechanischer in elektrische Energie. Er breitet sich in Form einer *Longitudinalwelle* aus. Hierbei schwingen alle Teilchen in der Richtung der Wellenausbreitung, ohne daß sie dabei ihren mittleren Ruheort verlassen. Hierdurch entsteht periodisch jeweils ein Bereich höherer und niedriger Teilchendichte, d.h. von Kompression und Dilatation bzw. von Expansion (Abb. 5.**2**). Der *Schallwechseldruck* ist die entscheidende Komponente für die Therapiewirkung des Ultraschalls. Demgegenüber entsteht der *Schallstrahlungsdruck* beim Auftreffen der Schallwellen auf ein Hindernis, d.h. einem Medium mit unterschiedlichem Schallwiderstand.

Biologische Wirkungen

Die biologischen Wirkungen des Ultraschalls lassen sich vornehmlich in drei Komponenten aufgliedern, nämlich eine mechanische, thermische und chemische. Die *mechanische Komponente* stellt hierbei zweifelsohne die primäre Grundlage der Ultraschallwirkung dar. Sie spielt sich im Bereich submikroskopischer Größenordnungen ab. Die *thermische Wir-*

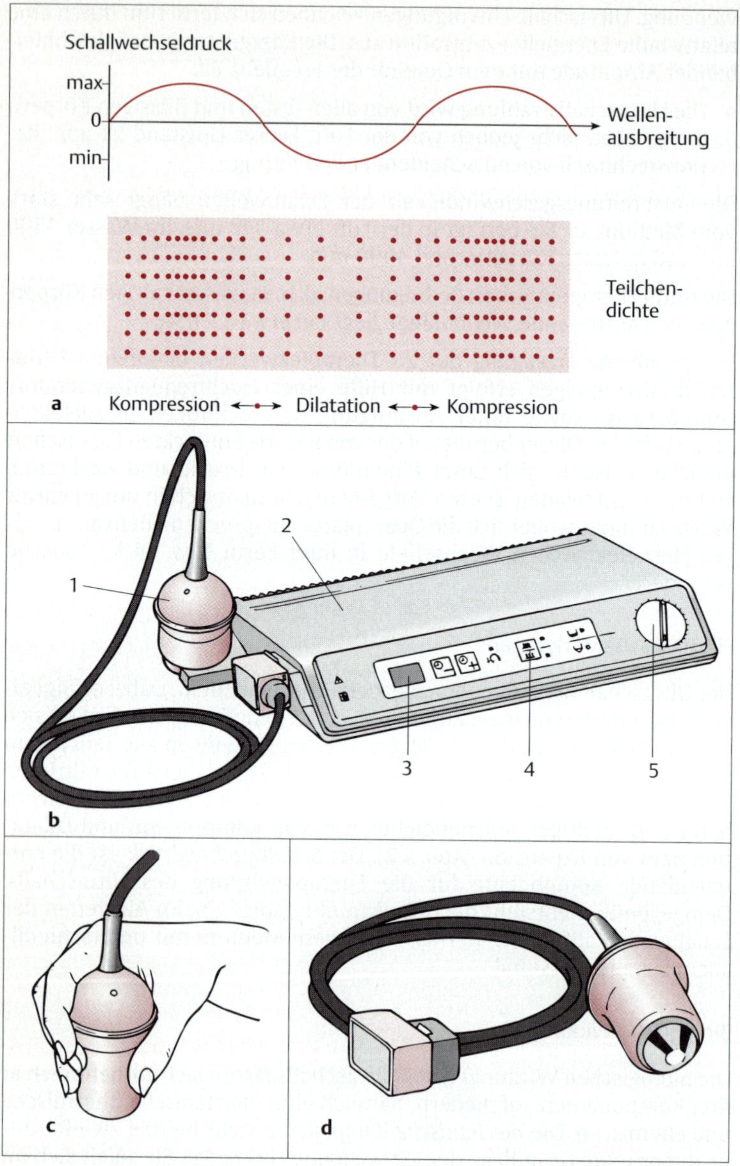
Schallwechseldruck
max
0
min
Wellen-
ausbreitung
Teilchen-
dichte
a
Kompression
Dilatation
Kompression
1
2
3
4
5
b
c
d

◀ Abb. 5.**1 a** Darstellung der longitudinalen Wellenausbreitung sowie des Schallwechseldruckes und des Schallstrahlungsdruckes. Hier bei einer Frequenz von 800 kHz und einer Ultraschallintensität von 1 W/cm² (nach Callies u. Rusch)

b–d Ultraschalltherapiegerät (Sonostat 833) mit Schallkopf
b Wasserdichter Schallkopf (1), 4 cm², ohne Nachjustierung austauschbar. Das Gehäuse (2) ist spritzwassergeschützt. Auf der Frontplatte ist links die Zeituhr (3), die Taste für Dauer- und Impulsschall (4) sowie der Drehregler für die Einstellung der Intensität (5) angebracht. Dauerschall oder Impulsschall von 0,1 W/cm² bis 2 W/cm² stufenlos einstellbar.
Bei Impulsschall: Impulsdauer 7 ms und Pausendauer 28 ms
c Schallkopf mit integrierter Ankopplungsanzeige und einer effektiv abstrahlenden Schallfläche von 4 cm²
d Schallkopf, 1 cm² abstrahlende Fläche

kung ist durch die Umsetzung der im Gewebe absorbierten Ultraschallenergie bedingt. Im Gegensatz zu anderen Formen der Wärmetherapie verfügt der Ultraschall jedoch insofern über eine eigene spezifische Komponente, als es an Grenzschichten verschiedenartiger Gewebe, insbesondere zwischen Muskulatur und Knochen, durch Umwandlung der longitudinalen Ultraschallwellen in Transversal- oder Scherwellen zu einer besonders hohen Absorption von Energie kommt. Aus diesem Grunde zeichnet sich der Ultraschall durch eine ganz charakteristische Verteilung der Wärme aus. Darüber hinaus erwärmen sich einzelne Gewebe verschieden stark. So erwärmt sich beispielsweise das Nervengewebe fast doppelt so stark wie die Muskulatur. Die lokal erzeugte Erwärmung führt, wie bei der Hochfrequenztherapie, zu einer Hyperämie. Darüber hinaus wird jedoch durch die Verschiebungen von Gewebeteilchen die Durchlässigkeit der Zellmembranen verstärkt. Außerdem läßt sich auch eine gewisse *chemische Wirkung* feststellen, wenngleich ein großer Teil derselben durch mechanische und thermische Komponenten bedingt ist.

Neben seiner lokalen Wirkung scheint der Ultraschall eine besondere Affinität zum vegetativen Nervensystem zu haben. Diese Eigenschaft macht man sich therapeutisch durch die Beschallung der jeweiligen, zum Krankheitsherd gehörigen segmentalen Nervenwurzeln oder auch von Gefäß-Nerven-Strängen zunutze. Schließlich löst der Ultraschall auch gewisse Allgemeinerscheinungen aus.

Der Ultraschall verfügt nur über eine begrenzte Tiefenwirkung, die ihrerseits von der Frequenz abhängt. Die Halbwertschicht, d. h. diejenige

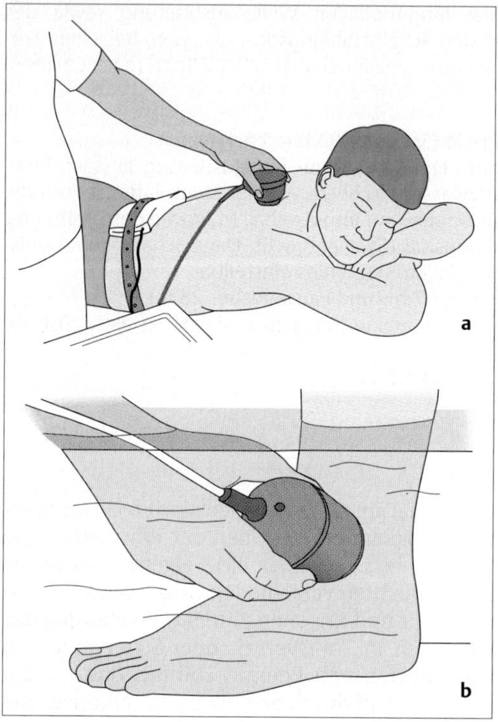

Abb. 5.**2 a** u. **b** Ultraschallbehandlung unter Öl- bzw. Salbenankopplung oder im Wasserbad

a Beschallung des Rückens bei Myogelosen der Wirbelsäule und bei Morbus Bechterew. Hier außerdem kombiniert mit diadynamischen Strömen. Links erkennt man die große indifferente Elektrode für die Reizstromkomponente und rechts den Schallkopf. Auch hierbei ist die Anwendung einer Ölankopplung bzw. eine Kontaktpaste erforderlich

b Ultraschalltherapie im Wasserbad. Hierbei dient das Wasser zur Ankopplung und gleichzeitig zur Überbrückung kleiner unebener Körperabschnitte im Bereich der Knöchelgegend oder der Hände sowie der Ellenbogen- und Kniegelenke

Stelle, an welcher die Energie auf die Hälfte ihres Ausgangswertes abgefallen ist, beträgt bei Anwendung der heute in der Medizin meist üblichen Frequenzen zwischen 800 kHz und 1000 kHz rund 3 cm im Fettgewebe und 2 cm im Muskelgewebe. Der Abfall der Ultraschallenergie erfolgt dabei praktisch linear.

Indikationen

Das Indikationsgebiet der Ultraschalltherapie überschneidet sich teilweise mit demjenigen der Hochfrequenztherapie. Es ist jedoch aufgrund des geringeren Eindringungsvermögens der Ultraschallenergie auf die mehr oberflächlich gelegenen Erkrankungen im Bereich der Haut, Muskulatur und Gelenke beschränkt. Außerdem wird nur ein relativ umschriebenes Gebiet erfaßt. Hier sind es vorzugsweise die degenerativen und chronisch-entzündlichen Erkrankungen des Bewegungssystems, die einer Behandlung zugänglich sind: Arthrosen, chronische Arthritiden, Spondylosen und Spondylarthrosen, insbesondere der Morbus Strümpell-Bechterew, sowie Myalgien, Tendomyopathien und Insertionstendinosen. Aber auch traumatische Affektionen wie Kontusionen, Distorsionen und Kontrakturen gehören zum Indikationsgebiet. Weiterhin lassen sich auch Neuralgien und Neuritiden verschiedener Art und Lokalisation sowie der Herpes zoster günstig beeinflussen. *Schlecht heilende Wunden* und *Ulcera cruris* werden in ihrer Heilungstendenz angeregt. Schließlich lassen sich auch umschriebene *Sklerodermien, Narbenkontrakturen* und die *Dupuytren-Fingerkontraktur,* zumindest in ihren Anfangsstadien, mit gewissem Erfolg behandeln.

Durchführung der Behandlung

Die Ultraschallbehandlung kann entweder mit unmittelbar aufliegendem Schallkopf unter *Öl-, Gel-* bzw. *Salbenankopplung* oder im Wasserbad erfolgen (Abb. 5.**2 a** u. **b**). Dies ist deshalb erforderlich, weil die Ultraschallenergie durch die Luft nicht übertragen werden kann und bereits kleinste Luftbläschen zwischen Schallkopf und Hautoberfläche („Hautporen") jegliche Schallübertragung verhindern können. Anstelle von „Öl", d. h. Paraffinöl, können auch glyzerinhaltige bzw. nicht zu feste Salben verwendet werden. In Anlehnung an die Iontophorese spricht man hierbei von einer *Phonophorese.* Hierbei handelt es sich indes lediglich um eine Art von Einreibung mit geeigneten Salben oder Gelen.

Je nach der Größe des zu behandelnden Gebietes wird der Schallkopf, welcher der Hautoberfläche planparallel anliegen muß, mehr kreisförmig oder mehr in Längsrichtung auf- und abstreichend langsam bewegt.

Die *Beschallung im Wasserbad* bleibt vorzugsweise denjenigen Fällen vorbehalten, in welchen wegen einer Erkrankung der Haut (Pyodermie, Ulzera) oder wegen starker Unebenheit der Körperoberfläche (Finger, Ellenbogen- oder Kniegelenk) eine Behandlung unter Ölankopplung nicht oder nur unzureichend möglich ist. Gegebenenfalls kann die Behandlung auch indirekt mit Hilfe eines Standreflektors im Wassersprudel durchgeführt werden.

Die *Dosierung* ergibt sich in erster Linie aus der jeweils verwendeten *Schallintensität*, die in Watt pro cm^2 gemessen wird, und der *Zeitdauer* der Behandlung. Die Behandlungsdauer beträgt durchschnittlich 3–10 Minuten. Die Größe des Schallkopfes bzw. die Gesamtschalleistung spielt dabei nur eine untergeordnete Bedeutung. Der Patient darf während der Beschallung höchstens ein leichtes Wärmegefühl verspüren. Stechen, Brennen oder gar ein Schmerzgefühl (Periostschmerz) sind jedoch unverkennbare Zeichen einer Überdosierung.

Üblich ist eine sog. „dynamische Behandlung", bei welcher der Schallkopf ständig in kleinen Kreisen im Behandlungsfeld gleitend bewegt wird. Dadurch wird die Möglichkeit einer lokalen Überdosierung weitgehend ausgeschaltet.

Eine sog. „stationäre Behandlung", d.h. mit unbewegtem Schallkopf, wird nur selten angewendet. Hierbei muß die Dosierung deutlich reduziert werden, und zwar auf etwa 0,05–0,5 W/cm^2 und einer Zeitdauer von 2–3 Minuten.

Im allgemeinen wird der Ultraschall als *Gleichschall*, d.h. kontinuierlich und mit unveränderter Intensität angewendet. Beim sog. *Impulsschall* erfolgt eine Unterbrechung der Schallabgabe mit variabler Pausendauer, im allgemeinen in einem Verhältnis von 1 : 1 bis 1 : 10. Auf diese Weise wird in jedem Fall die wirksame Dosis reduziert. Ob darüber hinaus noch spezifische Wirkungen hierdurch hervorgerufen werden, muß dahingestellt bleiben.

Eine *Kontrolle der Leistungsabgabe* bzw. der notwendigen Ankopplung erfolgt bei vielen Geräten über eine optische oder akustische Signalanzeige und ggf. auch durch eine automatische Unterbrechung im Ablauf der eingeschalteten Therapieuhr am Gerät.

Die Funktionsfähigkeit des Gerätes kann auch dadurch überprüft werden, daß man einige Tropfen Alkohol oder Wasser auf den waagerecht gehaltenen Schallkopf gibt. Bei eingeschaltetem Gerät erfolgt unmittelbar danach ein intensives Herumspringen der Flüssigkeitstropfen, ähnlich wie auf einer heißen Herdplatte. Außerdem erfolgt eine schnelle Zerstäubung bzw. Vernebelung der Flüssigkeit. Hierdurch wird gleichzeitig die hochfrequente, primär mechanische Komponente des Ultraschall veranschaulicht.

Bei verschiedenen Erkrankungen, insbesondere Arthrosen oder Zosterneuralgien, empfiehlt sich neben der lokalen Behandlung eine zusätzliche Beschallung der entsprechenden segmentalen Nervenwurzeln (paravertebral). Die zeitliche Einteilung erfolgt hierbei dergestalt, daß zwei Drittel der Behandlungszeit dem Erkrankungsherd und ein Drittel der radikulären Behandlung gewidmet werden. Die dabei verwendete Ultraschalleistung wird ähnlich verteilt, indem die zugehörigen Nerven-

oder Gefäßstämme nur mit einem Drittel der am Herd benutzten Intensität beschallt werden.

Kontraindikation

Bei sachgemäßer Technik und Dosierung ist die Anwendung des Ultraschalles völlig gefahrlos. Eine Kontraindikation bildet lediglich die Beschallung parenchymatöser Organe wie der Leber, Milz, Hoden, Ovarien und des Gehirns, aber auch des Herzens und des graviden Uterus. Bei der Beschallung des Ganglion stellatum oder des oberen Brustwirbelsäulenbereiches kann es, besonders bei Vorliegen einer Sklerose der Herzkranzgefäße, u. U. zum Auftreten von Herzsensationen bzw. zur Auslösung eines akuten Angina-pectoris-Anfalles kommen.

5.1 Ultraschalltherapie, kombiniert mit Elektrotherapie

■ Die Kombinationsbehandlung von Ultraschall- und Reizstromtherapie stellt ein physikalisches Behandlungsverfahren dar, bei dem zwei vollständig verschiedene Methoden, d. h. Elektrotherapie und Ultraschallbehandlung gleichzeitig und zusammen als Simultan- oder Synchronverfahren angewendet werden.

Bei der kombinierten Ultraschall- und Reizstromtherapie handelt es sich um eine Behandlungsmethode, die sich bereits seit Jahrzehnten bewährt hat. Zu den bevorzugten Indikationen gehören in erster Linie zahlreiche Erkrankungen des Bewegungssystems.

Der Ultraschall wird mit einer Frequenz von 800 kHz bis zu 1000 kHz zumeist kontinuierlich, d. h. nicht als Impulsschall, verabfolgt.

Bei den verwendeten niederfrequenten Strömen handelt es sich um zugleich analgetisch-hyperämisierend und muskelstimulierend wirkende Reizströme.

Hierzu gehören die nachfolgenden Ströme:
- *neofaradischer Strom* (50 Hz, Impulsdauer 1 ms, Rechteckform),
- *geschwellter neofaradischer Strom* (an- und absteigende Amplitudenmodulation, sog. „Schwellstrom"),
- *diadynamische Ströme nach Bernard*,
- *CP (courtes périodes)* (MF = monophasé fixe, 50 Hz Sinushalbwellen),
- *LP (longues périodes)* (wobei eine DF-Phase geschwellt ist),
- *Mitelfrequenzströme, amplitudenmoduliert* (sog. Amplipulsverfahren),
- *Hochvolt-Reizstromtherapie* (HVS = High voltage stimulation).

6 Lichttherapie

W. Rulffs

Geschichtliche Entwicklung der Lichttherapie

Ohne die über Jahrtausende gewachsene Erfahrung mit der Heliotherapie (griech. helios = Sonne) ist die Entwicklung der Behandlung mit Licht (dieses umfaßt nach allgemeiner Ansicht sichtbares Licht sowie ultrarote und ultraviolette Strahlung) nicht denkbar.

Schon im Altertum wußte man um die heilenden Effekte der natürlichen Sonnenstrahlen: römische Ärzte empfahlen Sonnenbaden an windgeschützten Orten – damals als Solarien (lat. sol = Sonne) bezeichnet – zu Heilzwecken; auch die Germanen kannten Berge (Heilberge), an denen die Sonnenstrahlung besonders ausgeprägt genutzt werden konnte.

Ende des 18. Jahrhunderts gewann die Behandlung mit Sonnenlicht erneut an Bedeutung: man behandelte damit Unterschenkelgeschwüre sowie Kinder mit konstitutioneller Neigung zu *„chronischen Entzündungen"*, früher unter dem Begriff *„exsudative Diathese"* subsumiert. Die Erfolge mit der Behandlung dieser und noch weiterer Leiden ermutigte 1855 einen Schweizer Färbereibesitzer, Arnold Rikli (1823 – 1906), in Bled (Slowenien) eine erste Sonnenlicht-Heilstätte zu eröffnen. Später erfuhr die Heliotherapie eine wesentliche Förderung in der Schweiz selbst durch die Beobachtung von Bernhard in Samaden (Engadin), Rollier in Leysin und Dorno in Davos. Diese Forschungen zum Strahlungsklima im Hochgebirge wurden dann um die Jahrhundertwende die Basis für die systematische Heliotherapie der seinerzeit medikamentös noch nicht beeinflußbaren verschiedenen Formen der Tuberkulose. Thomas Mann hat in seinem „Zauberberg" dieses Kurregime ausführlich geschildert.

Inzwischen hat die Heliotherapie, sowohl im Hochgebirgs- als auch im Meeresküstenklima, im Rahmen der Tuberkulosebekämpfung durch die großen Fortschritte der Chemotherapie und Chirurgie viel von ihrer früheren Bedeutung verloren. Sie wird aber weiterhin noch erfolgreich bei Klimakuren eingesetzt zur Behandlung chronischer Dermatosen, zur Entwicklungsanregung schwächlicher Kinder und Jugendlicher sowie zur Stärkung der Widerstandsfähigkeit und Aktivierung vegetativer und hormoneller Reaktionen in der Rekonvaleszenz (Kurortmedizin S. 245 ff).

1801 entdeckte Ritter den biologisch bedeutsamsten Anteil des Sonnenspektrums, das ultraviolette Licht (UV). Es sollte jedoch noch 9 Jahrzehnte dauern, bis die Medizin auf die therapeutischen Möglichkeiten dieses Spektralbereichs aufmerksam wurde. Finsen (1860 – 1904) beschrieb 1890 die keimtötenden Eigenschaften bestimmter Anteile des Lichts. Seinem Bemühen, mit der Bestrahlung durch das Spektrum einer Kohlenbogenlampe die Hauttuberkulose zu bekämpfen, blieb zwar der entscheidende Erfolg versagt, doch weckte er das Interesse an der Gestaltung künstlicher Strahler mit unterschiedlichen Wellenbereichen. 1911 entwickelten Ball und Nagelschmidt eine Quecksilberhochdrucklampe, die unter dem Warenzeichen „Höhensonne“ weltweite Verbreitung fand. Ihr Spektrum besitzt einen großen, den des natürlichen Sonnenlichts übertreffenden UV-Anteil (überwiegend UVB) (Abb. 6.**1**). Der Berliner Kinderarzt Huldschinsky berichtete 1919 über die gute Wirkung der „Höhensonne“-Bestrahlung bei der Bekämpfung der Rachitis, insbesondere im Rahmen der Prophylaxe dieser Erkrankung. Die Aufklärung dieses Effektes gelang Windaus und Pohl 1925. Sie konnten nachweisen, daß es durch UV-Strahlen zu einer Umwandlung des mit dem Hautcho-

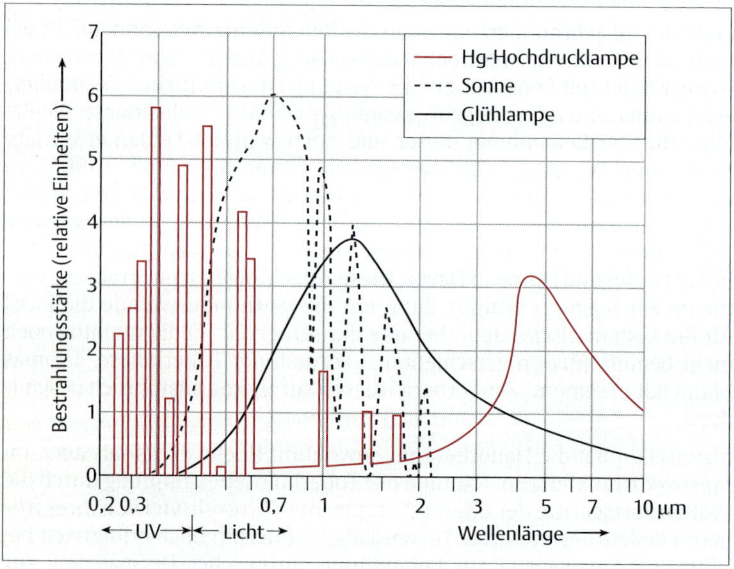

Abb. 6.**1** Energieverteilung verschiedener Strahlenquellen (Quecksilber-Hochdrucklampe, Sonne, Glühlampe) über das Gesamtspektrum bei gleicher Gesamtbestrahlungsstärke (schematisch nach Klein, Seitz und Meyer)

lesterin gekoppelten Ergosterins in das Vitamin D_2 kommt. Später erkannte man, daß noch weitere D-Vitamin-Vorstufen, z. B. das in der Haut vorhandene 7-Dehydrocholesterin, in Vitamin D_3 überführt werden. Die D-Vitamine fördern die Resorption von Kalzium aus den Nahrungsstoffen durch die Darmwand und sorgen für seinen Transport und den Einbau in die organische Knochenmatrix. Sie führen somit zur Festigung des Knochens und sind deshalb besonders beim kindlichen Organismus bedeutungsvoll für Prophylaxe und Therapie der Rachitis. Bei Älteren haben sie einen positiven Einfluß auf die Osteoporose und einzelne Formen der Osteomalazie.

Zwar hat die Rachitisprophylaxe mit Hilfe der „Höhensonne" hierzulande heute keine Bedeutung mehr, da den Säuglingen Vitamin-D-Präparate verabreicht werden und sie gewöhnlich auch ausreichend dem natürlichen Sonnenlicht ausgesetzt sind, doch verbleiben für die Behandlung mit UV-Licht neben der Osteoporose noch weitere Indikationen, vornehmlich im Bereich der Dermatologie.

Optische Strahlung und Strahlungsbereiche

- Die Lichttherapie – oder Phototherapie – benutzt Bereiche der optischen Strahlung des elektromagnetischen Spektrums zu prophylaktischen, therapeutischen und diätetischen, d. h. über die Lebensweise auf die körperlichen Reaktionsabläufe einflußnehmenden Zwecken.

Dabei wird neben dem sichtbaren Licht auf ultrarote (auch als infrarot bezeichnete) und ultraviolette Strahlung mit Wellenlängen (λ) zwischen 1 Mill. und 200 nm zurückgegriffen.

Der Bereich der optischen Strahlung wird eingegrenzt durch andere Anwendungsbereiche der Medizin: der Abschnitt mit Strahlung von größerer Wellenlänge umfaßt Anteile der Elektrotherapie, derjenige mit Strahlung von kürzerer Wellenlänge die Röntgendiagnostik und -therapie (Abb. 6.**2**).

Die elektromagnetischen Wellen – Schwingungen des elektrischen und magnetischen Feldes – breiten sich in Luft und Vakuum mit einheitlicher Geschwindigkeit von 300 000 km pro Sekunde aus. Sie unterscheiden sich jedoch nach ihrer Frequenz, d. h. je größer die Wellenlänge, desto kleiner die Frequenz.

Elektromagnetische Wellen weisen – ebenso wie Flüssigkeitswellen- Reflexion, Brechung und Interferenzphänomene auf. Die Energie der elektromagnetischen Strahlung ist von der Frequenz abhängig und nimmt mit ansteigender Frequenz (d. h. abnehmender Wellenlänge) zu. Langwelliges Ultrarot weist also eine geringere Energie auf als sichtbares Licht, kurzwellige UV-Strahlung besitzt eine höhere Energie. Bedeutung

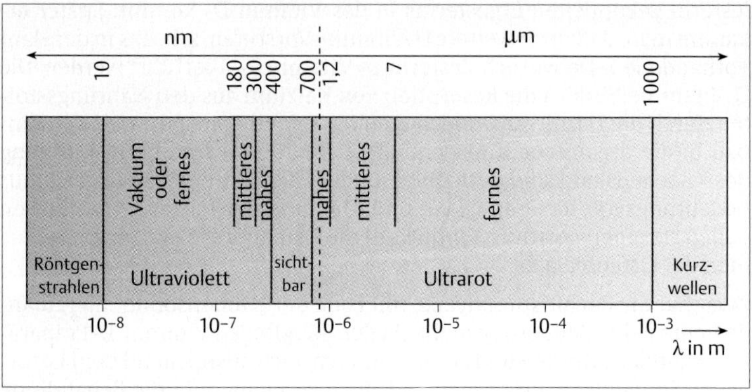

Abb. 6.**2** Optische Strahlung und angrenzende Strahlungsbereiche (nach Gillert u. Mitarb.)

gewinnt dieser Umstand bezüglich der Wirkungen der verschiedenen Bereiche nicht nur der optischen Strahlung, sondern des gesamten elektromagnetischen Wellenspektrums auf die Haut: Ultrarot bewirkt hier lediglich eine Erwärmung, Ultraviolett setzt ausgeprägte photochemische Prozesse in Gang.

Hinsichtlich der differenten biologischen Wirkungen in Abhängigkeit von den unterschiedlichen Frequenzbereichen teilt man die optische Strahlung in drei Abschnitte ein, wobei die Grenzen allerdings fließend sind:

❖ Ultrarot C (URC)	Wellenlänge 10^6 – 3000 nm
Ultrarot B (URB)	3000 – 1400 nm
Ultrarot A (URA)	1400 – 780 nm
❖ Sichtbares Licht	780 – 380 nm
❖ Ultraviolett A (UVA)	380 – 315 nm
Ultraviolett B (UVB)	315 – 280 nm
Ultraviolett C (UVC)	280 – ca. 100 nm

Neben der Sonnenstrahlung erreicht auch noch ein Anteil der Himmelsstrahlung die Erdoberfläche. Beide werden unter dem Begriff *Globalstrahlung* zusammengefaßt. Letztere besteht im Mittel zu etwa 50% aus sichtbarem Licht, enthält ca. 40% Ultrarotanteile und weniger als 10% Strahlung aus dem UV-Bereich.

Im Hinblick auf ihre biologischen Effekte wird die Globalstrahlung auch als *„Biosphäre“* bezeichnet. In ihrer Intensität ist sie von der jeweiligen

Sonnenhöhe, d.h. dem Einfallswinkel der Sonnenstrahlen, abhängig. Geographische Breite, Tages- und Jahreszeit beeinflussen also sowohl die Gesamtstrahlung wie einzelne Spektralabschnitte.

Die *Intensität der Sonnenstrahlen*, welche die Erde erreichen, wird stärker bei zunehmend senkrechtem Strahleneinfall, bei kürzerem Sonnenabstand, bei verringertem atmosphärischem Druck, mit zunehmender Höhe, am Meer und überall dort, wo Strahlung vermehrt reflektiert wird (Wasser, Schneeflächen, heller Sand, Felswände). Frischer Schnee kann die auftreffenden Strahlen bis zu 95% reflektieren (Gefahr des sog. Gletscherbrandes sogar bei im Rücken stehender Sonne), bei hellem Sand bis zu 35%.

Andererseits nimmt die Intensität ab, wenn die Strahlung einen längeren Weg durch die Atmosphäre zurückzulegen hat, bei größerem Sonnenabstand, bei Filterung durch Wolken oder staubhaltigen Luftschichten und bei erhöhter Luftfeuchtigkeit. Besonders die kurzwelligen (UV-)Strahlen können durch die atmosphärischen Einflüsse bis zu 80% reduziert werden. Daraus folgt:

- Die Globalstrahlung ist am stärksten während des Sommers, zur Mittagszeit, in Äquatornähe, aber auch bei wolkenloser klarer Luft im Gebirge und am bzw. auf dem Meer.

•••• Therapie mit sichtbarem Licht

Das helle, sichtbare Licht – gleichgültig, ob von der Sonne oder aus einer künstlichen Lichtquelle stammend – wird von uns als weiß wahrgenommen. Es besteht jedoch aus einer kontinuierlichen Zusammensetzung von Strahlen unterschiedlicher Wellenlänge zwischen 380 und 780 nm. Zerlegt man dieses Spektrum, z.B. mit Hilfe eines Glasprismas, so erkennt man, daß dieses scheinbar weiße Licht aus einer Reihe unterschiedlicher Farben zusammengesetzt ist. Wie beim Regenbogen erscheinen vom langwelligen bis zum kurzwelligen Bereich des Lichtes die Farben Rot-Orange-Gelb-Grün-Blau-Violett.

Insgesamt stellt das sichtbare Licht nur einen sehr schmalen Ausschnitt des elektromagnetischen Wellenspektrums dar (Abb. 6.**2**). Dementsprechend hält sich auch unser Wissen um die *Wirkungen des sichtbaren Lichts* in Grenzen. Unzweifelhaft ist allerdings, daß wir zur Einhaltung unserer biologischen Rhythmen auf die Einflüsse des Lichts angewiesen sind. Alle Lebewesen dieser Erde lassen autonome circadiane (lat. dies = Tag) Rhythmen erkennen, die mit dem 24-Stunden-Rhythmus auf der Erde synchronisiert sind. Der wichtigste und stärkste natürliche Zeitgeber für diese Rhythmik ist das Sonnenlicht.

Die *circadiane Periode* läßt sich unterteilen in eine auf Leistung ausgerichtete ergotrope und in eine trophotrope Phase, die der Ruhe und der Erholung dient. Die ergotropen Funktionen unseres Körpers werden weitestgehend gesteuert über die Hypothalamus-Hypophysen-Nebennierenrinden-Achse und das Hormon Cortisol. Die trophotrope Phase liegt in der nächtlichen Dunkelheit. Sie begünstigt den erholsamen Schlaf und die trophotrope Einstellung autonomer vegetativer Funktionen. Verantwortlich für die trophotrope funktionelle Anpassung ist das von der Epiphyse produzierte Hormon Melatonin. Normalerweise wird dieses Hormon, welches Müdigkeit erzeugt und den Schlaf fördert, in der Nacht sezerniert, wobei seine Ausschüttung der Kontrolle durch die suprachiasmatischen Kerne des Hypothalamus unterliegt.

Die über die Zapfen und Stäbchen der Netzhaut aufgenommenen Lichtreize gelangen über den retinohypothalamischen Trakt der Sehnerven zu den paarigen suprachiasmatischen Kernen, die von der *Chronobiologie* als Schrittmacher des circadianen Systems angesehen werden.

Im Zusammenhang mit den Untersuchungen zur circadianen Rhythmik und den steuernden Lichteinflüssen konnte gezeigt werden, daß besonders blau-grünes Licht die Melatoninsekretion zu unterdrücken vermag und die Möglichkeit eröffnet, mit seiner Hilfe die circadiane Rhythmik umzustellen. Auch gelingt es, die durch Lichtmangel – besonders in den nordischen Ländern – geförderte sogenannte Winterdepression mit intensivem Kunstlicht zu heilen.

Ferner hat man als Wirkung des Sonnenlichts – unter Einschluß seines UV-Anteils – eine vermehrte Histaminausschüttung, eine Aktivierung verschiedener Fermente, eine Degradation von Proteinen und Aminosäuren sowie eine Stabilisierung von Vitaminen beobachtet. Weiterhin wurde unter Lichteinwirkung eine Erhöhung von Grundumsatz, respiratorischem Quotienten, der Harnsäureausscheidung, der Erythropoese und des Herzminutenvolumens nachgewiesen. Diese Einzelfaktoren, die unter Lichteinfluß entweder über das Sehorgan oder über die Haut wirksam wurden, weisen auf eine allgemeine *Steigerung der Leistungsfähigkeit*, auch auf eine *Besserung der Immunitätslage*, durch Bildung antigener Stoffe, insgesamt aber auf einen Lichteinfluß im Sinne einer vegetativen Gesamtumschaltung hin. Damit gewinnt die Kenntinis von den Wirkungen des Lichts auf den Menschen auch Bedeutung für die Kurortmedizin (s. S. 245 ff), insbesondere für die Klimatherapie.

Bekannt sind auch psychologische Effekte von elektromagnetischen Wellen bestimmter Länge (Farben) nicht nur auf den Menschen. Im Rahmen der *Chromotherapie* kommen diese zum Einsatz, etwa bei der Farbgebung von Krankenzimmern.

■ Eine spezifische Behandlung im Bereich des sichtbaren Lichts stellt die *Blaulichttherapie* dar.

Sie hat ihre Bedeutung bei Neu- und Frühgeborenen mit einem ausgeprägten *Icterus neonatorum gravis*, der zur Bilirubinenzephalopathie führen und die Kerne des Rückenmarks, Hirnstamms und Endhirns schädigen kann. Eine frühzeitige und täglich mehrstündige Blaulichtbestrahlung kann Einfluß auf den erhöhten Bilirubinspiegel im Serum nehmen. Durch photochemische Oxidation – ausgelöst durch die absorbierten Blaulichtstrahlen mit einer Wellenlänge zwischen 420 und 480 nm – wird das Bilirubin in wasserlösliche, untoxische und ausscheidungsfähige Substanzen überführt sowie die gefährliche Hyperbilirubinämie gemindert. Zusammen mit anderen Maßnahmen läßt sich durch die Blaulichttherapie die Entstehung von überwiegend athetotischen Formen der infantilen Zerebralparese entscheidend verringern.

•••• Therapie mit Ultraviolett

Die biologischen Wirkungen ultravioletter Strahlung sind außerordentlich different. Wegen ihrer teilweise sehr unterschiedlichen Effekte ist es erforderlich, die UV-Strahlen in solche mit großer, mittlerer und kurzer Wellenlänge zu unterteilen und gesondert zu untersuchen. Dabei kommt der Eindringtiefe der unterschiedlichen UV-Anteile eine erhebliche Bedeutung zu (Abb. 6.**3**).

Die bei 90 Grad Sonnenhöhe die Erdoberfläche erreichende Strahlung setzt sich aus ca. 0,35% UVB, 5,9% UVA, 53,9% sichtbarem Licht, 30,8%

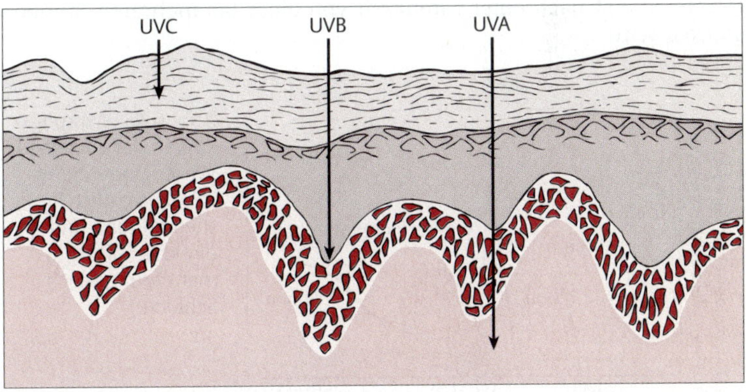

Abb. 6.**3** Die Eindringtiefen der unterschiedlichen UV-Anteile differieren deutlich und damit auch die Bereiche mit der jeweils größten Energieentfaltung der einzelnen UV-Anteile (nach Schoor)

URA und 10,8% URB zusammen (Gesamtstrahlungsstärke wegen Überlappung der Spektralbereiche im sichtbaren Licht und UVA gering über 100%).

- Der *Bereich des UVA* (380–315 nm) entfaltet an der Haut die relativ größte Tiefenwirkung und ist Auslöser der Sofortpigmentierung.
- Die *Tiefenwirkung der UVB-Strahlung* (315–280 nm) – in der älteren Literatur auch als Dorno-Strahlung bezeichnet – ist an der Haut zwar geringer, doch ist sie stark erythembildend und löst eine Spätpigmentierung aus.
- *UVC-Strahlen* (280–ca. 100 nm) der Globalstrahlung werden von der Atmosphäre vollständig absorbiert. Es gibt jedoch technische Strahler, die sie emittieren. Das UVC hat ebenfalls eine starke erythembildende Wirkung. Wegen seiner deutlichen biotoxischen Eigenschaften wird es u.a. zur Raumdesinfektion und Entkeimung eingesetzt. Zu therapeutischen Zwecken wird es praktisch nicht verwendet.

Das Auftreffen ultravioletter Strahlen – gleichgültig, ob aus der Globalstrahlung oder aus künstlichen Strahlungsquellen – auf die unbedeckte Haut löst neben den bereits erwähnten unsichtbaren (Vitamin-D-Synthese, Einflußnahme auf Rachitis und Osteoporose sowie allgemeine Leistungsfähigkeit) auch eine Reihe sichtbarer Reaktionen aus. Zu diesen zählen das Erythem („Sonnenbrand") sowie die direkte und indirekte (Sofort- und Spät-)Pigmentierung (Abb. 6.**4**).

Der *Sonnenbrand* als Folge einer zu intensiven Strahlenexposition ist mit einer echten Oberflächenverbrennung vergleichbar, die allerdings im Gegensatz zur sonstigen Schädigung durch andere und intensivere Heißreize erst nach einer Latenzzeit von einer bis mehreren Stunden spürbar wird.

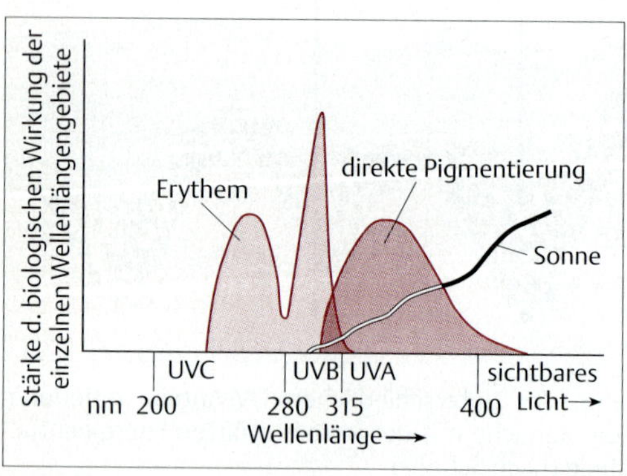

Abb. 6.**4** Wirkungskurven der einzelnen Wellenlängenbereiche hinsichtlich Erythembildung und direkter Sofortpigmentierung (nach Schultze)

Die Ausbildung des Hauterythems beruht auf der Weitstellung der Haargefäße in der Kutis als Folge einer Reizung durch histaminähnliche Substanzen, die unter der Strahleneinwirkung beim Abbau von Proteinen und Aminosäuren freigesetzt werden. Je nach Ausprägung des Erythems unterscheidet man die flüchtige, scharf begrenzte Rötung mit Jucken und leichter Schuppung von der längerdauernden Rötung mit Brennen und nachfolgender starker Rötung sowie interstitiellem Ödem bis hin zur Epidermolyse. Besonders gefährdet sind die Lippen wegen ihres dünnen Epithels („Gletscherbrand").

Ein *Erythem,* welches ohne stärkere Hautschädigung entsteht, wird mit seiner direkten (Sofort-)Pigmentierung nach etwa 1 – 3 Tagen von einer indirekten Pigmentierung (*Spätpigmentierung*) gefolgt. Die Pigmentneubildung geschieht an der Grenze von Keim- und Kapillarschicht. Das Pigment wandert dann allmählich in die oberen Epithelschichten und wird mit diesen später abgestoßen. So erklärt sich das langsame Abblassen der Sonnenbräunung.

Im einzelnen laufen dabei in der Haut folgende Reaktionen ab:

Unter der Einwirkung von UVA entsteht durch Stimulierung der Melanozyten eine direkte oder *Sofortpigmentierung.* Sie tritt zwar ggf. schon nach einer Latenzzeit von 1 Stunde auf, blaßt jedoch innerhalb von 24 Stunden wieder auf fast die Hälfte ab, sie bleibt allerdings über Wochen noch erkennbar. Diese Sofortpigmentierung läßt sich durch ihre rötlichbraune Farbe von der mehr fahl-braunen Spätpigmentierung abgrenzen. Das Sofortpigment entsteht durch eine Umwandlung des hellen Melanins in den Dendritenzellen in eine dunkle Form (Nachdunklung), und zwar unter Mitwirkung des Blutsauerstoffs. Bei ungenügender Sauerstoffversorgung der Haut, etwa bei druckbedingter lokaler Anämie an Kompressionsstellen, bleibt deshalb die Pigmentierung aus. Gleichfalls ist die Sofortpigmentierung unzureichend, wenn die Haut nicht genügend Melanin aufweist.

Der Schwellenwert der Sofortpigmentierung wird reduziert und damit der Bräunungsgrad erhöht durch *simultane Einwirkung* von Wärme und UV-Strahlen. Dies ist bei Ausnutzung des Sonnenlichts durch seinen wärmenden UR-Anteil im allgemeinen gegeben, wird aber auch bei Anwendung künstlich erzeugter UV-Strahlen durch gleichzeitige Nutzung von Ultrarotstrahlern bewirkt (Abb. 6.**5**).

Die *Toleranz gegenüber der Sonnenbestrahlung* ist von einer ganzen Reihe verschiedener Faktoren abhängig. Es bestehen erhebliche individuelle Unterschiede. Sie hängen zusammen mit der Regulation der peripheren Durchblutung, der Haut- und der Unterhautfettdicke sowie der Fähigkeit zur Pigmentbildung. So sind rothaarige, aber auch blonde Menschen wesentlich stärker lichtempfindlich als dunkelhaarige. Feuchte Haut ist strahlungsempfindlicher als trockene.

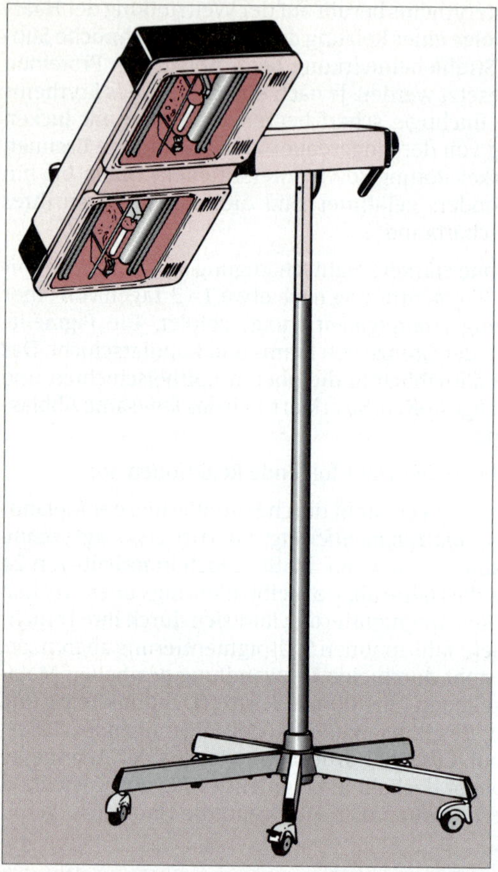

Abb. 6.5 UV-Therapiegerät (Höhensonne 3040), ausgerüstet mit zwei lang- und zwei mittelwelligen Ultraviolett- sowie acht Ultrarotstrahlern. Fahrbares Stativmodell

Zu beachten ist ferner, daß die verschiedenen Regionen der Körperdecke in Abhängigkeit von der jeweiligen Stärke der Hornschicht unterschiedlich stark reagieren. Bauch- und Lendenregion sind am stärksten lichtempfindlich. Es folgen Brust, Rücken, Gesicht, Beuge- und dann erst die Streckseiten der Extremitäten. Am unempfindlichsten sind Handflächen und Fußsohlen.

Bei wiederholter UV-Exposition nimmt die Empfindlichkeit der Haut ab. Nicht nur durch die Zunahme der Pigmentierung, sondern ebenso durch eine rasche Verdickung der Hornschicht – man spricht daher in diesem Zusammenhang von einer *Lichtschwiele* – kommt es zu einer raschen

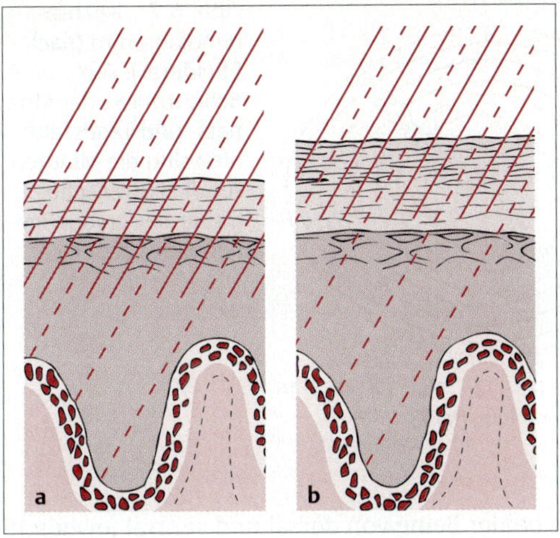

Abb. 6.**6 a** u. **b** Vor einer Bestrahlungsserie (**a**) durchdringen UVA und UVB die Hornschicht in wesentlich stärkerem Umfang als nach Ausbildung der Lichtschwiele (**b**) durch die Bestrahlung. Die Lichtschwiele absorbiert das UVB und die Erythemschwellenzeit steigt an (nach Schultze)
— UVB
--- UVA

Erhöhung der Erythemschwellenzeit (Adaptation). UVB (und falls vorhanden UVC) werden in der verdickten Hornschicht praktisch vollständig absorbiert, lediglich UVA vermag noch bis zur Pigmentschicht einzudringen. Deshalb wird nach entsprechender Ausprägung der „Lichtschwiele" bei sich anpassender zeitlicher Exposition später auch eine intensivere Sonneneinstrahlung ohne weitere Erythembildung toleriert, unangenehme Folgen, wie „Sonnenbrand", treten dann nicht mehr auf (Abb. 6.**6 a** u. **b**).

Dosierung

Im Rahmen der Dosierung der Heliotherapie muß die unterschiedliche Intensität des Sonnenlichtes ebenso Berücksichtigung finden wie die zu erwartende Reaktionsweise des Patienten, z.B. auch in Abhängigkeit von einer bereits vorhandenen Adaptation. Dazu liegen beispielsweise Erythemschwellenberechnungen für unterschiedliche Breitengrade im Jahresverlauf vor. Ebenso vermag man aus *Isochronendiagrammen* die jeweils zuträgliche Besonnungszeit über das Jahr hinweg für einen bestimmten Ort abzulesen (Abb. 6.**7**). Bei der Therapie empfiehlt es sich jedoch, wenn nicht alle Faktoren lückenlos bestimmbar sind, vor allem dann, wenn die Möglichkeit einer Überdosierung gegeben ist, nach folgendem von Krauss angegebenen Schema vorzugehen:

- Am 1. Tag Besonnung beider Beine von dorsal und ventral jeweils 10 Minuten.

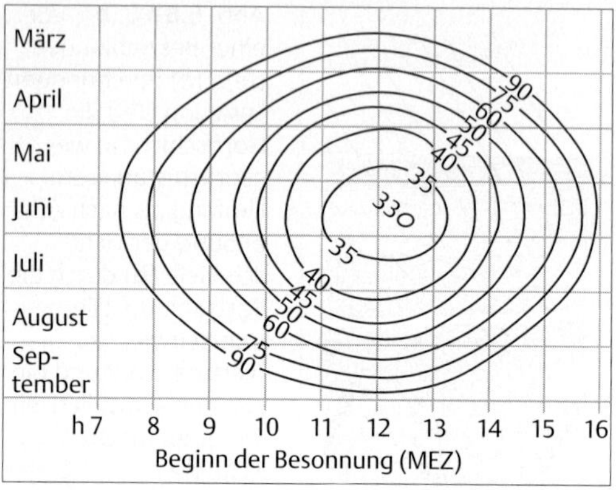

Abb. 6.**7** Isochronendiagramm (nach Pfleiderer). Am Schnittpunkt der Monats- und Tageszeitlinien sind die Minuten für die zuträgliche Dauer des ersten Sonnenbades abzulesen

- Am 2. Tag Besonnung beider Beine von dorsal und ventral jeweils 15 Minuten.
- Am 3. Tag Besonnung beider Beine von dorsal und ventral jeweils 20 Minuten sowie zusätzlich des Rückens 20 Minuten.
- Am 4. Tag Ganzkörperbesonnung von ventral und dorsal jeweils 30 Minuten.
- Am 5. Tag Ganzbestrahlung von ventral und dorsal jeweils 45 Minuten und
- ab 6. Tag jeweils 60 Minuten.

Auch bei Einsatz technischer UV-Strahler sind die gleichen Bedingungen wie bei der Exposition gegenüber Sonnenlicht einzuhalten, d. h. die individuelle Toleranzgrenze ist genau zu beachten. Bei der Therapie kommt es entscheidend – abhängig von der Diagnose – auf die gewünschte Reizsetzung an. Die individuelle Empfindlichkeit wird als *Erythemschwellendosis* vor Beginn der Behandlungsserie mit einer sog. *Lichttreppe* ermittelt (Abb. 6.**8**). Das ist eine UV-undurchlässige Platte mit mehreren Löchern. Sie wird auf der Haut befestigt und der Bereich dann der UV-Bestrahlung ausgesetzt. Die einzelnen Löcher der Lichttreppe werden nach und nach durch eine darübergelegte Abdeckung freigegeben, so daß die Hautfelder unter den jeweiligen Löchern einer zeitlich unterschiedlichen UV-Bestrahlung ausgesetzt sind. Die Erythemschwellendosis orientiert sich dann nach der Bestrahlung an demjenigen Feld, welches ein Erythem 1. Grades bei Ablesung nach etwa 10 – 12 Stunden erkennen läßt.

In diesem Zusammenhang hat sich die Einteilung nach *Erythemgraden* nach folgendem Schema bewährt:

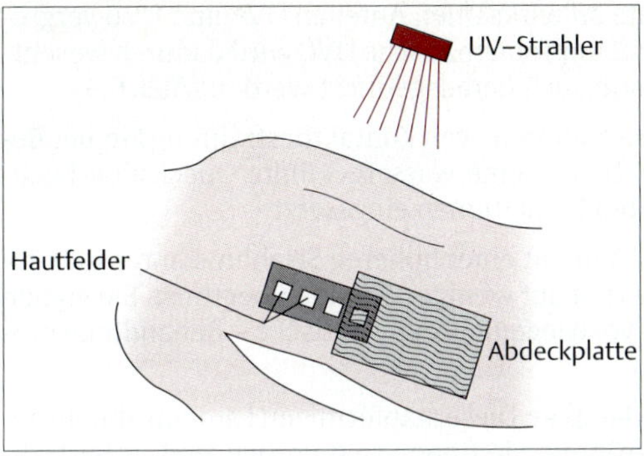

Abb. 6.**8** Lichttreppe (nach Gillert u. Mitarb.)

- *Suberythem* = keine erkennbare Hautrötung (beruhigende Wirkung).
- *Erythem 1. Grades* = relativ schwacher Reiz, nach mehreren Stunden gerade erkennbare Hautrötung.
- *Erythem 2. Grades* = bereits deutliche Hautrötung, auch leichte Schuppung. Der Reiz klingt nach 2 – 3 Tagen wieder ab.
- *Erythem 3. Grades* = starke Rötung und Schuppung. Deutliche Entzündungszeichen: Die Haut ist heiß und ödematös geschwollen. Der Reiz kann bis zu einer Woche anhalten. Er entspricht einer Verbrennung 1. Grades.
- *Erythem 4. Grades* = bereits innerhalb von 1 – 2 Stunden auftretende sehr starke Rötung, begleitet von Blasenbildung, Exsudation. Entspricht einer Verbrennung 2. Grades. Nur gelegentlich bei besonderen dermatologischen Indikationen im Rahmen einer lokalen Felderbehandlung angezeigt.

Ultraviolettstrahler

Zur Behandlung (und zur Prophylaxe bzw. zu Bräunungszwecken) stehen Strahler unterschiedlicher Ausführung zur Verfügung. Dabei muß zwischen zwei Grundtypen unterschieden werden:

Quecksilberhochdrucklampen: Bei diesen wird in einem verschlossenen Quarzrohr bei hohem Dampfdruck durch elektrische Spannung über Wolfram-Elektroden eine kleine Menge Quecksilber zum Verdampfen gebracht. Es tritt dabei ein Lichtbogen auf, der z. B. neben etwa 15 % sichtbarem Licht und 61 % Ultrarot eine hohe Dosis Ultraviolett emittiert (im Mittel 7,5 % UVA, 8,5 % UVB und 8 % UVC). Es sind aber auch Strahler mit einer abweichenden Spektralverteilung am Markt. Insbesondere durch Zugabe von Metallhalogeniden zu den Quecksilberhochdruckstrahlern konnte man die Ausbeute an wirksamen Anteilen UVA und UVB vergrößern. Das biologisch nicht unproblematische UVC wird dadurch wesentlich reduziert oder es kann auch herausgefiltert werden (Abb. 6.**9**).

In der Dermatologie wird zur intensiven Kontaktbestrahlung kleiner Bezirke die sog. *Kromayer-Lampe,* eine wassergekühlte Quecksilberhochdrucklampe, bei speziellen Indikationen eingesetzt.

Impulsquarzlampen arbeiten mit einer höheren Strahlungsintensität, jedoch ist die Bestrahlungszeit auf wenige Sekunden begrenzt. Sie eignen sich bevorzugt für die – vorwiegend prophylaktische – Behandlung größerer Patientengruppen.

Quecksilberniederdrucklampen: Diese stabförmigen Lampen ähneln gewöhnlichen Leuchtstoffröhren. Sie finden sich vorwiegend in Bestrahlungsbänken. Sie geben ein günstiges UV-Spektrum ab, der UVA-Anteil überwiegt, das UVC wird durch die Glaswandung abgefiltert. Infolge der geringen Quantenenergie der UVA-Strahlung sind längere Expositionszeiten (Bestrahlungszeiten) möglich.

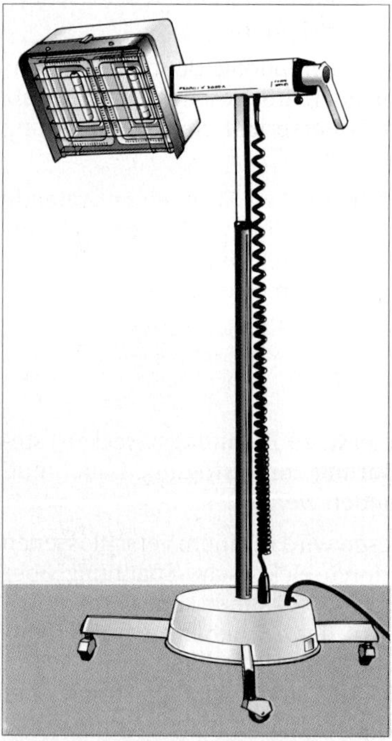

Abb. 6.**9** UV-Therapiegerät (Psorilux 3050 A). Quecksilberhochdrucklampen mit besonderer Spektralverteilung. Fahrbares Stativmodell

Bei besonderen dermatologischen Indikationen (z.B. bei der Psoriasis vulgaris) werden diese betont UVA-emittierenden Quecksilberniederdrucklampen in Verbindung mit photosensibilisierenden Stoffen (z.B. 8-Methoxy-Psoralen) im Sinne einer Photochemotherapie, als PUVA-Therapie eingesetzt. Mit diesem Verfahren erreicht man eine selektive Hemmung der mRNS (Messenger-Ribonukleinsäure) und eine Hemmung der lokalen Enzymproduktion sowie der überschießenden Hautproliferation.

Eine selektive Ultraviolettphototherapie hat unter der Bezeichnung SUP schon vor längerer Zeit Eingang in die Dermatologie gefunden. Weitere Untersuchungen zu diesem Thema zeigten, daß es hier besonders darauf ankommt, daß die Lampen möglichst viel UVB mit einem Optimum bei etwa 308 nm aussenden. Das Verfahren ist weitgehend identisch mit einer weiteren Therapie der dermatologischen Praxis, welche als selektive Fototherapie (SFT) eingeführt ist.

Solarien und Sonnenbänke, die gewöhnlich als Bräunungsanlagen genutzt werden, enthalten zumeist ebenfalls Quecksilberniederdrucklampen (Abb. 6.**10**). Gerade bei ihrer Verwendung muß jedoch darauf hingewiesen werden, daß eine chronische Lichteinwirkung zu einer vorzeitigen Alterung der Haut beiträgt (aktinische Elastose). Dabei kommt gerade dem langwelligen UVA eine größere Bedeutung für die Schädigung

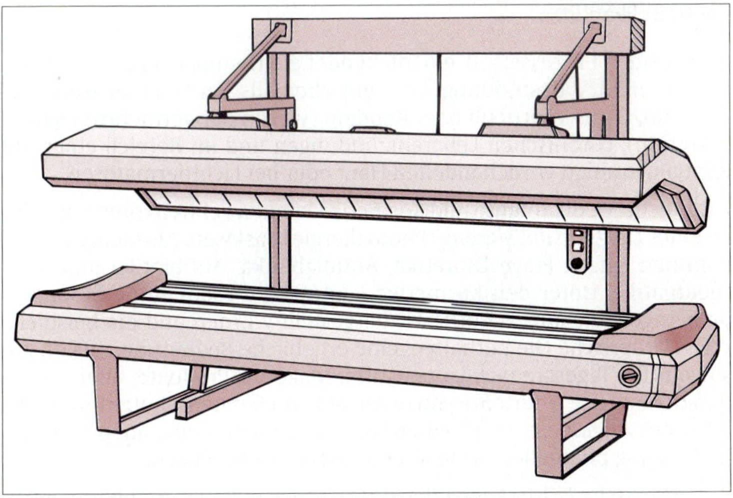

Abb. 6.**10** Sonnenbank mit Quecksilberniederdrucklampen. Der obere Teil der Sonnenbank kann in der Höhe verstellt bzw. gekippt werden

des Hautbindegewebes zu als dem UVB. Nach neueren Erkenntnissen handelt es sich nicht allein um einen rein degenerativen Prozeß, sondern wohl auch um die vermehrte Neubildung pathologischer Fasern durch lichtgeschädigte Fibroblasten. Diese Umbau- oder Alterungsprozesse verlaufen direkt proportional zur Menge der absorbierten Lichtquanten.

Seit langer Zeit ist bereits bekannt, daß die Lichttherapie chronischer Dermatosen besonders gut in Verbindung mit einem Aufenthalt am Meer und Baden in Salzwasser wirksam ist. Deshalb wird auch heute vielfach die Phototherapie mit vorgeschalteten Solebädern kombiniert.

Indikationen der UV-Behandlung

Grundzüge des therapeutischen Einsatzes klangen bereits in vorangehenden Abschnitten an. Deshalb an dieser Stelle nur noch eine stichwortartige Zusammenfassung:
- zur Stärkung der allgemeinen Reaktionslage, bevorzugt zur Prophylaxe von (grippalen) Infekten,
- Ulcus cruris (zur Proliferationsanregung), chronische Dermatosen – insbesondere Psoriasis, Akne, Pityriasis,
- Juckreiz bei Niereninsuffizienz, Neurodermitis,
- in der Rekonvaleszenz

Kontraindikationen

Alle floriden Prozesse, z. B. ein Infekt oder ein rheumatischer Schub verbieten eine UV-Bestrahlung. Dies gilt ebenfalls bei Schilddrüsenüberfunktion, Ulcus ventriculi oder duodeni (wegen der vermehrten Säuresekretion), chronischen Leberentzündungen und im Bereich einer mit Röntgenstrahlen vorbehandelten Haut oder bei Lichtdermatosen.

Zahlreiche Medikamente und Kosmetika können Fehlreaktionen im Sinne einer *Lichtsensibilisierung* (Photoallergie) auslösen. Als Medikamente kommen ggf. in Frage Diuretika, Antidiabetika, Antibiotika und Antirheumatika. Unter den Kosmetika kommt in diesem Sinne besonders denjenigen, die auf „Naturbasis“ hergestellt wurden und die beispielsweise ätherische Öle enthalten, eine erhebliche Bedeutung zu. Das gilt sowohl für Tagescremes, Lippenstifte, Make-up-Produkte, aber auch – paradoxerweise – für eine ganze Anzahl von Sonnenschutzmitteln. Bei letzteren zeigen einige UV-Filter-Substanzen leider eine ausgesprochene Neigung photoallergische Kontaktekzeme auszulösen.

Auf *chronische Lichtschäden* der Haut, insbesondere durch häufige UV-Bestrahlung über längere Zeit wurde bereits oben im Zusammenhang mit der Benutzung von Bräunungsanlagen hingewiesen. Ergänzt sei noch, daß die Entwicklung bösartiger Hautveränderungen (Melanome) mit chronischen Lichtschäden, insbesondere im Kindes- und Jugendalter, in Verbindung gebracht wird.

Die Augen müssen unbedingt vor jeder UV-Strahlung geschützt werden. Andernfalls könnte es zum Auftreten einer UV-Konjunktivitis oder auch einer UV-Keratitis kommen. Der Augenschutz geschieht durch gefärbte Brillen mit jeweils exakt schließender seitlicher Abdichtung.

• • • • Therapie mit Ultrarot

Der Wärmeeffekt durch Absorption von Ultrarotstrahlen des Sonnenspektrums ist allgemein bekannt. Davon abgeleitet benutzt man heute Wärmestrahlen mit unterschiedlicher Emission im entsprechenden Wellenbereich zur Ultrarot-Wärmebehandlung. Auch hierbei kann man von seiten der Strahler zwei Grundtypen unterscheiden:

Dunkelstrahler: Früher benutzte man zur Wärmetherapie bevorzugt besonders konstruierte Glühbirnen, die aber heute nur noch selten verwendet werden. Bei ihnen wird eine Kohlefadenglühwendel durch den Stromfluß auf etwa 1000 °C erhitzt. Neben einem Anteil von sichtbarem Licht sendet sie eine große Portion Ultrarotstrahlen aus, und zwar erheblich mehr als die gewöhnlichen Glühbirnen. Diese Spezialbirnen werden in den Lichtbügeln oder Lichtkästen, d. h. Teillichtbädern verwendet.

Auch in Vollglühlichtbädern findet man solche Glühbirnen – häufig in Kombination mit Heizspiralen.

Diese dunkelrot glühenden Birnen oder Heizspiralen senden vorwiegend ein langwelliges Ultrarot-C von etwa 3000 nm Wellenlänge aus. Darauf basiert ihre Einteilung als Dunkelstrahler.

In ähnlichem Sinne sind die *Ultrarot-Großflächenstrahler* einzustufen. Bei ihnen werden Widerstandsdrähte auf Keramik oder leitende Keramikstäbe auf 700 – 1000 °C erhitzt (Abb. 6.**11**). Das langwellige Ultrarot hat nur eine begrenzte Eindringtiefe in die Haut, da es bereits in den oberen Gewebeschichten in Wärme umgesetzt wird. Letztere bewirkt in der Papillarschicht eine Gefäßerweiterung und Durchblutungssteigerung.

Hellstrahler: Sie weisen – im Gegensatz zu Dunkelstrahlern – ein verändertes Ultrarotspektrum auf. In den gasgefüllten Glühbirnen wird eine Wolframdraht-Glühwendel bis auf 2700 °C erhitzt. Hellstrahler senden bis zu 95 % Ultrarot-A neben etwa 5 % sichtbarem Licht aus.

Ultrarot-A-Strahlen weisen eine etwas größere Eindringtiefe als diejenigen des Ultrarot-C auf. Sie können die Subkutis und das subpapilläre Ge-

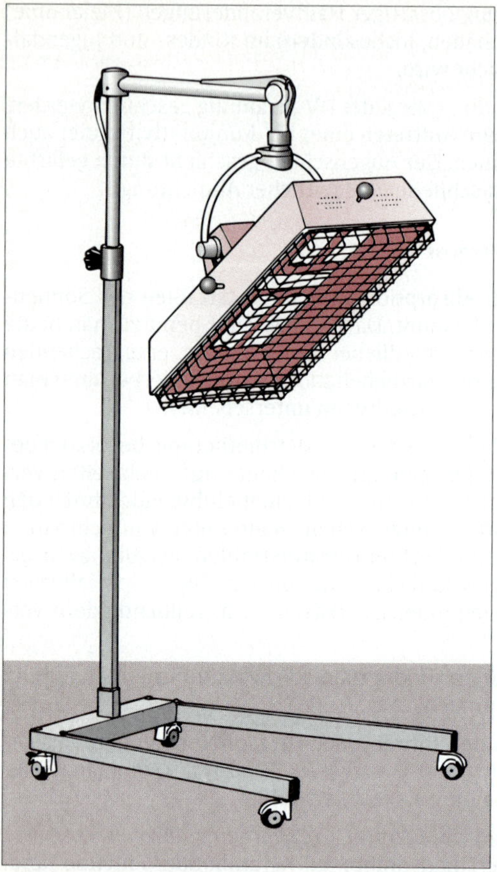

Abb. 6.**11** Ultrarot-Großflächenstrahler mit sieben Keramikstrahlern. Leistung in drei Stufen regulierbar. Stativmodell mit Abschaltautomatik

fäßnetz erreichen. Die bei ihrer Absorption entstehende Wärme wird deshalb rascher über den Blutweg aus der Haut abtransportiert.

Hellstrahler werden gewöhnlich zur lokalen Wärmebehandlung verwandt. Bekannt ist die Sollux-Lampe (Hanau) (Abb. 6.**12**). Eine vergleichbare Lampe wird von Philips unter dem Namen Infrarot und von Osram unter der Bezeichnung Theratherm vertrieben.

Der blendend grelle Anteil des sichtbaren Lichts kann bei diesen Hellstrahlern entweder durch vorgeschaltetes rotes Filterglas reduziert werden oder wird bauseits bereits durch rotes Kolbenglas eingeschränkt.

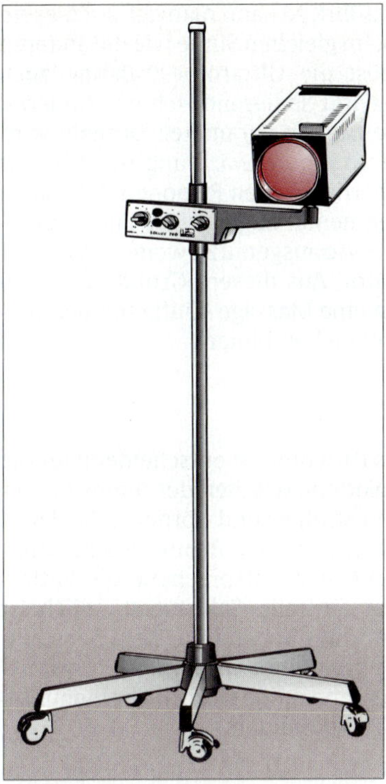

Abb. 6.**12** Universell einsetzbares Ultrarot-Bestrahlungsgerät (Sollux 760, Hellstrahler mit vorgesetztem Rotlichtfilter). Mit Blaulichtfilter auch zur Blaulichttherapie einsetzbar. Abschaltautomatik. Fahrbares Stativmodell, Lampe höhenverstellbar. Ebenfalls als Tischversion oder Wandmodell erhältlich

Wirkung der Ultrarotstrahlung

Eine Ultrarottherapie ermöglicht eine Erwärmung der Gewebe ohne direkten Kontakt mit einem Trägermedium, wie wir es sonst bei den anderen Formen der Thermotherapie mit Packungen, Bädern usw. gewöhnt sind. In Abhängigkeit von der Absorptionsgröße kommt es zunächst im Einstrahlungsgebiet zu einer in kurzer Zeit auftretenden Hyperämie, die bei entsprechend stärkerer Dosierung das Ende der Bestrahlung bis zu einer Stunde überdauern kann.

Die Durchblutungssteigerung in der Körperdecke ermöglichst einen verbesserten Abtransport von Stoffwechselschlacken, ggf. auch die Resorption von Ergüssen oder Exsudaten. Sauerstoff und körpereigene Abwehrstoffe werden vermehrt herantransportiert, verbessern die lokale Gewebstrophik und dienen der Bekämpfung umschriebener subakuter und chronischer Entzündungsprozesse. Hochakute Entzündungen dagegen, wie oberflächliche Abszesse, werden durch Ultrarotbestrahlung verstärkt. Wird dieses gezielt durchgeführt, so kann man ggf. auf diesem Wege Abszesse zum „Reifen" bringen. Im gleichen Sinne wie die anderen thermotherapeutischen Verfahren löst die Ultrarotbestrahlung auch neuroreflektorische Effekte aus. Sie wirkt sedierend, schmerzlindernd und nimmt Einfluß auf verschiedene nervale Parameter. Deshalb wird einer gezielten Reizstromtherapie gern eine Erwärmung mit Ultrarot vorgeschaltet. Die Erwärmung der oberflächlichen Regionen führt auch zur reflektorischen Beeinflussung segmental zugehöriger Eingeweideorgane und wird bei ihnen zur Spasmolyse ausgenutzt, weiterhin zur Tonusminderung verspannter Muskulatur. Aus diesem Grunde wird bei entsprechenden Muskelbeschwerden eine Massage häufig mit der synergistisch wirkenden Ultrarotbestrahlung kombiniert.

Anwendung und Dosierung

Das subjektive Wärmeempfinden des Patienten ist entscheidend für die Dosierung. Es besteht eine direkte Relation zwischen der Intensität der Strahlung und dem Abstand zwischen Strahler und Körperdecke. Es ist zweckmäßig, daß der Behandler zunächst selbst, z. B. mit seinem Handrücken, die Intensität der Wärme prüft und entsprechend die Entfernung zwischen Strahler und Patient einstellt. Selbstverständlich ist äußerste Zurückhaltung geboten, wenn im Behandlungsfeld Sensibilitätsstörungen bestehen. Dann ist eine besonders sorgfältige Intensitätsaustestung geboten, und es sollte über eine milde Dosis nicht hinausgegangen werden, um Verbrennungen zu vermeiden.

Gewöhnlich beträgt die Behandlungsdauer 10–20 Minuten. Sie kann aber auch noch weiter verlängert werden. Bei der Häufigkeit der einzelnen Anwendungen richtet man sich nach der jeweiligen Indikation sowie nach äußeren Faktoren. Bei akuten Reizzuständen erfolgt die Behandlung mehrmals täglich und bei chronischen Beschwerdebildern 2- bis 3mal pro Woche.

Von wesentlicher Bedeutung ist, besonders bei der Behandlung hyperton-muskulärer Beschwerden – eine sorgfältige und bequeme Lagerung des Patienten. Gegebenenfalls sind Lagerungshilfen einzusetzen.

Der Patient ist darauf hinzuweisen, daß er während der Behandlung seine Position nicht verändern soll, damit nicht möglicherweise ein Kontakt mit dem Strahler erfolgt, was zu Verbrennungen führen könnte.

Bei Bestrahlung des Gesichts müssen die Augenlider geschlossen sein. Bei längerer oder intensiver Ultraroteinwirkung werden die Augen zweckmäßigerweise mit einer Mullauflage abgedeckt. Damit soll nicht nur die Austrocknung der Hornhaut vermieden werden, sondern auch eine mögliche Wärmeschädigung der Augenlinsen.

Indikationen

Wie alle anderen Formen der Thermotherapie dient sie der Erwärmung und Durchblutungsförderung sowie zur

- Senkung des erhöhten Muskeltonus auf reflektorisch-segmentalem Wege, der Verminderung des Tonus der glatten Muskulatur, insbesondere bei schmerzhaften und spastischen Zuständen der Eingeweideorgane;
- Beeinflussung subakuter und chronischer, insbesondere auch rheumatischer Entzündungsprozesse. Hierbei steht die Schmerzlinderung, Entzündungsdämpfung, Resorption von Ergüssen oder Sekretverflüssigung im Vordergrund;
- bei akuten oberflächlichen Entzündungen ggf. Reifung des Abszesses (ohne entzündungsbedingte Allgemeinsymptome);
- Linderung posttraumatischer Beschwerdebilder (Schmerzlinderung, Resorptionsförderung);
- Auflockerung oberflächlicher fibröser Veränderungen, wie Narben oder Sklerodermie.

Kontraindikationen

Alle Prozesse, bei denen Wärme eine Exazerbation hervorrufen kann:

- akute Infekte, tiefer gelegene akute Entzündungen, wie sie z. B. bei einer aktivierten Arthrose oder bei einem frischen Schub der progradient-chronischen Polyarthritis auftreten;
- frische Blutungen;
- neuritische Schmerzbilder;
- periphere arterielle Durchblutungsstörungen der Stadien Fontaine III und IV.

•••• Therapie mit Laserlicht

Laser (eine Abkürzung für Light amplification by stimulated emission of radiation) wird seit 3 Jahrzehnten in verschiedensten Bereichen der Medizin eingesetzt.

Die Besonderheiten des Laserlichts liegen in seiner Monochromasie und Kohärenz begründet. Man spricht von Monochromasie, wenn künstliche Lichtquellen so konstruiert sind, daß sie nur das Licht eines sehr schmalen Wellenbereichs des Lichtspektrums, d. h. von einer eng definierten Wellenlänge, emittieren. Kohärenz besagt, daß alle Atome der Lichtquelle die Lichtwellen völlig phasengleich aussenden. Kohärentes Licht läßt sich besonders gut fokussieren. Diese Fokussierung des kohärenten Lichts gestattet eine Bündelung auf sehr kleine Flächen. Damit läßt sich lokal eine sehr hohe Energiedichte erzielen, die bei bestimmtem Laserlicht örtliche Temperaturen von bis zu 500 °C erreichen und gewebszerstörend wirken kann.

Laser mit hoher Leistungsdichte, sog. *Power-Laser,* werden in der Medizin u. a. zur Zerstörung maligner, gut zugänglicher Geschwülste, zur Durchtrennung von Gewebe und zur Blutstillung eingesetzt.

Für die physikalische Therapie werden dagegen Laser mit niedriger Leistungsdichte, sog. *Soft-Laser* oder athermische Laser, verschiedentlich empfohlen. Ihre geringe Leistungsdichte schließt eine Gewebserwärmung sowohl objektiv als auch subjektiv aus. Auch ist die Eindringtiefe von Soft-Laserlicht nicht größer als die des sichtbaren Lichts, bleibt also auf die obersten Epidermisschichten begrenzt. Dennoch werden Soft-Laser immer wieder mit einer günstigen Wirkung bei verschiedenen Indikationen in Zusammenhang gebracht. Die hierzu angeführten Kasuistiken haben jedoch bislang kontrollierten Studien nicht standgehalten.

Mid-Laser verwenden gepulstes Laserlicht, das zwar eine höhere Impulsspitzenleistung aufweist, infolge der äußerst kurzen Impulsdauer bei sehr großer Pausendauer jedoch in seiner Leistung nicht über die des Soft-Lasers hinausreicht.

7 Inhalationstherapie

W. Rulffs

Grundlagen und Anwendungen

- Inhalationen sind wichtiger Bestandteil einer komplexen Atemtherapie einschließlich der Vorbeugung und Rehabilitation von Atemwegserkrankungen.

Die Inhalationstherapie dient bevorzugt zur Behandlung von Erkrankungen der Atemwege und der Lungen. Ihre Wirkung beruht auf der Einatmung von Aerosolen (griech. aer = Luft/Nebel, lat. solution = Lösung).

- Als Aerosole bezeichnet man in Gasen (Luft) schwebende feinstverteilte feste oder flüssige Partikel.

Im Rahmen der Inhalationstherapie werden Aerosole mit einem Partikelduchmesser zwischen 0,5 und 10 µm eingesetzt.

Bereits im Altertum wurde die Inhalation von Aerosolen therapeutisch genutzt, unter anderem durch Aufenthalt in der Meeres- und Brandungsluft. Die von den sich überschlagenden Wellen in das Wasser mit hineingerissenen Luftbläschen zerplatzen, wenn sie wieder an die Wasseroberfläche gelangen. Sie setzen dabei eine Vielzahl winziger Salzwassertröpfchen frei, die als Aerosol die Meeres- und Küstenluft anreichern. Bereits Galen (180 n. Chr.) schrieb den in der Meeresluft enthaltenen Salzteilchen einen therapeutischen Effekt zu.

Auch in der Umgebung von Gradierwerken (gradieren = Salzsole gewinnen) ist die Luft mit feinstverteilten salzhaltigen Lösungspartikeln versetzt, die einer Inhalationstherapie dienen. Gradierwerke finden sich in Kurorten, die über salzhaltige Quellwässer (Solen) verfügen. Sie bestehen aus hohen Reisigwänden, über welche man die Sole herabrieseln läßt. Dabei zerplatzen die herunterfallenden Tröpfchen abhängig von der Fallhöhe beim Aufprall auf das Reisig mit zunehmender Energie. Sie reichern sich als Aerosol in der Umgebungsluft des Gradierwerkes an und werden von dem Patienten während des Aufenthaltes nahe dieser Anlage mit der Atmung inhaliert.

Indikationen

Eine medikamentöse Inhalationstherapie ist auch heute fester Bestandteil der Behandlung akuter und chronischer Erkrankungen der Atemwege, besonders bei obstruktiven Veränderungen.

Der Vorteil der Inhalation besteht in der lokal relativ hohen Konzentration von Wirkstoffen bei insgesamt gesehen geringen Medikamentenmengen. Zumeist ist bei der Inhalation im Vergleich mit anderen Verabreichungsformen weniger als $^1/_{10}$ der Medikamentenmenge erforderlich. Dadurch werden systemische Nebenwirkungen selbst hochwirksamer Arzneimittel weitgehend vermieden beziehungsweise ausgeschaltet.

- Die Inhalationstherapie kann Verkrampfungen der Bronchialmuskulatur lösen, zähen Schleim verflüssigen und seine Expektoration fördern, eine vorbeugende Schutzwirkung gegenüber Bronchospasmen entfalten, Schwellungen und Entzündungen der Bronchialschleimhaut und die Erreger von Atemwegsinfektionen bekämpfen sowie Selbstreinigungskräfte der Lunge, die natürliche Abwehr und die Regulation des Feuchtigkeitsgehalts der Atemwege unterstützen.

Entscheidend kann die Inhalationstherapie eingreifen beim *Asthma bronchiale*, sowohl allergischer als auch nichtallergischer Genese. Vernebelte bronchospasmolytisch wirksame Medikamente (z. B. β-Adrenergika oder/und Anticholinergika) vermögen akute und starke Asthmaanfälle zu kupieren.

Als Trägersubstanz wird physiologische Kochsalzlösung genommen. Diese kann, wenn keine fertige isotonische Lösung zur Verfügung steht, ggf. selbst bereitet werden durch Zugabe von 1 gehäuften Teelöffel Kochsalz auf 1 l abgekochtes Leitungswasser. Hypotone (z. B. destilliertes Wasser) oder hypertone (Sole) Lösungen sollten mit gewisser Vorsicht eingesetzt werden, da sie bei entsprechend disponierten Patienten mit einer bronchialen Hyperreagibilität evtl. einen Bronchospasmus auslösen können.

Andere Substanzen stehen zur Vorbeugung gegenüber dem Auftreten asthmatoider Atemwegsobstruktionen zur Verfügung (besonders beim allergischen Asthma, s. u.).

Die *chronische Bronchitis* mit oft ausgeprägter und meist nur unvollständig reversibler Obstruktion ist ebenso wie die chronische hypersekretorische Bronchitis eine typische Erkrankung der 2. Lebenshälfte. Es kann davon ausgegangen werden, daß in den westlichen Industrienationen etwa 5–6% der erwachsenen Bevölkerung unter Beschwerden durch obstruktive Atemwegserkrankungen leiden.

Bei der chronischen Bronchitis kommen bevorzugt bronchospasmolytisch wirkende oder anfeuchtende bzw. topisch-sekretolytisch effektive Aerosole (z.B. hypertone 2–3%ige Kochsalzlösung bei Ausschluß einer oben angegebenen bronchialen Hyperreagibilität) zum Einsatz.

Chronische Atemwegserkrankungen mit Lungenemphysem bedürfen ebenfalls einer Inhalationsbehandlung, bei welcher der vernebelten Trägerlösung bronchospasmolytisch wirkende, erforderlichenfalls auch entzündungswidrige Medikamente zugegeben werden. Steht das Erfordernis einer Sekretolyse im Vordergrund, kann der, die Sekretolyse fördernden physiologischen Kochsalzlösung ein besonders schleimlösendes Präparat (Mukolytikum, z.B. N-Acetylcystein) beigegeben werden.

Wenn eine hypertone Solelösung (ca. 3–4% NaCl) vertragen wird, so ist auch sie ausgezeichnet zur Expektorationsförderung geeignet. Sie führt im Bronchialsystem zur Verflüssigung des zähen Schleimes und fördert darüber hinaus die mukoziliäre Clearance. Die Inhalation hypertoner Solelösung steigert die expektorierte Sputummenge deutlich.

Die *akute Tracheobronchitis* ist eine der häufigsten Viruserkrankungen, oft endemisch in Begleitung banaler Erkältungskrankheiten auftretend. Die Entzündung kann sich von der Trachea über das Bronchialsystem bis zu den Bronchiolen erstrecken. Zumeist akutes Einsetzen der Erkrankung mit trockenem Husten und dabei auftretenden brennenden Schmerzen im Bereich der Trachea. Der anfangs zäh-glasige, bei bakterieller Superinfektion auch eitrige Auswurf läßt sich durch Sole-Inhalation (3–4%ig) verflüssigen. Beigabe von Kamillenpräparaten zur Trägerlösung wirkt reizlindernd auf die Bronchialschleimhaut. Bei quälendem Hustenreiz sollte ein Antitussivum dem Inhalat zugegeben werden.

Bei der Behandlung von *Bronchiektasen* kommt der Erleichterung der Sekretentleerung und damit der Vorbeugung rezidivierender Infektionen eine große Bedeutung zu: angezeigt sind Inhalationen mit mukolytisch wirkenden Expektorantien und im Bedarfsfall mit speziellen Antibiotika (z.B. gegen Pseudomonaskeime).

Die weiteren atemtherapeutischen Anwendungen – inklusive der Quincke-Drainagelagerung – dienen der Entleerung des medikamentös verflüssigten Schleimes.

Ein Merkmal der *Mukoviszidose* ist die Zähflüssigkeit der Sekrete, insbesondere auch des Bronchialschleims, die über den Sekretstau in den Atemwegen zu rezidivierenden Infektionen, Bronchiektasen, zunehmender Degeneration der Sekretdrüsen und Schädigung des Ziliarsystems führt. Langfristige Inhalationsserien mit mukolytisch wirkenden Medikamenten, bei Bedarf auch mit speziellen Antibiotika, ebenso der Einsatz von Geräten, die durch Schwingungserzeugung im Atemstrom sekretionsfördernd wirken, sind bei dieser Erkrankung wesentlicher Teil der komplexen Atemtherapie.

Für die Linderung *unspezifisch-entzündlicher Schleimhauterkrankungen* des Nasen-Rachen-Raumes kommen Inhalationen mit physiologischer Kochsalzlösung, der zur Reizlinderung Kamillenpräparate oder ätherische Öle in geringer Menge beigegeben werden, in Frage. Die Inhalationsbehandlung der Nasennebenhöhlen ist nicht effektiv, da Aerosole kaum in nennenswertem Maße in die Nebenhöhlen gelangen.

Physikalische Grundlagen

■ Die lokale Konzentration eines eingeatmeten Aerosols im Bronchialsystem ist von einer Reihe von Faktoren abhängig.

Dazu zählen u. a. die *Eigenschaften der Aerosole.*

Therapeutisch werden nur Aerosole mit Teilchengrößen zwischen 0,5 und 10 (12) μm Durchmesser eingesetzt. Kleinere Partikel weisen eine zu geringe Masse auf, schlagen sich nicht an der Bronchial- oder Alveolenwand nieder und werden fast vollständig wieder ausgeatmet. Teilchen mit größerem Durchmesser als 10–12 μm erreichen kaum den Bronchialbaum, sondern werden praktisch vollständig bereits vor der Glottis deponiert. Im Grunde ist das *Gewicht des Partikels* dafür entscheidend, wo es im Bronchialsystem mit der Schleimhaut in Berührung kommt und seine Wirkung entfalten kann. Dabei ist jedoch nicht allein von der Teilchengröße am Aerosolgeräteaustritt auszugehen, sondern es muß auch berücksichtigt werden, daß manche Partikel in der wasserdampfgesättigten Luft der Bronchien Feuchtigkeit aufnehmen, wachsen und damit auch ihr Depositonsverhalten verändern. Diese Reaktion ist allerdings bei physiologischer Kochsalzlösung minimal, kann aber bei hygroskopischen Feststoffpartikeln eines Dosieraerosols eine wichtige Rolle spielen.

Ferner muß berücksichtigt werden, daß jedes Teilchen der Schwerkraft und bei Umlenkungen innerhalb des Bronchialsystems, ebenso bei Geschwindigkeitsveränderungen, z. B. bei Verlangsamung oder Steigerung des Atemvorgangs, Trägheitskräften unterliegt. Dadurch ist es bestrebt, eine einmal eingeschlagene Richtung und Geschwindigkeit beizubehalten (Abb. 7.**1**). Jede Änderung jedoch steigert die Tendenz zur Abscheidung des Partikels aus dem Luftstrom. In Regionen des Atemtrakts mit hoher Strömungsgeschwindigkeit, mit Turbulenzen bzw. Umlenkungen des Aerosolstromes gewinnt die *Trägheitsausscheidung* an Bedeutung (Abb. 7.**2 a** u. **b**). Das ist besonders in der Nase, im Mund-Rachen-Bereich, aber auch an der Bifurkation der Trachea und den Verzweigungen der größeren Bronchien der Fall. Für Aerosolpartikel, welche die kleinen Bronchien und die Alveolen erreicht haben, ist überwiegend eine Sedi-

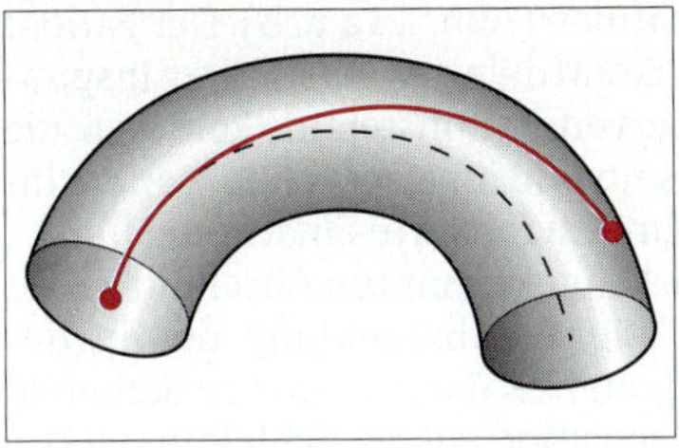

Abb. 7.1 Durch die Massenträgheit kommt es zur Abweichung eines Partikels im kurvenförmigen Luftstromverlauf und ggf. zur vorzeitigen Deposition (nach Köhler u. Fleischer)

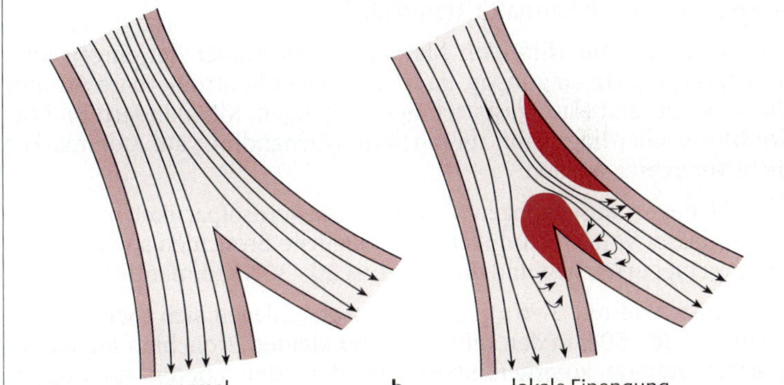

Abb. 7.**2a** u. **b** Erhöhte Deposition kleiner Partikel infolge Turbulenzen hinter lokalen Einengungen des Strömungsverlaufs (nach Köhler u. Fleischer)

mentation, d.h. Schwerkraftabscheidung, für die Deposition entscheidend.

Aus diesen Bedingungen ergibt sich, daß die Aerosolteilchen, wenn sie nicht bereits in den oberen Abschnitten den Atemtrakts abgeschieden werden, sondern auch die tieferen Luftwege erreichen sollen, nicht zu groß sein dürfen. Aber auch zu kleine Teilchen sind für Inhalationszwekke ungeeignet, da sie wegen ihrer geringen Sedimentationsgeschwindigkeit zum Teil wieder ausgeatmet werden, bevor sie zur Deposition gelangen können.

Von Bedeutung für die Verteilung des Inhalts im Bronchialtrakt ist ebenso die richtige *Atemtechnik*. Soll es in die Bronchien und Lunge gelangen, benutzt man zweckmäßigerweise ein Mundstück und läßt über dieses langsam und tief einatmen, im Inspirium etwa 5–10 Sekunden den

Atem anhalten und danach rasch ausatmen (Abb. 7.**3a** u. **b**). Der Patient ist in diesem Sinne anzuleiten. Bei unkontrollierter verstärkter Inspiration kann es zum Auftreten einer Hyperventilationstetanie kommen, die für den Patienten recht unangenehm sein und ihn gegen eine weitere Inhalationstherapie einnehmen kann. Eine zu forcierte Einatmung führt – wie oben bereits angedeutet – an stärker gekrümmten Abschnitten des Respirationstraktes zu vermehrter Trägheitsabscheidung der in der Atemluft suspendierten Partikel. Sie kommen dann an diesen Stellen in besonders konzentrierter Form zur Deposition auf der Schleimhaut. Das führt zu Reizerscheinungen, die einen stärkeren Hustenreiz auslösen. Ein Hustenreiz während der Inhalationsbehandlung ist meistens ein Hinweis auf eine fehlerhafte Atemtechnik.

Die Inhalation mit Hilfe von Masken ist gegenüber derjenigen über Mundstücke nicht so günstig, da sie eine nicht kontrollierbare Atmung durch Mund und Nase gestattet. Bei Säuglingen, Kleinkindern und Bewußtlosen allerdings kann zur Inhalationsbehandlung auf Atemmasken nicht verzichtet werden.

Es darf davon ausgegangen werden, daß Aerosolpartikel mit einem Durchmesser von 1 – 3 μm kleine und kleinste Bronchien sowie das Alveolargebiet erreichen und dort zu etwa 20 – 30% sedimentieren.

Aerosolpartikel mit 3 – 6 μm Durchmesser schlagen sich (bei Mundatmung) zu 30 – 50% in den mittleren und kleinen Bronchien nieder, die anderen Anteile kommen überwiegend in den oberen Atemwegen durch Turbulenzen des Luftstromes zur Deposition.

Von Teilchen mit 6 – 12 μm Durchmesser gelangt nur eine geringe Menge in die mittleren Bronchien, 60 – 100% verbleiben bereits im Bereich von Rachen, Glottis, Trachea und großen Bronchien, bei Inhalation durch die Nase sogar zu 80 – 100% in der Nase.

Größere Partikel als 12 μm kommen über Mund und Rachen, bei Naseninhalationen über die untere Nasenmuschel nicht hinaus (Tab. 7.**1**).

Von erheblichem Einfluß auf den Erfolg der Inhalationsbehandlung ist das vom jeweils benutzten Gerät erzeugte *Teilchengrößenspektrum.* Ist es insgesamt zu feinteilig, so ist es für die Behandlung der oberen Luftwege ungeeignet, genauso wie ein überwiegend großtropfiges Aerosol für eine Therapie der tieferen Bereiche des Atemtrakts. Auch muß die vom Gerät erzeugte *Nebelmenge* dem Atemluftbedarf entsprechen.

Anwendungsformen

Die technisch einfachste Form einer Inhalation stellt das Kopfdampfbad dar (Abb. 7.**4**). Hierbei werden die aus einem mit heißem Wasser (ggf. mit Zusatz nicht hitzeempfindlicher Medikamente) gefüllten Topf auf-

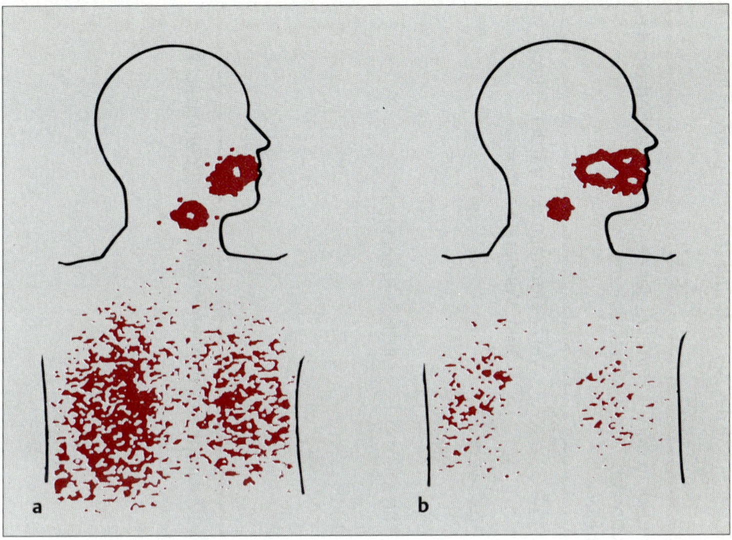

Abb. 7.**3 a** u. **b** Depositionsmuster des Aerosols bei unterschiedlichen Atemmanövern **a** Langsame Inhalation mit Atemanhaltezeit **b** Unzureichende Atemtechnik (nach Köhler u. Fleischer)

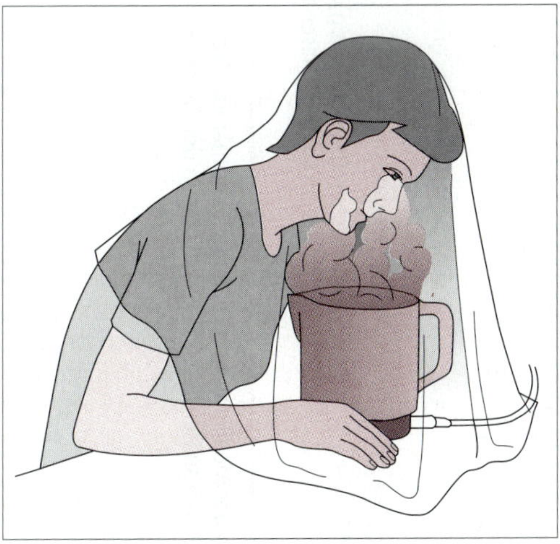

Abb. 7.**4** Kopfdampfbad (nach Brauchle)

Tabelle 7.**1** Schematische Übersicht zum Zusammenhang zwischen Teilchengröße des Aerosols und seiner Deposition im Atemtrakt (nach Dirnagl u. Mitarb.)

Größenbereich (µm Durchmesser)	Gebiete der bevorzugten Deposition (Zielgebiete)	Wirkungsgrad der Deposition im Zielgebiet etwa	Vorwiegender Verbleib außerhalb des Zielgebietes
1 . . . 3	kleine und kleinste Bronchien, Alveolargebiet	20 . . . 30 %	Verzweigungen der mittleren Bronchien, Wiederausatmung
3 . . . mittlere und kleinere Bronchien (Mundatmung)	30 . . . 50 %	obere Atemwege*	
6 . . . 12	Rachen, Glottis, Trachea, große Bronchien (Mundatmung) Nase (Nasenatmung)	60 . . . 100 % 80 . . . 100 %	mittlere Bronchien*
über 12	Mund, Rachen (Mundatmung) äußere Nasenmuschel (Nasenatmung)	100 % 100 %	

* Von der Medikamentenmenge, die primär im Mund und im Bereich des Ziliarepithels deponiert wird, gelangt ein beachtlicher Anteil später durch Verschlucken in den Magen!

steigenden Dämpfe eingeatmet. Die Partikel sind relativ groß, ihre Depositon erfolgt weitestgehend im Mund und in den oberen Atemwegen. Zweckmäßigerweise wird ein *Kopfdampfbad* unter einer Abdeckung vorgenommen, um eine gewisse Nebeldichte zu gewährleisten.

Beim sog. *Bronchitiskessel* entweicht der in einem geschlossenem System erzeugte Wasserdampf unter Überdruck aus einem Strahlrohr. Das Tröpfchenspektrum mit einem Überwiegen sehr großer Teilchen ist lediglich zur Benetzung der Schleimhaut im Mund- und Rachenbereich geeignet.

Zur Erzeugung von Aerosolen, die auch die tiefen Atemwege erreichen, bedarf es ausgefeilter Geräte:

Bei *preßluftbetriebenen Düsenverneblern* wird die Verneblerflüssigkeit durch den von einem Preßluftstrom erzeugten Unterdruck über eine Düse angesogen, gegen eine Prallfläche geschleudert und dadurch in mehr oder minder große Tröpfchen zerteilt (Abb. 7.**5**). Die Größe der da-

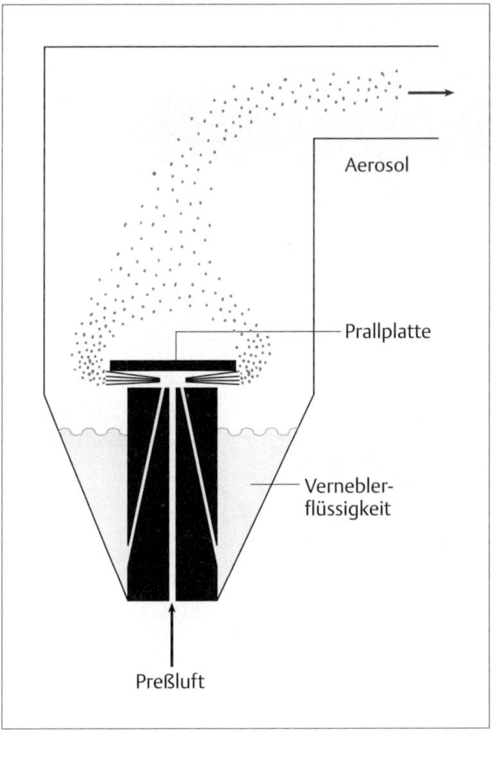

Abb. 7.**5** System eines Düsenverneblers. Durch den Preßluftstrom wird über die feinen Düsenkanälchen Verneblerflüssigkeit angesogen, gegen die Prallplatte geschleudert und dadurch zerstäubt (nach Köhler u. Fleischer)

bei entstehenden Sekundärtröpfchen ist abhängig von der Stärke des Luftstromes und der Entfernung zwischen Düse und Prallfläche. Auf jeden Fall ist das bei der Düsenverneblung entstehende Gemisch gröberer und kleinerer Partikel für die sog. Feuchtinhalation zur Behandlung der oberen Luftwege unmittelbar einzusetzen.

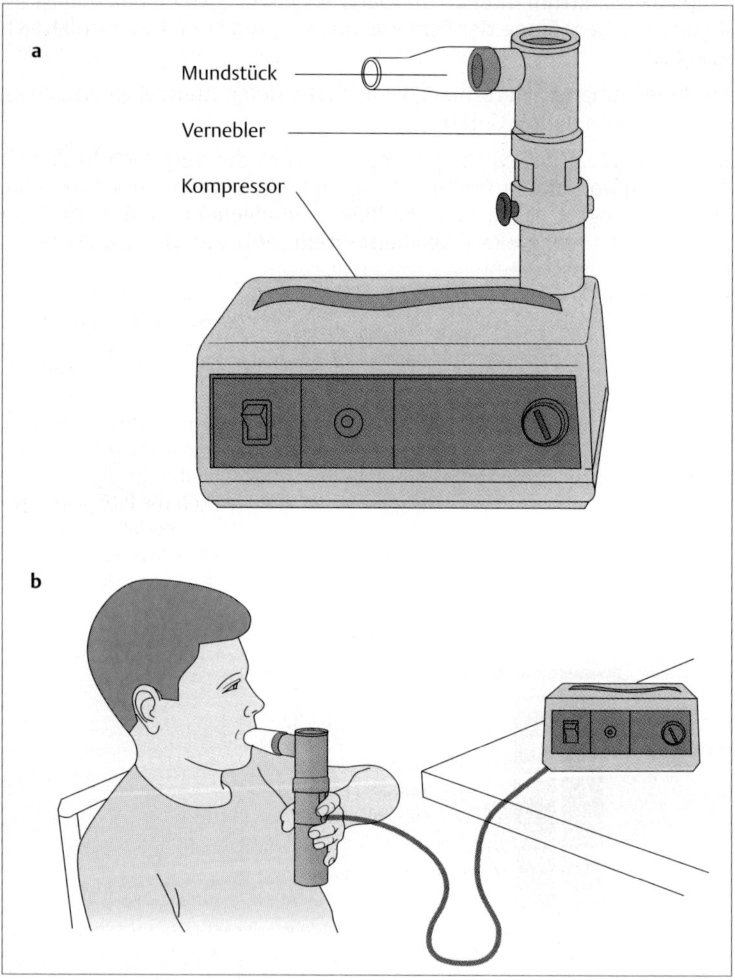

Abb. 7.6 Tragbares Inhalationsgerät (nach Lindemann)

Bei guten Düsenverneblern kommt bei entsprechender Nebeldichte ein Anteil von 40–60% des Aerosols intrabronchial zur Deposition (Abb. 7.**6**).

Die *Ultraschallverneblung* basiert auf der Zerteilung der Flüssigkeit durch hochfrequente mechanische Schwingungen, deren Frequenzbereich zwischen 2 und 3 MHz liegen sollte (Abb 7.**7**). Je höher die gewählte Frequenz, desto kleiner die Tröpfchen. Abgesehen davon, daß nicht alle handelsüblichen Ultraschallvernebler von gleicher Qualität sind, ist aber bei geeigneten Konstruktionen davon auszugehen, daß sie relativ große Nebeldichten mit einem Teilchengrößenspektrum zwischen 1 und 6 μm erzeugen (Abb. 7.**8**).

Zähe Flüssigkeiten oder Emulsionen und Suspensionen sind zumeist zur Verneblung durch Ultraschallgeräte ungeeignet.

Eine besonders gute Ausnutzung des angebotenen Aerosols bei der Einzelinhalation, wie sie bisher dargestellt wurde, wird mit solchen Geräten erreicht, bei denen das Inhalat erst während der Inspiration durch Betätigung eines Unterbrecherknopfes freigesetzt wird oder bei denen die Aerosolproduktion direkt durch den Atemzug gesteuert wird.

In Einrichtungen, in denen eine Vielzahl von Patienten mit Erkrankungen der Atemwege gleichzeitig zu einer Inhalationstherapie zusammenkommen, z.B. in Kurmittelhäusern oder Sanatorien, bedient man sich gern einer *Rauminhalation.* Große leistungsstarke Vernebler erfüllen den Behandlungsraum mit einem dichten (zumeist Sole-)Nebel. Die Patienten halten sich 10–30 Minuten darin auf und atmen völlig zwanglos das Aerosol ein. Wegen der starken hygroskopischen Wirkung des Solenebels tragen die Kranken zweckmäßigerweise während der Behandlung zum Schutz der Kleidung und der Frisur einen Leinenmantel mit Kapuze.

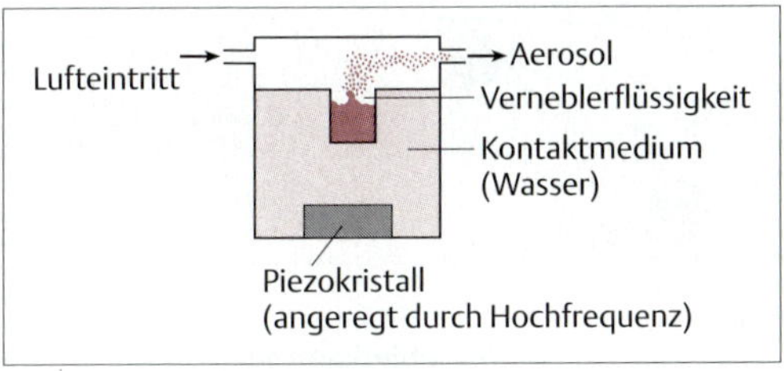

Abb. 7.**7** Funktionsprinzip eines Ultraschallverneblers. Die vom Piezokristall erzeugten hochfrequenten Schallwellen „reißen" aus der Oberfläche der Verneblerflüssigkeit feine Partikel heraus. Es gibt auch Ausführungen ohne flüssiges Kontaktmedium (nach Köhler u. Fleischer)

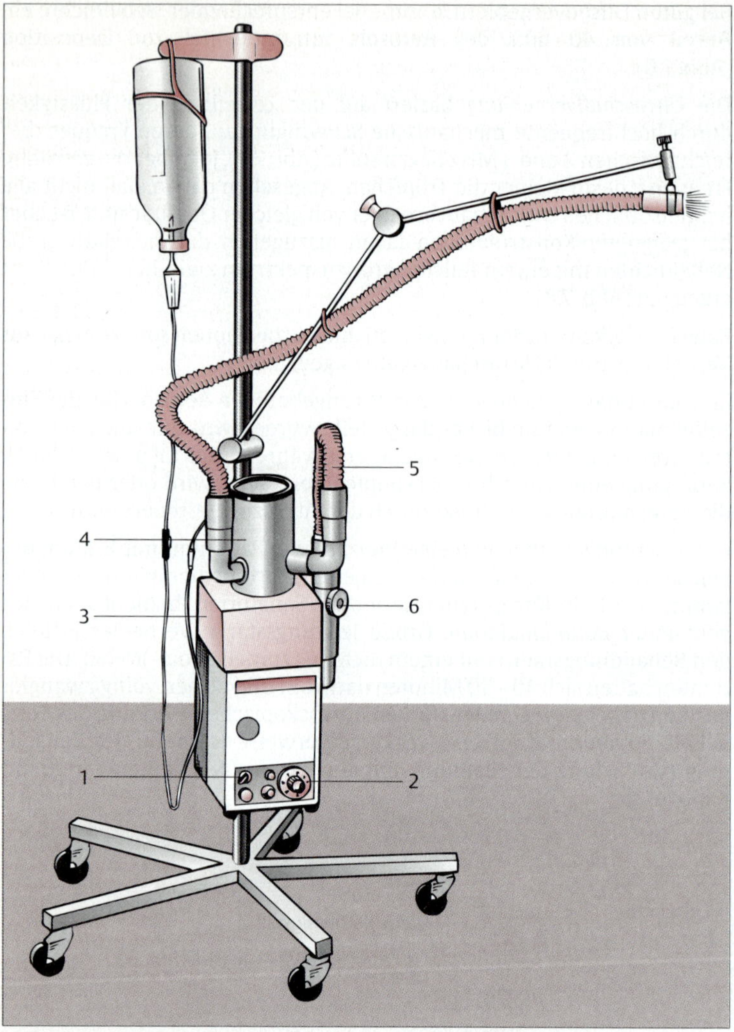

Abb. 7.**8** Ultraschallvernebler

1 Ein- und Ausschalter
2 Leistungsregler
3 Kontaktflüssigkeitsbehälter
4 Verneblerkammer
5 Gebläsespiralschlauch
6 Gebläseluftregler

Als *„Dosier-Aerosole“* bezeichnet man kleine, mit Dosierventil versehene Behälter, aus denen durch Treibgase zerkleinerte Wirkstoffe freigesetzt werden (Abb. 7.**9**). Das Arzneimittel ist in verflüssigtem Gas gelöst oder suspendiert. Letzteres verdampft sofort nach Freisetzen im Atmosphärendruck, der Wirkstoff wird als Aerosol inhaliert. Die Depositon der pro Hub aus dem Dosier-Aerosol-Gerät freigesetzten Wirkstoffdosis in den Atemwegen ist in erheblichem Umfang von der Handhabung des Gerätes, aber auch von der Atemtechnik abhängig. Der Spray aus dem Ventil muß bei geöffnetem Mund gegen die Rachenhinterwand gerichtet sein und unmittelbar vor einer ruhigen Einatmung ausgelöst werden. Da die richtige Bedienung älteren oder behinderten Patienten, aber auch Kindern gelegentlich schwerfällt, gibt es Zusatzvorrichtungen, Inhalationshilfen (Abb. 7.**10**), bei denen das aus dem Dosierventil ausgetretene Aerosol gespeichert und daraus erst mit einem Atemzug entnommen wird.

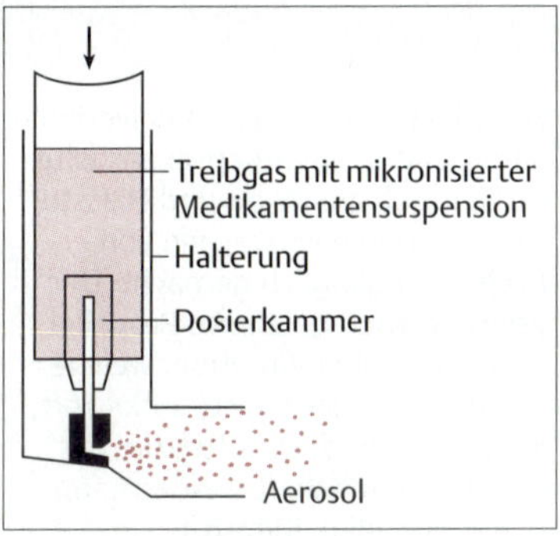

Abb. 7.**9** Schema eines Dosieraerosols (nach Köhler u. Fleischer)

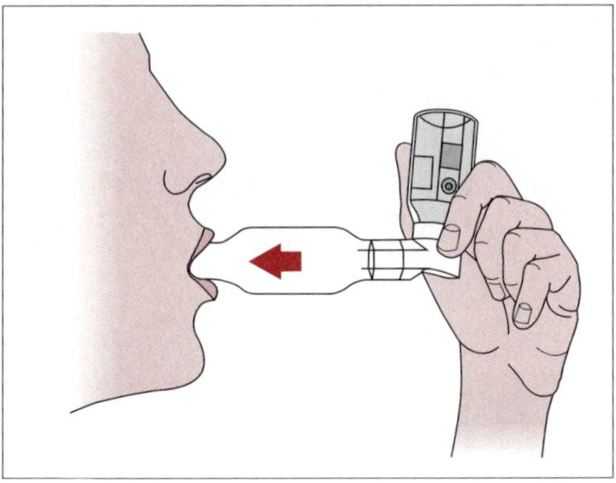

Abb. 7.**10** Inhalationshilfe (nach Köhler u. Fleischer)

Es sind auch Inhalatoren auf dem Markt, aus denen das Medikament in Pulverform freigesetzt wird. Ein solcher *Pulverinhalator* (Abb. 7.**11**) für Einzeldosen funktioniert nach folgendem Prinzip: Das in einer Kapsel enthaltene feindisperse Arzneimittel wird durch einen vom Inhalationssog in Bewegung gesetzten Propeller herausgelöst und der Atemluft zugeführt.

Als *assistierte Beatmung* bezeichnet man eine intermittierende positive Druckbeatmung, bei welcher Lunge und Bronchialsystem mit aerosolhaltiger Luft unter Druck aufgefüllt werden. Es wird davon ausgegangen, daß es durch den positiven Inspirationsdruck zu einer mechanischen Dilatation der Bronchien, damit zur Lösung der an der Bronchialwand festhaftenden Schleimmassen und zur vermehrten Expektoration kommt. Die Geräte zur assistierten Beatmung werden gewöhnlich mit Druckluft betrieben. Der Luftstrom wird durch den Inspirationssog ausgelöst und füllt den Bronchialbaum bis zu einem vorgewählten Druck. Die Ausatmung erfolgt passiv.

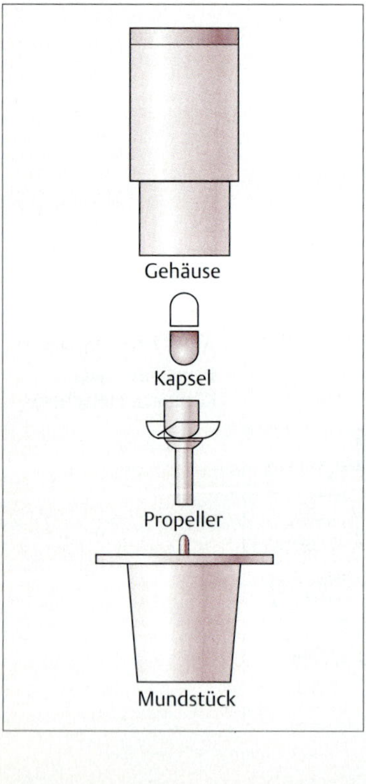

Abb. 7.**11** Prinzip eines Pulverinhalators. Das in einer Kapsel enthaltene Gemisch aus Wirk- und Hilfsstoffen wird durch Einstechen von Löchern zugänglich gemacht. Der asymmetrisch gelagerte Propeller verursacht eine Vibration, welche das Pulver in der Kapsel auflockert, so daß es mit dem Luftstrom der Einatmung inhaliert werden kann (nach Dirnagl u. Mitarb.)

Bei der sog. *Jetinhalation* wird die Einatmung mit einer Vibration kombiniert. Ein spezieller Kompressor setzt den Inhalationsstrom in hochfrequente Schwingungen, welche eine Lockerung des zähen Bronchialsekrets, in Einzelfällen sogar eine Beseitigung von Atelektasen bewirken. Auch bei dem Atemübungsgerät VRP 1 Desitin wird der Luftstrom durch eine Metallkugel in dem nur Trillerpfeifen-großen Hilfsmittel in Schwingungen versetzt. Sein Einsatz bei Patienten mit Emphysen, chronischer Bronchitis und Mukoviszidose begünstigt Schleimlösung und Expektoration. Das Gerät kann leicht vom Patienten mitgeführt und bei Bedarf eingesetzt werden.

Häufige zur Inhalation verwendete Medikamentengruppen

Als Trägersubstanz von Inhalationslösungen dient zumeist eine schwache Solezubereitung (physiologische Kochsalzlösung), angewärmt und pH-neutral, der je nach Indikation Medikamente zugegeben werden.

- *Sekretolytika/Mukolytika:* Bereits eine isotonische oder leicht hypertone Kochsalzlösung ist als Sekretolytikum wirksam, erkennbar an der Zunahme des expektorierten Sputums. Ebenfalls sekretolytisch wirken verschiedene ätherische Öle (z. B. Thymian, Anis, Fenchel oder Eukalyptus). Der Verflüssigung zähen Schleimes dienen Mukolytika.

- *Kortikosteroide:* Ihre inhalative Applikation hat sich bei der Behandlung obstruktiver Atemwegsleiden bewährt. Allerdings tritt ein deutlicher Effekt erst nach etwa 14 Tagen ein. Die Kortikoide wirken ausgeprägt entzündungswidrig, führen dadurch zu einer Minderung der bronchialen Hyperreagibilität. Sie verbessern die Lungenfunktion und lindern chronisch-entzündliche Schleimhautveränderungen. Eine Bronchospasmolyse im Verlauf der Inhalation darf nicht erwartet werden. Systemische Nebenwirkungen sind bei diesem Applikationsweg und bei entsprechender Dosierung nicht zu erwarten. Die Verneblung der schlecht wasserlöslichen Kortikosteroide stößt bei Ultraschallgeräten auf Schwierigkeiten.

- *β-Adrenergika (β_2-Sympathikomimetika):* Dieses sind Substanzen, die wie Adrenalin oder Noradrenalin an den postganglionären Sympathikusendigungen und entsprechenden Strukturen im zentralen Nervensystem wirksam werden. Sie bewirken eine deutliche Bronchospasmolyse und kommen bei obstruktiven Atemwegserkrankungen, insbesondere beim Asthma bronchiale, zum Einsatz. Darüber hinaus wirken sie als Sekretomotorika, d.h. sie stimulieren die Zilientätigkeit des Flimmerepithels. Die bronchodilatatorische Wirkung der β-Sympathikomimetika beträgt etwa 4–6 Stunden. Sie kommen zwar bevorzugt mit Dosier-Aerosolen zur Anwendung, doch stehen auch Zubereitungen zum Verdünnen mit isotonischer Kochsalzlösung zur Verfügung.

- *Anticholinergika:* Parasympathikolytisch, d. h. ebenfalls bronchospasmolytisch wirkende Medikamente finden bevorzugt bei der Inhalationsbehandlung der chronisch-obstruktiven Bronchitis, ebenso aber auch bei Asthma bronchiale Verwendung. Im akuten Asthmaanfall reicht die Wirkung dieser Substanzen nicht aus, sie sind jedoch zur Anfallsprophylaxe wertvoll. Anticholinergika sind bevorzugt in Pulverinhalatoren und Dosier-Aerosolen enthalten.

Die zum 1.3.1995 in Kraft getretenen Heilmittel- und Hilfsmittel-Richtlinien des Bundesausschusses Ärzte und Krankenkassen enthalten folgende Eintragung:

- „M/P Inhalationstherapie.
  Einzel- und Rauminhalation mit Solelösungen mit milder osmotischer Reizwirkung (0,5 – 2 % Kochsalzgehalt)".

Damit wird zum Ausdruck gebracht, daß sowohl zur Anwendung durch Masseure und medizinische Bademeister (M) als auch durch Physiotherapeuten (P) in freier Praxis von Vertragsärzten lediglich schwache Solelösungen zu Lasten der gesetzlichen Krankenversicherung verordnungsfähig sind.

Die Inhalationsbehandlung im stationären klinischen oder kurörtlichen Bereich ist jedoch von den Einschränkungen der Heilmittel- und Hilfsmittel-Richtlinien nicht betroffen.

8 Kurortmedizin

W. Rulffs

Entwicklung der Kurortbehandlung

■ Als Kur bezeichnet man eine komplexe – ärztlich geleitete – Behandlung in Heilbädern und Kurorten von dafür geeigneten zumeist chronischen Erkrankungen und Leiden oder eine individuell abgestimmte Übungsbehandlung zur Prävention und Rehabilitation.

In erster Linie bedient man sich dabei der *ortsgebundenen natürlichen Heilmittel des Bodens, des Meeres und des Klimas,* allerdings heute wirkungsvoll ergänzt durch vielfältige Verfahren der Physiotherapie: z. B. verschiedene Formen der Hydro- und Thermotherapie, der Elektrotherapie, der Helio- und Phototherapie, der Inhalationsbehandlung, der Massagen, der Therapiesysteme nach Kneipp, Prießnitz oder Felke, der Bewegungstherapie (Gymnastik, Sporttherapie), aber auch der Diätetik sowie Formen der Psychotherapie und Gesundheitsbildung zur Verhaltensänderung.

In ihren ersten Anfängen läßt sich diese Art der Behandlung bis in das Altertum zurückverfolgen (Abb. 8.**1** und 8.**2**) und erfreute sich im Mittelalter zeitweilig einer außerordentlichen – allerdings mystisch verbrämten – Beliebtheit (Abb. 8.**3**).

Während über Jahrtausende hinweg bevorzugt die Empirie die Indikationen für eine entsprechende Behandlung ergab, hat sich im letzten Jahrhundert eine auf dieses Gebiet bezogene eigene *wissenschaftliche Fach- und Forschungsrichtung* entwickelt. Zu ihren Aufgaben gehört es, die vielschichtigen Faktoren, die den Erfolg einer Kurortbehandlung ausmachen, zu analysieren, die Ergebnisse zu sichern und Erfahrungswerte nach heutigen medizinischen Erkenntnissen zu untermauern. Im osteuropäischen Raum wird dieser medizinische Fachbereich unter dem Begriff „Kurortologie“ zusammengefaßt.

Die heutige Kurortmedizin stützt sich in ihren Behandlungsmethoden auf Forschungsergebnisse, die auch außerhalb der Kurortmedizin in anderen Fächern gesichert sind. *Bäderwissenschaftliche Forschungsinstitute* in Ost und West betreuen ständig die Kurortbehandlung und fördern ihre Weiterentwicklung.

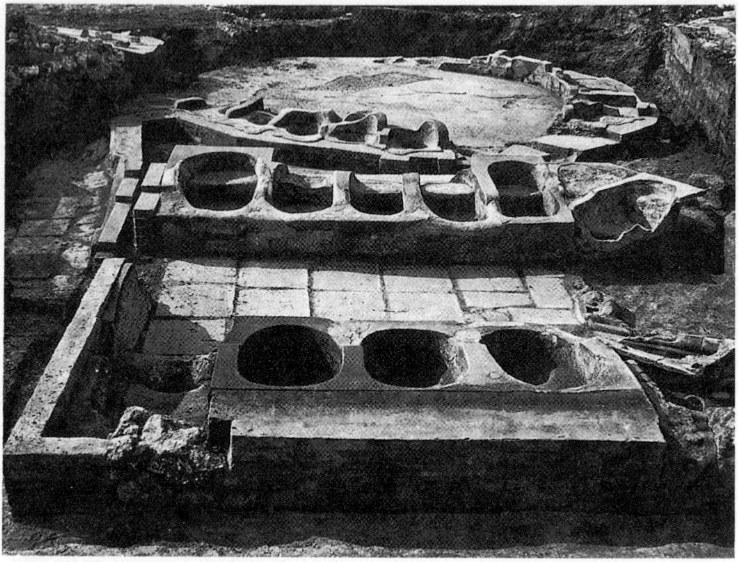

Abb. 8.**1** Wannenräume eines hellenistischen Bades in Gela auf Sizilien, aus dem 4. Jh. v. Chr. (aus Křižek, V.: Kulturgeschichte des Heilbades)

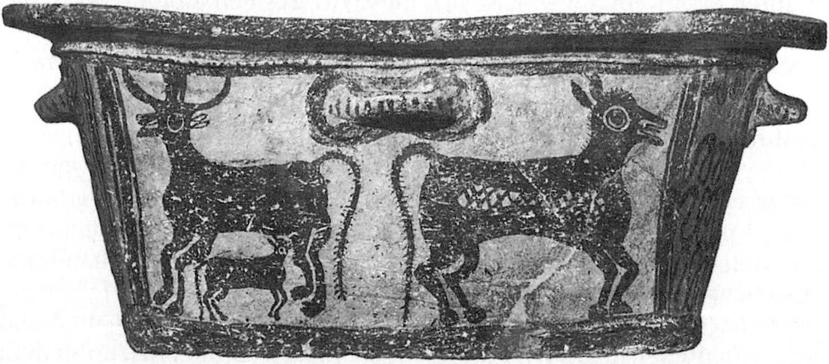

Abb. 8.**2** Bemalte keramische Badewanne aus Knossos, Kreta. Minoische Kultur, um 1500 v. Chr. Archaeological Museum, Heraklion/Kreta (aus Křižek, V.: Kulturgeschichte des Heilbades)

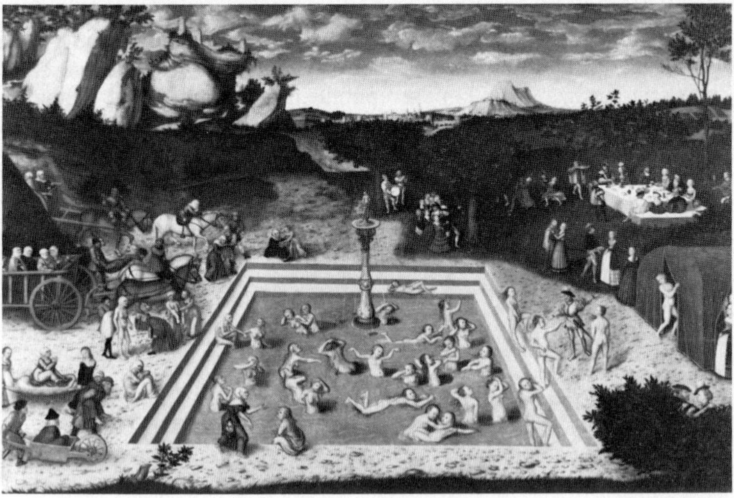

Abb. 8.3 Der Jungbrunnen, von Lucas Cranach dem Jüngeren (1515 – 1586)

- Die Kurortmedizin ist ein anschauliches Beispiel für die methodische Anwendung der Physiotherapie in einem besonderen medizinischen Fachgebiet.

In den letzten Jahrzehnten – insbesondere aber seit 1957, als entsprechende Behandlungsmöglichkeiten gesetzlicher Besitzstand aller Sozialversicherten wurden – hat die Kur eine soziale (und gesundheitspolitische) Bedeutung erlangt. Rund 2% der Gesamtausgaben der Kranken- und Rentenversicherungen werden zur Zeit für Kuren (= Heilverfahren) ausgegeben. Entscheidungen der Versicherungsträger, darunter die zunehmende „Klinifizierung" der Kur haben im Laufe der Zeit zu einer gewissen Änderung der Kur als solcher, aber auch des Selbstverständnisses des Patienten geführt.

In diesem Zusammenhang wurden gelegentlich Zweifel an der Effizienz einer Kurortbehandlung geäußert. Zahlreiche Autoren (Baier u. Mitarb. 1980, Gercke 1958, Wannenwetsch 1991 u. a.) konnten aber inzwischen belegen, daß die Kur die körperliche Leistungsfähigkeit verbessert, in der Folgezeit einen deutlichen *Rückgang der Arbeitsunfähigkeitstage* bedingt bzw. bei chronisch Kranken in vielen Fällen eine *vorzeitige Berentung zu verhindern* oder hinauszuschieben vermag. Insgesamt sind die Einsparungen für die Kostenträger zumeist wesentlich größer als die Kurkosten.

Die große *volkswirtschaftliche Bedeutung* der Kurortbehandlungen geht auch daraus hervor, daß im Jahre 1990, neben den Hunderttausenden von privaten Trägern finanzierten Heilverfahren, zu Lasten der gesetzlichen Kostenträger in der Bundesrepublik insgesamt 1 023 488 medizinische Rehabilitationsmaßnahmen durchgeführt wurden, die sich zu 15,1% auf die gesetzliche Krankenversicherung, zu 7,5% auf die gesetzliche Unfallversicherung, zu 74,3% auf die gesetzliche Rentenversicherung, zu 2,3% auf die Kriegsopferversorgung und zu 0,8% auf die Sozialhilfe verteilten. 1992 mußte allein die gesetzliche Rentenversicherung für die von ihr veranlaßten Rehabilitationsleistungen 7,16 Mrd. DM aufwenden.

Wirkprinzipien der Kurortbehandlung

Zu den wesentlichen Aufgaben und Prinzipien einer Kurortbehandlung gehört zunächst die Ausschaltung möglicher schädlicher Einflüsse wie eine Fehl- oder Überernährung, des Rauchens oder einer mangelnden Bewegung. Sodann gilt es, die verschiedensten körpereigenen Regulationen wie Abhärtung, Kreislaufökonomisierung und Äquilibrierung *des vegetativen Systems* einzuüben sowie eine *Funktions- und Leistungssteigerung durch Anpassung,* z. B. Training von Muskelkraft und Ausdauer, Höhenakklimatisation und Verbesserung der Immunabwehr zu erzielen. Nicht zuletzt spielt hierbei auch eine allgemeine Gesundheitserziehung eine wesentliche Rolle.

- Die Kur stellt in erster Linie eine *Regulations- und Reaktionsbehandlung mit adaptativem Charakter* dar. Ihr Ziel besteht in der größtmöglichen Entfaltung und Stärkung aller verfügbaren körpereigenen Ordnungskräfte.

In jedem Fall muß allerdings vor einer Kur die „Kurfähigkeit" des Patienten gegeben sein, wenn der gewünschte Erfolg erzielt werden soll.

Die mehrwöchige (gewöhnlich 3–6 Wochen betragende) Kurortbehandlung löst prozeßhafte Reaktionen auf verschiedenen Ebenen aus (Hildebrandt 1980). Kurmaßnahmen verbessern bei chronischen Erkrankungen nicht nur die Abwehr- und Reaktionslage des Körpers, sondern auch die Krankheitsdisposition. Die Reiz-Reaktionsbehandlung stärkt übergeordnete Regelsysteme.

Viele der über vegetative Umschaltungen ablaufenden Reaktionen zeigen eine charakteristische periodische Zeitstruktur. Je nach individueller Reaktionslage treten dadurch unterschiedliche Reaktionsmuster auf, und zwar in Abhängigkeit von der jeweils vorbestehenden ergotropen oder trophotropen Ausgangslage.

Dementsprechend zeigt auch der Kurverlauf eine unterschiedliche Wirkung auf vegetative Periodendauer und Dämpfungsverhalten. So treten verstärkt *Kurreaktionen* bzw. *Kurkrisen* bei ausgeprägter ergotroper Auslenkung auf. Andererseits lassen sich als Folge der Kurortbehandlung *adaptative Langzeitreaktionen* auslösen, wie sie durch systematische Längsschnittuntersuchungen nachgewiesen wurden. Dies gilt insbesondere auch für die Behandlung mit Kohlensäurebäder-Kuren. Die durch sie bewirkte vegetative Gesamtumschaltung vermag noch langfristig nachwirkende Kurerfolge zu bewirken. Ein weiteres besonders typisches Merkmal dieser reaktiven Langzeitvorgänge ist eine allgemeine Tendenz zur *Normalisierung von Funktionsgrößen*, und zwar weitgehend unabhängig von der Richtung der anfänglich bestehenden Normabweichung (Abb. 8.**4**). Das heißt, daß z.B. durch eine Kohlensäurebäder-Kur sowohl eine Hyper- als auch eine Hypotonie im Sinne einer Normalisierung des Blutdruckes beeinflußt werden kann.

Charakteristisch ist auch die immer wieder im Verlauf einer Kur zu registrierende *Verschiebung von Meßgrößen* aus verschiedensten Funktionsbereichen (Blutdruck, Blutkörperchensenkungszeit, Körpergewicht usw.), immer allerdings in Richtung auf ihr biologisches Optimum hin.

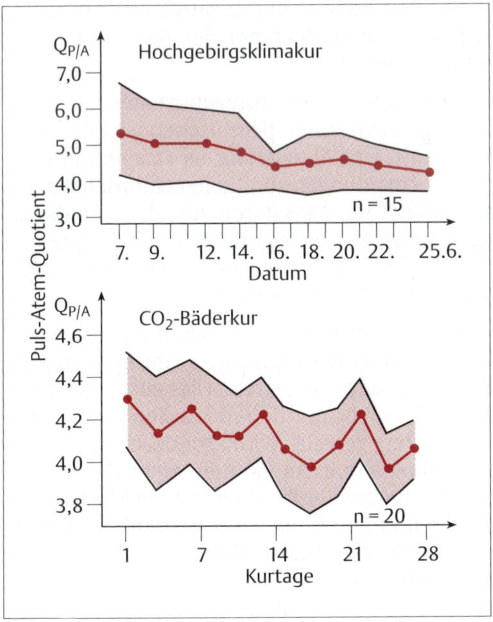

Abb. 8.**4** Änderung des Puls-Atem-Quotienten während einer vierwöchigen Hochgebirgsklimakur sowie einer CO_2-Badekur (nach Hildebrandt)

Diese Veränderungen treten im mehrwöchigen Kurverlauf jedoch nicht linear, sondern zumeist mit erheblichen Schwankungen auf, können aber noch über das Kurende hinaus anhalten (Kurreaktionen). Erfahrungsgemäß tritt ein Umschlag in eine überwiegend trophotrope Reaktionslage nicht vor 2–3 Wochen auf.

Zur erfolgreichen Anwendung der Kurmittel ist deshalb nicht nur die Kenntnis ihrer Wirkungsmechanismen erforderlich, sondern ebenso die richtige Einschätzung der jeweiligen individuellen vegetativen Reaktionsfähigkeit bzw. Reagibilität des Patienten von überragender Bedeutung.

Gewöhnlich läßt sich der Behandlungsplan einer Kur unterteilen in ein allgemeines Basisprogramm und eine spezielle Therapie. Das *Basisprogramm* ist bestrebt, die körpereigenen Ordnungskräfte im Sinne einer ärztlich geleiteten Erholung zu entfalten. Das geschieht u. a. durch Entlastung von der täglichen Arbeit und Belastung, Harmonisierung des Tagesrhythmus, gesunde Ernährung, Vermeidung oder Reduzierung von Genußmitteln und – je nach den bisherigen Belastungen im Alltag – durch ergänzende Bewegung oder Ruhe.

Die *spezielle Therapie* im Sinne eines Funktions- und Regulationstrainings versteht sich als integrative Adaptationstherapie unter Einsatz aller am Kurort vorhandenen ortsgebundenen Kurmittel, einer gezielten Klimatherapie und der ergänzenden Maßnahmen der Physiotherapie (s. oben) einschließlich des Milieufaktors.

Über die Verbesserung körpereigener Regulationsmechanismen, einer vegetativen Umschaltung und auch einer psychischen Stabilisierung hinaus, kommt den Kuren ebenso eine *Aktivierung der Eigeninitiative* zu. Diese umfaßt nicht nur die Vermeidung gesundheitsgefährdender Verhaltensweisen, sondern verstärkt alle Aktivitäten, die als gesundheitsfördernd anzusehen sind, beispielsweise die Förderung aller Formen einer aktiven Bewegungstherapie, sei es in Gestalt von Gymnastik, Schwimmen, Radfahren oder sog. „Terrainkuren".

Durch eine umfassende *„Ordnungstherapie"* wird im Rahmen der Kur eine völlige Neueinstellung des Lebensrhythmus sowie eine Entspannung im körperlichen und seelischen Bereich angestrebt. Dies gilt auch für eine Diätetik im weitesten Sinne, die nicht nur den modernen ernährungsphysiologischen Gesichtspunkten gerecht wird, sondern auch durch physiotherapeutische Maßnahmen, z. B. im Rahmen einer Kneipp-Kur, sowie durch Klima- und Heliotherapie ergänzt wird. Eine Motivationsförderung durch Information und Einübung eines gesundheitsbewußten Verhaltens spielt ebenso für die aktive Mitarbeit des Patienten („Compliance") während der Kur und im Anschluß daran eine wichtige Rolle. Zusammenfassend läßt sich sagen, daß Kuren durch Anregung und Förderung körpereigener Kräfte und Fähigkeiten das Gesundheitsniveau anzuheben, geschwächte Funktionen durch Maßnahmen der Kurortmedizin zu stärken und Schutzfaktoren zu aktivieren vermögen. In diesem Sinne sind Kuren in Verbindung mit dem Training gesundheitsgemäßen Verhaltens auch als wichtige *Prävention* drohender Erkrankungen anzusehen.

Der *Rehabilitation* dienen Kuren bevorzugt durch physische Anpassung an körperliche Belastungen bzw. durch ein Funktions- und Regulationstraining zur Adaptation.

Auch bei der *Behandlung chronischer Erkrankungen* zielen die Kuranwendungen darauf ab, eine Besserung der Reaktions- und Abwehrlage des Körpers mit Besserung fehlerhafter und Stärkung gesunder Funktionen durch Aktivierung der Ordnungs- und Selbstheilungskräfte des Organismus zu erreichen.

Indikationen der Kurortbehandlung

Die generellen Heilanzeigen lassen sich aus den Wirkprinzipien der Kurortbehandlung ableiten. Sie umfassen (nach Hildebrandt u. Jungmann):

- Rehabilitation nach schweren Erkrankungen oder Operationen mit dem Ziel der schnellen Wiedereingliederung in Gesellschaft und Beruf.
- Abbau von Risikofaktoren und Beseitigung von Regulationsstörungen aus funktionellen Vorstadien organischer Erkrankungen (sog. Erstprävention).
- Prävention von Komplikationen bzw. Rückfällen bei bestehenden chronischen Leiden (sog. Zweitprävention).
- Behandlung chronischer Krankheiten mit dem Ziel, die noch vorhandenen Funktionsreserven nutzbar zu machen, die körpereigenen Schutzmechanismen zu trainieren.

Die häufigste Ursache für Kuren (Rehabilitationsmaßnahmen) sind mit rund 50% **Erkrankungen des rheumatischen Formenkreises.** Das nimmt nicht Wunder, denn schon seit ältesten Zeiten wurden Heilquellen, bevorzugt Thermalquellen, von Rheumakranken intensiv genutzt.

Von den entzündlich-rheumatischen Erkrankungen stellen das rheumatische Fieber und die Kollagenosen keine Indikation für eine Kurbehandlung dar, wohl aber die *rheumatoide Arthritis* (chronische Polyarthritis) und die *ankylosierende Spondylitis* (Morbus Bechterew). Auch die *chronische Gicht*, insbesondere mit sekundären Arthrosen, ist eine Indikation zur Kur. Große Bedeutung besitzt die Sole-Phototherapie im Rahmen der Kurortbehandlung der *Psoriasisarthritis*.Unter den verschiedenen

Anwendungen einer (Bade-)Kur wirken schwache Kochsalzthermen, NaCl-Sole und Sole-Thermen am mildesten, während radioaktive Wässer schon reizintensiver sind, aber noch von Schwefelquellen und Peloiden übertroffen werden. Patienten mit Morbus Bechterew sprechen oft recht gut auf Überwärmungsmaßnahmen an (Abb. 8.**5**).

Während die entzündlichen Rheumaformen auf physikalische und balneologische Reize relativ sensibel reagieren, lassen *degenerative Gelenk- und Wirbelsäulenleiden* deutlich reizintensivere Maßnahmen zu, erfordern sogar oft ausgesprochen starke Reize. Das gilt beispielsweise für chronische Formen des *Weichteilrheumatismus* (Periarthropathien, Tendomyosen), bei denen während der Kur neben reizintensiven Heilwässern und Peloidbädern eine sach- und fachgerechte individuelle Krankengymnastik inklusive Bewegungsbad, aber auch zusätzliche Möglichkeiten der Thermo-, Hydro- und Elektrotherapie eingesetzt werden sollten. Auf die besonders muskelrelaxierende Wirkung 37 °C warmer Solebäder wird hingewiesen, auch darauf, daß bei manchen Formen des Weichteilrheumatismus Wärme und Massagen nicht immer den gewünschten Erfolg bringen.

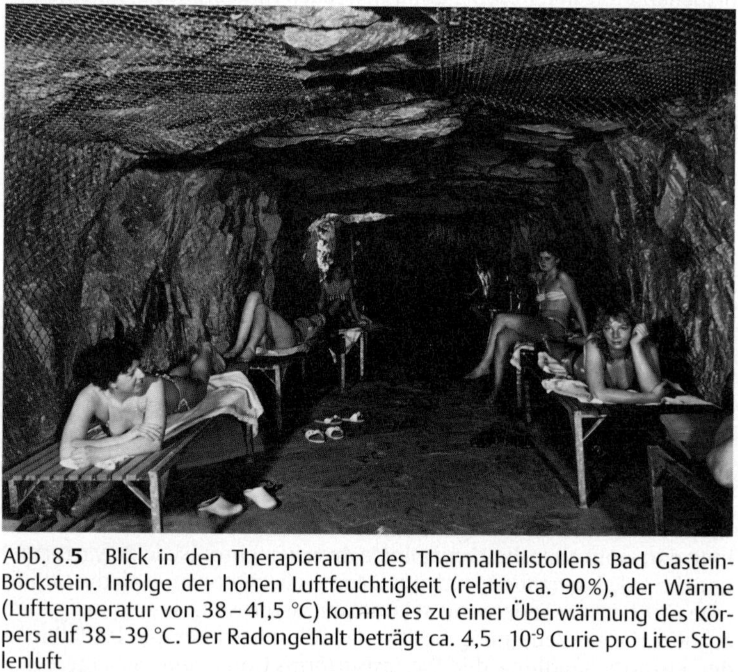

Abb. 8.**5** Blick in den Therapieraum des Thermalheilstollens Bad Gastein-Böckstein. Infolge der hohen Luftfeuchtigkeit (relativ ca. 90%), der Wärme (Lufttemperatur von 38–41,5 °C) kommt es zu einer Überwärmung des Körpers auf 38–39 °C. Der Radongehalt beträgt ca. $4{,}5 \cdot 10^{-9}$ Curie pro Liter Stollenluft

Bei *Arthrosen* und *Spondylarthrosen* kommt der Minderung des Muskeltonus und der Verbesserung der trophischen Situation eine Bedeutung zu, die durch Wärmeanwendungen (Peloide oder Thermalbewegungsbad), Elektrotherapie, Massagen und Bewegungstherapie erreicht werden kann.

An zweiter Stelle der Indikationen für eine Kur stehen mit 17,3% bei Männern (7,3% bei Frauen) **Herz- und Kreislauferkrankungen.** Dekompensierte Herzinsuffizienz und Herzrhythmusstörungen lassen sich durch Bäder und Übungsbehandlung im Grunde nicht beheben.

Ausgeprägte *Formen koronarer Herzkrankheit* (starke Angina pectoris, Zustand nach Herzinfarkt) lassen sich zwar durch Bypassoperation, Dilatation oder Thrombolyse sehr viel wirkungsvoller behandeln, doch kommt der Kur in der Rehabilitationsphase nach entsprechenden Eingriffen nach wie vor eine große, das bisherige Behandlungsergebnis stabilisierende bzw. verbessernde Aufgabe zu. Besonders wird dabei anfangs auf Kohlensäure-Halbbäder, temperaturansteigende Armbäder, Kneipp-Schenkelgüsse, später auch auf Kohlensäure-Vollbäder, Schwimmen und individuell dosierte Gymnastik zurückgegriffen. Die Förderung einer Ordnungstherapie im Rahmen der Kuren ist selbstverständlich. Bevorzugt sollten solche Kuren im Mittelgebirgsschonklima durchgeführt werden.

Bei essentiellem *Bluthochdruck* sind Kuren zumeist abgestimmt auf Kohlensäurebäder in Kombination mit dosierter Bewegungstherapie, oft ergänzt durch temperaturansteigende Armbäder. Für ältere Patienten werden auch Badekuren mit jodhaltigen Wässern empfohlen.

Kreislaufregulationsstörungen, d.h. funktionelle Störungen auf dem Boden einer Unausgeglichenheit im vegetativen System, werden durch Kneipp-Anwendungen, Bewegungstherapie, Sole- und Kohlensäurebäder aber auch durch eine Klimatherapie im Mittel- und Hochgebirge günstig beeinflußt.

Patienten mit *arteriellen peripheren Durchblutungsstörungen* profitieren bei einer Kur durch die komplexen, sich sinnvoll ergänzenden vielfältigen Behandlungsmöglichkeiten: Krankengymnastik (z.B. Ratschow-Rollübungen, Gehtraining), kühle Kohlensäure-Teilbäder, CO_2-Gasbäder, Bindegewebsmassagen, temperaturansteigende Armbäder (Fernteilbäder) und lumbale Wärmeapplikationen.

Beim *Raynaud-Symptomenkomplex* sind milde Wärmeanwendungen an Händen und Armen sowie Bindegewebsmassagen günstig.

Während entzündliche Formen venöser Durchblutungsstörungen keine Indikationen für eine Kur darstellen, lassen sich gute Erfolge beim *postthrombotischen Syndrom* erzielen. Dabei werden z.B. kühle Halbbäder,

Waten in kaltem Wasser, Kohlensäure-Teil- oder CO_2-Gasbäder, ergänzt durch Gymnastik, komplexe Entstauungstherapie, elastische Binden oder Stützstrümpfe angewandt.

Magen-, Darm-, Leber- und Gallenwegserkrankungen stellen in ihren chronischen Verlaufsformen eine wichtige Indikation für kurmäßige Heilverfahren dar.

Bei der *chronischen Gastritis* führt eine Trinkkur mit angewärmten Natrium-Hydrogencarbonat-Heilwässern zur raschen Beschwerdelinderung infolge Abpufferung überschüssiger Säure und Beschleunigung der Magenentleerung.

Bei *chronisch-entzündlichen Darmerkrankungen* (Morbus Crohn, Colon irritabile) bietet eine Kur – gerade auch wegen der unübersehbaren psychosomatischen Probleme bei diesen Leiden – mit ihrem komplexen Zusammenwirken von Entspannung, Einübung gesundheitsgemäßer Verhaltensweisen, Klima- und Milieuwechsel mit psychotherapeutischen Anwendungen gute Behandlungsmöglichkeiten. Neben hydrotherapeutischen Verfahren, dosierter Bewegung, ballaststoffreicher Diät, lokalen Wärmeanwendungen, Bindegewebsmassagen, sind es besonders die Trinkkuren mit sulfathaltigen Heilwässern, die eine günstige Beeinflussung des Leidens ermöglichen, da sie eine adaptative Normalisierungswirkung auf die Darmfunktion haben. Auch kalziumhaltige Heilwässer sind wegen ihrer entzündungshemmenden Wirkung von Vorteil.

Bei akuten Gallenblasen- und Gallenwegserkrankungen ist eine kurörtliche Therapie selbstverständlich kontraindiziert, wohl aber stellen die *chronische Cholezystitis, chronische Gallensteinleiden* und das sog. *Postcholezystektomiesyndrom* Indikationen für eine Kur dar. Dabei liegt der Schwerpunkt auf Trinkkuren mit sulfathaltigen Wässern, durch welche nicht nur eine Gallenblasenkontraktion, sondern auch eine Dilatation des Sphincter Oddi und eine Anregung des Gallenflusses ausgelöst wird. Dies fördert die Normalisierung der Reflexerregbarkeit der Gallenblase und begünstigt durch die verstärkte Cholerese die Ausschwemmung kleiner Konkremente und Bakterien.

Chronische Lebererkrankungen (chronische Hepatitiden, Fettleber, Leberzirrhose) lassen sich – wenn auch in bescheidenem Umfange – durch Trinkkuren mit choleretisch wirkenden sulfalthaltigen Heilwässern beeinflussen. Unterstützt werden diese Maßnahmen während der Kur durch lokale spasmolytische Leib-Wärmeanwendungen (z.B. Fango-, Moor-, Heublumenauflagen oder Leibwickel), leicht verdauliche Kost, Ausschluß leberschädigender Verhaltensweisen u.a.m. im Sinne einer Komplexbehandlung.

Chronisch-obstruktive Atemwegserkrankungen erfordern eine individuell angepaßte umfassende Langzeittherapie mit dem Ziel einer Verbesserung oder Beseitigung der Einengung der Atemwege. Das erleichtert Ventilation und Atemarbeit und entlastet zugleich Lungenkreislauf und rechtes Herz. Unabdingbare Voraussetzung hierfür ist zunächst die Ausschaltung typischer Noxen, z. B. am Arbeitsplatz oder von Aeroallergenen der täglichen Umgebung, insbesondere Verzicht auf Tabakrauchinhalation. So ist bei *allergischen Erkrankungen der Atemwege*, bevorzugt bei der dem *Asthma bronchiale* zugrunde liegenden variablen und reversiblen Atemwegsobstruktion, ein Klimawechsel in allergenarme Hochgebirgsregionen oder an die See schon wegen der vegetativ umstimmenden Wirkung von Bedeutung. Selbstverständlich werden expektorationsfördernde Soleinhalationen, Solebäder, Atemtherapie, autogenes Training, Verhaltensschulung, Massagen und dosierte körperliche Belastung in den Gesamtbehandlungsplan integriert. Letzteres gilt auch für die kurörtliche Behandlung weiterer Atemwegserkrankungen, insbesondere bei chronischen Begleitbronchitis bei Silikose oder Asbestose, bei *obstruktivem Emphysem*, bei *Bronchiektasen* oder *Pleuraschwarte*.

Von der, von Ursachen, Verlauf und Ausprägung her außerordentlich variablen Palette der **Hautkrankheiten** sind manche, wie z. B. Kontaktekzeme oder toxisch-degenerative Ekzeme im allgemeinen nicht für eine Bäderbehandlung geeignet.

Das *endogene Ekzem, Neurodermitis*, bei dem die Hauterscheinungen nur ein Teilsymptom der Erkrankung sind, läßt sich dagegen recht gut durch eine Klima-Badekur beeinflussen. Bevorzugt wird wegen der Aeroallergenarmut Hochgebirgs- oder Seeklima, insbesondere in den Monaten Mai bis September empfohlen, ergänzt durch Salzwasser-, Sole- oder Schwefelbäder und Heliotherapie (UVA). Unter dem Zusammenwirken aller Reizfaktoren kommt es zu einer günstigen Beeinflussung des Hormonstoffwechsels, vorrangig dem der Nebennierenrinde. Außerdem ist der positive psychische Effekt eines Wechsels vom belastenden häuslichen in das harmonische Milieu des Kurorts bedeutungsvoll.

Der Patient mit *seborrhoischem Ekzem*, das auf Streßbelastung ungünstig reagiert, ist besser im Mittelgebirgsklima aufgehoben; es spricht ebenfalls auf Schwefelbäder an sowie auf eine Kombinationsbehandlung mit UVA/UVB.

Schwefelhaltige Wässer wirken keratolytisch und antibakteriell und lösen bei alkalischer Reaktion eine Quellung der Hornschicht aus. Sie werden deshalb auch bei *Akne* angewandt.

In der Behandlung der *Psoriasis vulgaris* hat die Therapie mit Solebädern (Photobalneotherapie in Kombination mit UVA) eine große Bedeutung erlangt. Sie wird häufig ergänzt durch eine Photochemotherapie (PUVA).

Bei einer *chronischen Urtikaria* wird die umstimmende, die Resistenz erhöhende und die unspezifische, die Desensibilisierung fördernde Wirkung heilklimatischer Veränderungen ausgenutzt. Schwefel- und auch Moorbäder unterstützen die Behandlung.

Bei der *Sklerodermie* vermag die Balneotherapie zwar keine richtungweisende Besserung, wohl aber eine deutliche Linderung der Beschwerden zu erzielen. Diese geht über eine verbesserte Vaskularisierung der Haut durch Kohlensäure-, Schwefel- oder Thermalbäder. Im gleichen Sinne werden bei diesem Leiden Bewegungstherapie im Thermalwasser, Gymnastik, Bindegewebsmassagen, Thermo- und Elektrotherapie angewandt.

Gynäkologische Erkrankungen basieren zu einem Großteil auf Folgen entzündlicher Veränderungen im Bereich der *Adnexe,* die häufig Ursache von *Sterilität* sein können. Zur Behebung, Beschwerdelinderung, z.B. durch Resorption entzündlicher Infiltrate, kommt eine ausgeprägte Thermotherapie in Form von Moorbreibädern, Peloid-Beckenpackungen, ebenso aber auch eine Balneotherapie mit Thermal-, Sole-, Schwefelbädern, ergänzt u.a. durch Bewegungstherapie im Wasser, Kurzwellendurchflutung oder Bindegewebsmassagen in Betracht.

Bei *habituellem Abort* auf der Basis einer Unterentwicklung des Corpus uteri wird ebenfalls eine intensive Moortherapie empfohlen, während habitueller Abort infolge neurovegetativer Störungen besser mit milderen Maßnahmen wie Solebädern, Unterwasser-Druckstrahlmassagen, Terrainkur, ergänzt durch den Milieuwechsel und auch psychotherapeutische Verfahren, behandelt wird. Im gleichen Sinne wird bei *Dysmenorrhoe* verfahren. Liegt dieser eine Hypoplasie zugrunde, wird eine intensive Moortherapie, verbunden mit Gymnastik im Thermalwasser eingesetzt, beruht sie jedoch auf psychogenen Störungen, wird milder, z.B. mit einer Solebadekur, vorgegangen.

Bei chronischen und subchronischen **Erkrankungen der Nieren und der ableitenden Harnwege** einschließlich des Steinleidens sind die guten Effekte von Trink- und Badekuren vielfach untermauert.

Chronisch-rezidivierende Harnwegsinfekte reagieren gut auf eine Trinkkur mit Kalzium-Magnesium-Hydrogenkarbonat-Wässern (sog. erdigen Wässern) und gleichartigen Säuerlingen. Unterstützt wird die Trinkkur u.a. durch eine Badekur mit Kohlensäurebädern, deren kreislaufstimulierender Effekt eine verbesserte Durchblutung entzündlich belasteter Organsysteme in Richtung auf eine adaptative Reaktion bewirkt. Außerdem sind Moorbäder Fangopackungen oder andere Wärmeanwendungen hilfreich.

Bei *Nieren- (und Zustand nach Blasen-)Steinen* orientiert sich die Therapie an der Genese der Konkremente, von denen bis zu 25% weitgehend aus Harnsäure bestehen. Eine Metaphylaxe ist auf ausreichende Flüssigkeitszufuhr mit erdalkalischen Wässern ausgerichtet. Das Vorgehen bei den bis zu 60% Steinen aus Kalziumoxalat beruht auf dem Trinken (die Lösungsverhältnisse im Harn verbessernder) magnesiumhaltiger Wässer und auf der Reduzierung der Zufuhr von Molkereiprodukten. Etwa 10% der Steine bestehen aus Kalziumphosphat. Deren medikamentöse Metaphylaxe läßt sich durch reichliche Flüssigkeitszufuhr mit kalzium- und magnesiumarmen Mineralwässern unterstützen.

Bei der Kurortbehandlung von **Stoffwechselstörungen,** z. B. bei *Adipositas* oder des *Diabetes mellitus,* stellt die Trinkkur nur ein Adjuvans zu den wichtigen Säulen Diät, Pharmakotherapie, körperliche Leistung und Schulung dar.

Gliederung der Kurorte

Die Ausführungen basieren auf den Begriffsbestimmungen für Kurorte, Erholungsorte und Heilbrunnen des Deutschen Bäderverbandes, auf die auch in den vorhergehenden Abschnitten zurückgegriffen wurde.

- Als Kurorte werden Gebiete (Orte oder Ortsteile) bezeichnet, die über besondere natürliche Gegebenheiten, beispielsweise natürliche Heilmittel des Bodens, des Meeres und des Klimas, aber auch über zweckentsprechende Einrichtungen und einen artgemäßen Kurortcharakter verfügen und die somit für Kuren zur Heilung, Linderung oder Vorbeugung menschlicher Krankheiten geeignet sind.

Die Bezeichnung *„Heilbad“*, z.B. Moorheilbad oder Soleheilbad, setzt voraus, daß
a) die natürlichen Heilmittel des Bodens sich nach wissenschaftlichen Erfahrungen bzw. dem jeweiligen wissenschaftlichen Erkenntnisstand kurmäßig bewährt haben, daß
b) Lage, Witterungs- und Bioklima sowie Luftqualität überprüft und als geeignet bewertet sind, daß
c) artgemäße Kureinrichtungen bestehen, daß
d) insgesamt ein Kurortcharakter zuerkannt werden kann und daß
e) die wissenschaftlich anerkannten Hauptheilanzeigen und Gegenanzeigen durch wissenschaftliche Gutachten belegt sind.

Bei *Seeheilbädern* ist Voraussetzung, daß sie an der Meeresküste oder in deren unmittelbarer Nähe (Ortsmitte nicht mehr als 2 km vom Strand entfernt) liegen und ebenfalls die Bedingungen b) bis e) erfüllen.

Ein *Kneipp-Heilbad* muß wissenschaftlich anerkannte und durch Erfahrung bewährte klimatische Eigenschaften und eine entsprechende Luftqualität, also ein insgesamt therapeutisch anwendbares Klima besitzen, ein 10jähriges unbeanstandetes Bestehen als Kneipp-Kurort und die Angaben nach c) bis e) nachweisen.

Für einen *heilklimatischen Kurort* werden ebenfalls die Forderungen nach c) bis e) erhoben, darüber hinaus wird der Nachweis eines therapeutisch anwendbaren Klimas, das durch Klimastationen laufend überwacht wird, gefordert, ferner der wissenschaftliche Nachweis einer entsprechenden Luftqualität, deren Kennzeichnung durch Luftgütegrade erfolgt und deren Bewertung genau in den vorgenannten Begriffsbestimmungen vorgenommen wurde.

In den vorgenannten Begriffsbestimmungen wird auch detailliert festgelegt, was unter artgemäßen Kureinrichtungen zu verstehen ist und was den Kurortcharakter ausmacht.

Natürliche Heilmittel

- Die natürlichen Heilmittel sind das Spezifische, die Indikationen bestimmende für den jeweiligen Kurort.

Natürliche Heilmittel sind in zweifacher Hinsicht wirkend: 1. über thermische, mechanische und chemische Soforteffekte und 2. bei kurorttypischer wiederholter Anwendung als Reizserie im Sinne einer Reiz-Reaktionstherapie. Um diese längerfristigen Wirkungen zu nutzen, bedarf es einer *Mindestkurdauer.* Sie sollte 4 Wochen betragen, keinesfalls aber unter 3 Wochen liegen.

- Natürliche ortsgebundene *Heilwässer* entstammen Quellen, die natürlich zutage treten oder künstlich erschlossen sind.

Ihre chemische Zusammensetzung, ihre physikalischen Eigenschaften, balneologische Erfahrung oder medizinische Erkenntnisse lassen sie für therapeutische Zwecke als geeignet erscheinen.

Entsprechende Heilwässer zum Baden oder Trinken erfüllen den Begriff des Arzneimittels. Aufgrund ihrer chemischen Zusammensetzung oder ihrer physikalischen Eigenschaften werden sie nach naturwissenschaftlichen Grundsätzen charakterisiert.

- Wässer mit einem Mindestgehalt von 1 g/l gelöster Mineralstoffe.
- Wässer mit besonderen wertbestimmenden Einzelbestandteilen, die folgende Mindestwerte erreichen:
  - eisenhaltige Wässer 20 mg/l zweiwertiges Eisen (Fe),
  - jodhaltige Wässer 1 mg/l Jodid (J),
  - schwefelhaltige Wässer 1 mg/l Sulfidschwefel (S),
  - radonhaltige Wässer 666 Bq/l Radon (Rn) = 18 nCurie/l,
  - Säuerlinge 1000 mg/l freies gelöstes Kohlenstoffdioxid (CO_2),
  - fluoridhaltige Wässer 1 mg/l Fluorid (F).
- Wässer mit einer Temperatur am Austrittsort von mehr als 20 °C dürfen als Thermen oder Thermalquellen charakterisiert werden.

- Wässer, die im Liter mindestens 5,5 g Natrium- und 8,5 g Chlorionen enthalten, können die Bezeichnung „ Sole“ führen.
- Wässer, die keine der vorgenannten Voraussetzungen erfüllen, müssen ihre Eignung, für Heilzwecke zu dienen, durch klinische Gutachten nachweisen.

Von den *natürlichen ortsgebundenen Heilgasen* aus natürlich zutage tretenden oder künstlich erschlossenen Gasquellen kommen Radon, Schwefelwasserstoff oder Kohlenstoffdioxid eine therapeutische Bedeutung zu.

Natürliche Peloide

- Natürliche Peloide sind durch geologische und/oder biologische Vorgänge entstandene anorganische oder organische Gemische, die entweder von Natur aus feinkörnig vorliegen oder durch einfache Aufbereitung in feinkörnigen bzw. fein zerkleinerten Zustand gebracht werden und in der medizinischen Praxis zu schlamm- oder breiförmigen Bädern oder Packungen Verwendung finden. Peloide können in der Natur sowohl wasserhaltig als auch trocken vorkommen.

Ihre krankheitslindernden, -heilenden oder -verhütenden Eigenschaften sind durch wissenschaftliche Gutachten nachzuweisen. Sie müssen sich – ebenso wie Heilwässer oder -gase – durch besondere, therapeutisch nutzbare Wirkungen auf den menschlichen Organismus bewährt haben.

Zu den balneologisch verwendeten Peloiden zählen u. a. Torfe, Schlicke, schlammartige Quellsedimente, Lehm, Ton, Mergel, Kreide und die gewöhnlich als „Fango“ bezeichneten Tuffite, Tonstein und Tuff (vulkanischen Ursprungs).

Natürliche Heilmittel des Meeres

Meerwasser, das zu therapeutischen Zwecken gewonnen und unter Berücksichtigung der jeweiligen Nutzungsart aufbereitet wird, kann zu Heilzwecken (Bäder, Inhalationen) angewendet werden. Es muß den allgemeinen hygienischen und mikrobiologischen Anforderungen entsprechen.

Natürliche Heilmittel des Klimas

- Klima ist ein überall vorhandener, nach Ort (regional, kleinräumig) und Zeit (Jahreszeit, Tageszeit, Wetterverlauf) veränderlicher Komplex zahlreicher auf den Menschen wirkender Einflußgrößen.

Die Bedeutung des Klimas als begleitender Milieufaktor bei jeder Kur setzt aber auch den Nachweis voraus, daß keine belastenden oder partiell schädigenden Klimaeigenschaften wie übermäßige Wärmebelastung, Strahlungsarmut oder Luftverunreinigungen vorliegen.

Das Klima ist also durch Art und Verlauf der Witterung über einen Zeitraum von vielen Jahren für einen einzelnen Ort oder eine Landschaft charakterisiert. Es wird mitbestimmt durch die Lage des Ortes wie seine Höhe, Entfernung zum Meer sowie seiner Pflanzenwelt, Intensität und Dauer der Sonneneinstrahlung, Windstärke und -richtung, Art und Ausmaß der Niederschläge sowie durch Luftdruck und Luftfeuchtigkeit.

Das *Wetter* stellt hingegen nur den jeweiligen, vorübergehenden Zustand der atmosphärischen Bedingungen einer bestimmten Gegend dar.

Die ausgesprochen komplexe Gesamtwirkung eines bestimmten Klimas läßt sich besser verstehen, wenn man sie in verschiedene *meßbare Einzelkomponenten* aufgliedert. Unter ihnen spielt die *Temperatur* eine wichtige Rolle. Von kranken und schwächlichen Personen werden mittlere Wärmegrade (10–20 °C) am besten vertragen. Im Gegensatz dazu wirkt sich insbesondere feuchte und mit dem Wind verbundene Kälte bei herabgesetzter Abwehrlage des Organismus als ungünstig aus. Anhaltende höhere Wärmegrade (25–30 °C), vor allem bei größerer Luftfeuchtigkeit, führen zu allgemeiner Mattigkeit und verminderter Leistungsfähigkeit.

Auch die *Luftfeuchtigkeit* spielt eine erhebliche Rolle, da durch sie das Ausmaß der Verdunstung an der Hautoberfläche mitbestimmt wird. Gewöhnlich wird trockene, heiße Luft, welche die Abgabe größerer Mengen von Flüssigkeit (Verdunstungskälte) gestattet, angenehmer empfunden als feuchte und heiße Luft (Tropenklima). Ebenso wird trockene Kälte als weniger kalt registriert. Auf der anderen Seite führt feuchte und durchnäßte Kleidung wegen ihres geringen Wärmeschutzes zu vermehrter Abkühlung.

Der abnehmende *Luftdruck* und damit der verminderte Sauerstoffpartialdruck, beginnen bei Höhenlagen von mehr als 1000 m ü. M. allmählich spürbar zu werden. In Höhen von 2000 m kann dies bei entsprechend vorgeschädigten Patienten (Anämie, Arteriosklerose) zu Kurzatmigkeit, rascher Ermüdbarkeit und Erschöpfung führen.

Das Ausmaß der *Sonnen- bzw. Ultraviolettstrahlung* ergibt sich nicht nur aus der jeweiligen Höhenlage des Ortes, es hängt auch wesentlich von den lokalen Witterungsbedingungen, der Reinheit der Luft sowie den vorhandenen Reflexionsverhältnissen ab (Schnee, Wasser bzw. Meer usw.). Die UV-Strahlung ist vorrangig nicht nur als Bräunungsfaktor zu sehen, sondern unter dem Aspekt, daß sie bei geeigneter Dosierung zu einer Stimulierung der vitalen Funktionen und zu einer Erhöhung der Abwehrkräfte des Organismus beiträgt (s. Lichttherapie). Die bioklimatischen Bedingungen werden insgesamt noch zusätzlich beeinflußt durch die Höhen- oder kosmische Strahlung, das luftelektrische Potentialgefälle, atmosphärische Ionen, Aerosole u. v. a. m.

Aus dem Vorgesagten wird erkennbar, daß ein Klimawechsel deutliche physiologische Reaktionen auslöst, die gelegentlich schon in der 2., häufig aber erst in der 3. Woche des Ortswechsels auftreten. Sie verlaufen im allgemeinen mehrphasig mit mehreren Zwischenphasen einer verstärkten Labilität.

- Zu beachten ist, daß ebenso ein Wechsel des Wetters am gleichen Ort zu ähnlichen Reaktionen führen kann wie ein Klimawechsel durch eine Ortsveränderung. Das gilt beispielsweise für die typischen Erscheinungen des Föhns im Gebiet der Alpen bzw. des Alpenvorlandes. Es handelt sich dabei um einen trockenen, warmen Fallwind, der von der Nordseite der Alpen in ein dort befindliches „Tief" herabweht. Wenngleich es keine spezifischen Föhnkrankheiten gibt, so führen derartige Wetterlagen dennoch bei verschiedenen Erkrankungen oder entsprechender Disposition zu einer auffälligen Verstärkung der jeweils charakteristischen Symptome sowie zu Störungen zahlreicher vegetativer Regulationsmechanismen, die von den Betroffenen als „Föhnkrankheit" bewertet werden.

Bei der Mehrzahl der Erkrankungen, die für eine *heilklimatische Kur* in Betracht kommen, handelt es sich um chronische Formen, bei denen sowohl die Lokalerscheinungen wie auch die allgemeinen Krankheitssymptome häufig auf alle äußeren Reize entweder mit einer überschießenden oder einer paradoxen Reaktion zu reagieren pflegen. Die Wiederherstellung einer normalen Reizbeantwortung bzw. eine Normalisierung der weitgehend autonom ablaufenden Regulationsmechanismen des Neurovegetativums gehört somit zu den wesentlichen Aufgaben und Kriterien eines Kurerfolges. Die günstigen Wirkungen einer heilklimatischen Kur werden in der Praxis zumeist durch die wiederholte gleichzeitige Anwendung verschiedener balneotherapeutischer und bewegungstherapeutischer Maßnahmen gefördert und ergänzt.

Für mitteleuropäische Verhältnisse kommen, entsprechend ihren unterschiedlichen Eigenschaften, im wesentlichen folgende *Klimaformen* in Betracht: das See- bzw. Meeresküstenklima, das Mittelgebirgs- und das Hochgebirgsklima (Höhenklima).

Das **See- bzw. Meeresküstenklima** ist in thermischer Beziehung durch eine stärkere Ausgeglichenheit gekennzeichnet. Während das Meer nämlich im Sommer für eine Abkühlung der Luft sorgt, bedingen demgegenüber in der kühleren Jahreszeit die Wärme des Golfstromes und die vorwiegenden Südwestwinde eine relative Erwärmung der Luft in den Küstenabschnitten.

Weiterhin ist das Seeklima durch eine lebhafte Luftbewegung und einen verhältnismäßig hohen Feuchtigkeitsgehalt der Luft charakterisiert. Hinzu kommt eine starke Strahlung, welche durch die längere Sonnenscheindauer, die insgesamt geringere Bewölkung und durch die Reflexion der Wasseroberfläche bedingt ist. Therapeutisch wertvoll ist die größere Reinheit der Luft und der geringe Gehalt an Aeroallergenen im Bereich des Meeresküstenklimas und insbesondere des Seeklimas.

Das Klima an der *Nordsee* stellt durch den größeren Salzgehalt der Luft sowie das Fehlen von vor dem Wind schützenden Wäldern ein wesentlich stärkeres *Reizklima* dar als dasjenige an der Ostsee.

Durch die lebhaften Windbewegungen gewinnt das Seeklima vor allem auf den Wärmehaushalt des Körpers einen erheblichen Einfluß, was zu einer deutlichen Stoffwechselsteigerung und zu einer Zunahme des Appetits führt (trophotrope Wirkung). Dies wirkt sich besonders bei einem noch wachsenden Organismus aus (Kinderkuren).

Die vielfältigen Faktoren des Meeresküstenklimas sind – zumeist in Kombination mit Seewasser-, Küstenschlick- oder Sandbädern – wesentlicher Bestandteil der *Thalassotherapie* (griech. thálatta = am Meer), d. h. Meeresheilkunde.

- Unter Thalassotherapie wird nicht nur die Behandlung mit Produkten des Meeres (Bäder im Meer, Seewasserwannenbäder, Schlickbäder bzw. -packungen) und der Meeresküsten (Sandbäder) verstanden, sondern auch ganz besonders die Anwendung der Kräfte des Meeresklimas oder besser des „Meeresküstenklimas" mit seinem Aerosol, seiner Strahlung sowie seinen besonderen Temperatur- und Windverhältnissen (Schultze).

Das *Höhen- oder Gebirgsklima* wird unterteilt in ein Mittelgebirgs- bzw. Waldhügelklima (1000 – 1500 m ü. M.) und ein Hochgebirgsklima (1500 – 2000 m ü. M. und darüber).

Die Wirkungen der einzelnen Höhenklimate ergeben sich nicht allein aus ihrer Höhenlage, sie werden zudem von der jeweiligen geographischen Breite und von den besonderen örtlichen Verhältnissen mitbestimmt. Dementsprechend können nur wenige Kilometer voneinander entfernt liegende Orte völlig unterschiedliche Klimate aufweisen.

Die **Höhenklimate** sind mit zunehmender Höhe durch eine Erniedrigung des Luftdruckes, der durchschnittlichen Luftfeuchtigkeit und der Lufttemperatur charakterisiert.

In der Höhe ist die Sonneneinstrahlung, insbesondere aber der Anteil der blauen und der ultravioletten Strahlen des Spektrums deutlich vermehrt. Die Intensität der Ultraviolettstrahlung ist dabei im Sommer etwa 1- bis 2mal und im Winter sogar 3- bis 4mal so stark wie im Flachland.

Ein wesentlicher Faktor der Gebirgsluft ist, ebenso wie am Meer, die Reinheit bzw. Staubfreiheit der Luft.

Das Höhenklima bedingt aufgrund des verminderten Sauerstoffpartialdruckes der Luft eine Erhöhung der Atemfrequenz und des Atemvolumens. Insgesamt gesehen ist die vegetative Grundreaktion im Hochgebirge als sympathikoton anzusprechen.

Nach längerem Aufenthalt in der Höhe erfolgt als Anpassung an die veränderten Bedingungen eine Vermehrung der roten Blutkörperchen im strömenden Blut. Dieser Effekt wird von Sportlern ganz bewußt beim Training in großer Höhe genutzt.

Das **Mittelgebirgsklima** (Waldhügelklima) kann nicht einfach als eine mildere Form des Hochgebirgsklimas angesehen werden. Die Mittelgebirge zeichnen sich durch ihren Waldreichtum aus. Die Wälder wirken nicht nur als Staubfilter; sie brechen auch einfallende Winde, mildern Schlechtwetterlagen und wirken an heißen Tagen kühlend. Daraus ergibt sich ein verhältnismäßig ausgeglichener Tagestemperaturverlauf mit nur geringen Schwankungen der Luftfeuchtigkeit und ein relativ niedriger Abkühlungsfaktor. Da Strahlungsverhältnisse und Abkühlungsgrößen hier weder stärkere noch spezifisch wirksame Faktoren darstellen, handelt es sich um ein *Schonklima*, allenfalls um ein leichtes Reizklima.

Die Nutzung der natürlichen Heilmittel des Bodens und des Klimas hat besonders im deutschsprachigen Raum ihre traditionelle Wertschätzung und Verbreitung bewahren können. Sie erfolgt in Deutschland in rund 160 Mineral- und Moorheilbädern, in über 60 Seeheil- und Solebädern, die an der Nordsee in großem Umfang auch Schlickanwendungen durchführen, in mehr als 60 heilklimatischen Kurorten – bevorzugt im Mittelgebirge – und in über 60 Kneippheilbädern bzw. Kneippkurorten.

Ebenso verfügen Österreich und die Schweiz über eine breite Palette von Mineral-, Moor- und Kneippkurmöglichkeiten sowie heilklimatischer Luftkurorte.

9 Anwendung ionisierender Strahlung in der Medizin

Th. Schmidt

In der Medizin wird ionisierende Strahlung für Diagnostik und Therapie angewandt. Die Nutzung der ionisierenden Strahlung erfolgt vorwiegend in der Röntgendiagnostik, der Strahlentherapie und der Nuklearmedizin (Diagnostik und Therapie).

Definitionen:
Unter *Strahlentherapie* (Strahlenheilkunde) versteht man die kurative und palliative Behandlung gutartiger Gewebswucherungen und vor allem bösartiger Tumoren mit ionisierender Strahlung.

Unter *Diagnostischer Radiologie* versteht man die Erkennung von Krankheiten mit Hilfe ionisierender Strahlen (aber auch mit kernphysikalischen Verfahren sowie der Sonographie). Dabei werden die unterschiedlichen Absorptionseigenschaften der verschiedenen Gewebe gegenüber der ionisierenden Strahlung ausgenutzt. Es ist Ziel, morphologische und funktionelle Veränderungen an Organen oder Organteilen sichtbar zu machen.

Unter *Nuklearmedizin* versteht man ein Fachgebiet, das vorwiegend kurzlebige offene Radionuklide für Funktionsstoffwechsel- und Lokalisationsdiagnostik oder für therapeutische Zwecke (z.B. Radiojodtherapie) verwendet. Bei der Funktionsdiagnostik wird die zeitliche Änderung der Aktivität in einem Organ oder Organbereichen gemessen. Damit ist es möglich, auf die Funktion (z.B. Abbau) einzelner Organe oder ihrer Konzentration im Blut zu schließen. Bei der Lokalisationsdiagnostik kann aufgrund der von den Radiopharmaka ausgesandten Strahlung auf Größe, Lage oder Veränderungen geschlossen werden.

Den Physiotherapeut interessieren einerseits die an seinem Patienten durchgeführten therapeutischen Maßnahmen (z.B. Bestrahlung) und andererseits ob vom zu behandelnden Patienten eine Gefahr ausgehen kann. Ein Patient „strahlt" nur, wenn in seinem Körper Radioaktivität vorhanden ist. Durch Bestrahlung, sei es bei röntgendiagnostischen Aufnahmen bzw. bei strahlentherapeutischen Maßnahmen, wird im Patienten keine Radioaktivität erzeugt.

9.1 Wechselwirkung ionisierender Strahlung mit Materie

Vorbemerkung: Bei jeder Strahlenexposition, sei sie gewollt oder ungewollt, läuft eine Anzahl von Prozessen hintereinander ab:
- physikalische,
- physikalisch-chemische,
- biochemische und
- biologische.

Während die ersten drei Prozesse sehr rasch aufeinanderfolgen, kann die biologische Phase Minuten bis Jahre betragen. Zu Beginn jeder Wechselwirkung ionisierender Strahlung mit Materie steht die physikalische Phase: die Absorption von Energie im Gewebe.

Strahlenarten

Strahlung ist Energietransport. Die ionisierende Strahlung kann in Form von Korpuskular- oder Wellenstrahlung transportiert werden. Daneben wird unterschieden zwischen direkt und indirekt ionisierender Strahlung. Zur Gruppe der direkt ionisierenden Strahlungen zählen die α- und β-Strahlung (Korpuskularstrahlung). Zur Gruppe der indirekt ionisierenden Strahlungen zählen die γ-Strahlung (Röntgenstrahlung) und die Neutronenstrahlung. Einige Eigenschaften dieser Strahlenarten sind in Tab. 9.**1** zusammengestellt.

Tabelle 9.**1** Eigenschaften verschiedener Strahlenarten

Strahlenart	Ruhemasse	Ladung	Reichweite (R) bzw. HWD* in Gewebe
α-Strahlen	ja	+2	einige mm (MeV-Bereich)
β-Strahlen	ja	−1	einige cm (MeV-Bereich)
Neutronen	ja	–	HWD einige cm (MeV-Bereich)
Röntgenstrahlen	nein	–	HWD einige cm (MeV-Bereich)
γ-Strahlen	nein	–	HWD $>$ 10 cm (MeV-Bereich)

* HWD (nach DIN 6814/2, Januar 1980): Die Halbwertschichtdicke (kurz Halbwertdicke) ist dienige Schichtdicke eines in ein eing ausgeblendetes Strahlenbündel einheitlicher Richtung gebrachten Stoffes, durch die die Standard-Ionendosisleistung in großem Abstand hinter der Schicht auf die Hälfte herabgesetzt wird.

Wechselwirkung geladener Korpuskularstrahlung mit Materie

Aufgrund des elektrischen Feldes der geladenen Korpuskularstrahlen können diese mit den elektrischen Feldern der Atome in Wechselwirkung treten. Sie können – wenn ihre Energie ausreicht – einzelne Atome ionisieren, d.h. Elektronen von den Atomen „wegtreiben". Jedes Teilchen der Korpuskularstrahlung gibt längs seiner Bahn Energie in Portionen ab. Wenn das Teilchen seine gesamte Energie abgegeben hat, ist das Ende der Reichweite erreicht. Bei der geladenen Korpuskularstrahlung kann deswegen von einer diskreten Reichweite gesprochen werden. Die Anzahl der ausgelösten Ionisationen längs des Weges richtet sich nach der zur Verfügung stehenden Energie und dem Energieaufwand pro Ionisation. Diese Energieabgabe pro Weglänge hängt außerdem von der Dichte der absorbierten Materie, von der Anzahl der Ladung des Teilchens, von der Masse des Teilchens und seiner Energie ab.

Wechselwirkung von Wellenstrahlung mit Materie

Zur Charakterisierung der Wellenstrahlung (elektromagnetische Strahlung, Quantenstrahlen, Photonenstrahlung) kann entweder die Wellenlänge, die Frequenz oder die Energie verwendet werden.

Trifft diese Quantenstrahlung auf Materie, so ist es dem Zufall überlassen, wann welches Quant (Energiepaket) in Wechselwirkung mit einem Atom der Materie tritt (Absorptionsprozesse: Photoeffekt, Comptoneffekt, Paarbildung). Für das einzelne Quant kann keine Voraussage gemacht werden, wann es in Wechselwirkung mit der Materie tritt, sondern es kann lediglich angegeben werden, wie groß der Prozentsatz ist, der in einer bestimmten Materieschicht absorbiert wird bzw. diese unverändert durchquert.

Im Gegensatz zur Korpuskularstrahlung verschwindet das Quant bei einer Absorption gänzlich (zumindest beim Photoeffekt). Dafür wird ein Elektron ausgelöst, das seinerseits die Materie ein Stück durchquert und auf diesem Weg – ähnlich wie bei der bereits besprochenen Korpuskularstrahlung – eine große Anzahl von Ionisationen auslöst.

Die Absorptionsprozesse haben wesentliche Bedeutung für den Strahlenschutz (s. später).

Die Reichweite im Gewebe für verschiedene Strahlenarten ist in Abb. 9.**1** angegeben.

Dosis

Der Begriff der Dosis wurde aus der Pharmakologie übernommen. Er ist ganz ähnlich in der Radiologie definiert: Unter Energiedosis versteht

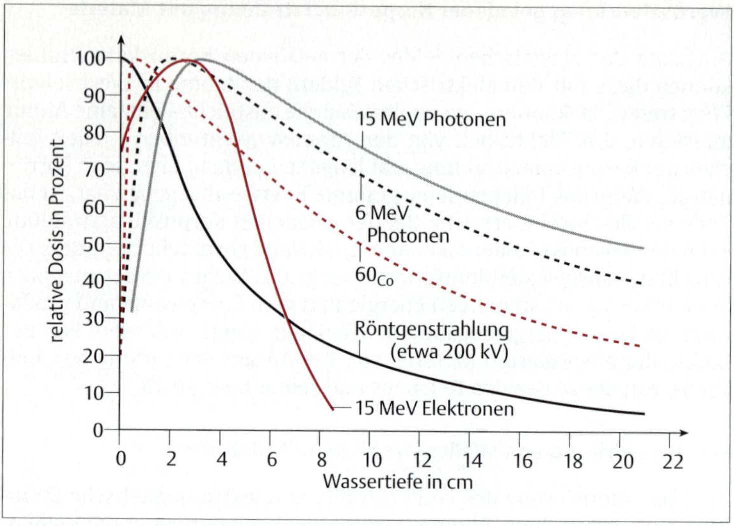

Abb. 9.**1** Tiefendosisverlauf für verschiedene Strahlenarten und -energien. In der Strahlentherapie erfolgt die Auswahl von Strahlenart bzw. -energie in Abhängigkeit von der Lage und der Art des zu bestrahlenden Bereiches im Körper

man den Quotienten aus absorbierter Energie und Masse. Dabei muß die Materialart, in der die Absorption erfolgt, angegeben werden.

Es hat sich gezeigt, daß auch bei gleicher Energiedosis unterschiedliche biologische Effekte in Abhängigkeit von der Dichteverteilung der Ionisationen beobachtet werden. Um diese unterschiedliche biologische Wirksamkeit (auch bei gleicher Dosis) verschiedener Strahlenarten zu berücksichtigen, wurde ein sog. Qualitätsfaktor eingeführt. Aus der Energiedosis kann mit Hilfe dieses Qualitätsfaktors eine für den Strahlenschutz geeignete Größe errechnet werden. Diese Dosis trägt den speziellen Namen „Äquivalentdosis".

Eine mit der Strahlenexposition verbundene Folge ist die Möglichkeit der malignen Entartung. Die Wahrscheinlichkeit für derartige maligne Entartungen ist unterschiedlich für die einzelnen Organe. Deswegen wurde eine weitere Dosisgröße eingeführt, die nur die Dosen in diesen Organen berücksichtigt und gewichtet addiert. Diese Größe wird „effektive Dosis" genannt.

Die früher übliche Ionendosis, die der Messung unmittelbar zugänglich war, wird in Zukunft an Bedeutung verlieren.

Eine Zusammenstellung der üblichen Dosisgrößen und Einheiten zeigt die Tab. 9.2.

Chemische Phase

Die bei der Absorption freigesetzte Energie reicht aus, um jede chemische Bindung in einem Molekül zu brechen. Die gebildeten chemischen Radikale sind sehr reaktionsfreudige Substanzen. Von direkter Strahlenwirkung wird gesprochen, wenn die Energieabsorption im empfindlichen biologischen Molekül selbst erfolgt. Von indirekter Strahlenwirkung wird dagegen gesprochen, wenn durch die ionisierende Strahlung diffusible Radikale (z. B. am Wassermolekül) erzeugt werden und diese sekundär ihre Energie an die Makromoleküle weitergeben. Die meisten organischen Verbindungen werden durch Absorption ionisierender Strahlung oxidiert. Erfolgt eine Veränderung durch Absorption von Strahlung an der Desoxyribonucleinsäure, so hat dies für die Teilungsfähigkeit der Zelle entscheidende Folgen.

Biologische Phase

Es ist nachgewiesen, daß strahlenbedingte Veränderungen an der Desoxyribonucleinsäure (DNA) mit einer großen Wahrscheinlichkeit repariert werden können. Manifestiert sich jedoch diese Veränderung, ist es möglich, daß sich maligne Zellen bilden. Auch in diesem Stadium kann durch die Immunabwehr der Zellklon eliminiert werden. Durch weitere Proliferation ist es jedoch auch möglich, daß sich ein Mikrotumor bildet, der Jahre, möglicherweise Jahrzehnte nach Vaskularisation als klinisch manifester Tumor sichtbar wird.

Im Falle der Strahlentherapie ist es Absicht, die DNA so weitgehend zu schädigen, daß eine weitere Zellteilung unterbunden wird.

9.2 Strahlentherapie

Ziel und Methoden der Strahlentherapie

Tumortherapie

Durch Absorption energiereicher ionisierender Strahlung im Tumor soll eine Zellteilungshemmung und Abtötung der Tumorzellen erreicht werden. Im Idealfall soll dabei Energie nur im Tumorgewebe und nicht im umliegenden gesunden Gewebe absorbiert werden. Dies ist im allgemeinen nicht zu erreichen, da die Energie meist von außen eingestrahlt (perkutan) und hierbei das vor, hinter und neben dem Tumor liegende Gewebe durchstrahlt und möglicherweise geschädigt wird. Um das ge-

Tabelle 9.**2** Dosisgrößen und -einheiten

Größe	SI-Einheit Name	Einheit	Bisher übliche Einheit Name	Einheit	Umrechnung
Ionendosis	Coulomb Kilogramm	C kg	Röntgen	R	1 R = 2,5810 C
Energiedosis	Gray	Gy	Rad	rd	100 rd = 1 Gy
Äquivalentdosis	Sievert	Sv	Rem	rem	100 rem = 1 SV
effektive Dosis	Sievert	Sv	Rem	rem	100 rem = 1 Sv

$E = \Sigma w_T \cdot D_T$

D_T = Dosis einzelner Organe

w_T = Wichtungsfaktor für das entsprechende Organ

sunde Gewebe weitgehend zu schonen, wurden verschiedene Bestrahlungsmethoden entwickelt. Man unterscheidet
- Teletherapie,
- Brachytherapie (einschließlich Kontakttherapie),
- intrakavitäre Therapie,
- interstitielle Therapie und
- Therapie mit offenen Radionukliden (Nuklearmedizin).

Teletherapie: Bei der Teletherapie befindet sich die Strahlenquelle (Röntgenröhre, Beschleuniger, radioaktive Quelle) in einem Abstand mehr als 10 cm von der Haut. Im allgemeinen sind jedoch die Abstände zwischen der Oberfläche des Patienten und der Strahlenquelle 80 – 100 cm.

Brachytherapie: Bei der Brachytherapie ist der Abstand zwischen Hautoberfläche und Strahlenquelle (Röntgenröhre, Radionuklid) kleiner als 10 cm. Im Falle der Kontakttherapie wird die Strahlenquelle auf das zu bestrahlende Volumen praktisch aufgesetzt.

Intrakavitäre Therapie: Die intrakavitäre Therapie ist eine spezielle Art der Kontakttherapie. Hierbei werden radioaktive Quellen in Körperhöhlen eingeführt. Eine Sonderform der intrakavitären Therapie ist die After-loading-Technik. Hierbei befinden sich im Patienten an der zu bestrahlenden Stelle ein oder mehrere Applikatoren, die mit einem radioaktiven Präparat über eine Schlauchleitung beschickt werden.

Interstitielle Therapie: Die interstitielle Therapie ist ebenfalls eine Sonderform der Kontakttherapie. Hierbei werden kleine Strahlenquellen im Tumorbereich implantiert. Die Implantation kann temporär oder permanent sein.

Schmerz- und Entzündungsbestrahlung

Bei verschiedenen degenerativen und einigen entzündlichen Erkrankungen lassen sich mit kleinen Dosen in vielen Fällen durchaus befriedigende Erfolge erzielen. Hierbei werden meist Röntgenstrahlen verwendet mit Spannungen unter 200 kV; gegen die Verwendung höherer Energien spricht physikalisch nichts. Die applizierten Dosen überschreiten nur selten einige Gray (einige 100 Rad), wobei diese noch fraktioniert (s. später) verabreicht werden.

Typische Krankheitsbilder für diese Art der Bestrahlung sind: Osteochondrose der Halswirbelsäule mit dem klinischen Erscheinungsbild eines Zervikalsyndroms, Periarthritis humeroscapularis, Epicondylitis radialis und ulnaris bzw. Epikondylopathie (Tennisellenbogen), Spondylarthrosis deformans, Morbus Bechterew, Koxarthrose und Gonarthrose. Durch die Röntgenbestrahlung wird das lokale Milieu verändert (Alkalose), die körpereigenen Abwehrreaktionen werden verstärkt und die

Schmerzen verringert oder beseitigt. Die Indikation dieser Behandlung bei Patienten im gebärfähigen Alter ist, besonders im Bereich der Gonaden, streng zu stellen.

Geräte für die Strahlentherapie

Die in der Strahlentherapie verwendeten Geräte haben die Aufgabe, Strahlung einer gewünschten Art und Energie zu erzeugen. Durch entsprechende Strahlbegrenzungsvorrichtungen (Blenden u. ä.) wird die Strahlung auf das Zielgebiet begrenzt.

Röntgengeräte

Bei oberflächlich gelegenen Tumoren, bei Entzündungsbestrahlung u. ä. werden auch heute noch sog. konventionelle Röntgenanlagen verwendet. Diese Röntgenanlagen unterscheiden sich im Prinzip nicht von Anlagen für die Röntgendiagnostik. Kernstück einer solchen Röntgenanlage ist die Röntgenröhre. In der Röhre werden Elektronen beschleunigt, prallen auf eine Anode und erzeugen dort Röntgenbremsstrahlung. Die Röntgenröhre befindet sich in einem Röhrengehäuse, das im allgemeinen aus Blei besteht. Die maximal verwendeten Spannungen betragen 300 kV.

γ-Bestrahlungseinrichtungen

Um hinreichend hohe Dosisleistungen, d. h. kurze Bestrahlungszeiten zu erreichen, sind hohe Aktivitäten notwendig. Diese hohen Aktivitäten erfordern einen hohen Aufwand an Abschirmmaterialien um die Quelle. Bei γ-Bestrahlungseinrichtungen beträgt der Quellendurchmesser meist 1 – 2 cm.

Der elektronische Aufwand bei γ-Bestrahlungseinrichtungen ist gering, im wesentlichen muß nur der Verschluß der Blende gesteuert werden (Bewegungsmöglichkeit des Strahlerkopfes und Einstellhilfen sind bei allen Geräten etwa vergleichbar).

Beschleuniger

Korpuskularstrahlen (z. B. Elektronen) und Photonenstrahlen höherer Energie als mit radioaktiven Isotopen lassen sich mit Beschleunigern erzeugen. Hierbei werden Elektronen nach verschiedenen Prinzipien (Kreis- oder Linearbeschleuniger) auf Energien von 5 – 50 MeV beschleunigt. Entweder werden diese Elektronen direkt genutzt oder (ähnlich wie bei der Röntgenröhre) die durch diese Elektronen erzeug-

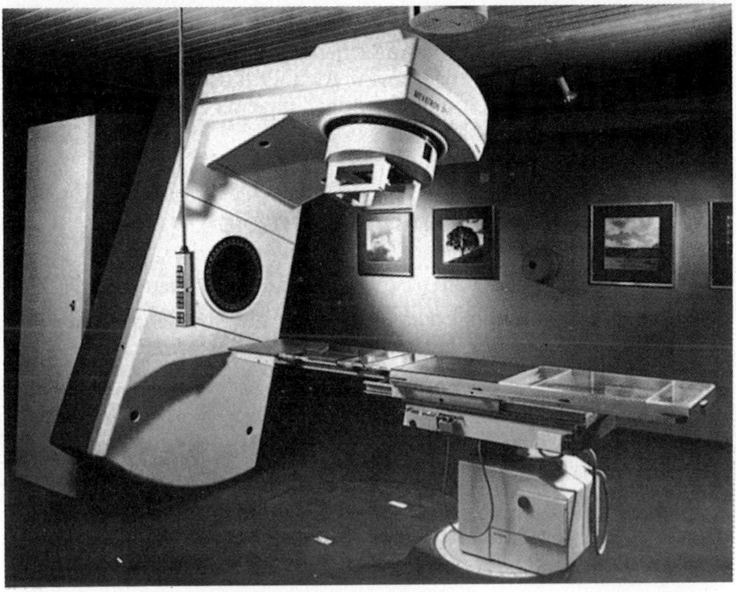

Abb. 9.**2** Typische Ausstattung eines Bestrahlungsraumes. Neben dem Lagerungstisch (Teile der Tischplatte sind herausnehmbar für Bestrahlungen von unten) ist der Linearbeschleuniger (hier am Beispiel eines Gerätes der Firma Siemens vom Typ Mevatron 77) zu sehen. Der Linearbeschleuniger ist drehbar, um Bewegungsbestrahlungen und Stehfeldbestrahlungen aus allen gewünschten Richtungen durchführen zu können

ten Photonen. Hierzu läßt man die Elektronen auf ein entsprechendes Target (Anode) aufprallen. Ein Beispiel für diese teuren und großen Maschinen zeigt die Abb. 9.**2**.

Einrichtungen zur ferngesteuerten Applikation (After-loading)

Die früher übliche Verwendung von Radium für die intrakavitäre Therapie (manuelle Einlage der Radiumpräparate in Körperöffnungen), mit der hohen Strahlenexposition für das ärztliche und Pflegepersonal, ist weitgehend ersetzt worden durch ferngesteuerte Bestrahlungseinrichtungen. Dabei wird der Applikator im Patienten über ein Schlauchsystem an einen Strahlenschutzbehälter angeschlossen. Aus diesem Behälter kann ferngesteuert die Strahlenquelle in den Applikator eingeführt werden. Nach einer vorgewählten Bestrahlungszeit wird die Strahlenquelle zurück in den Behälter transportiert.

Therapie mit offenen radioaktiven Stoffen

Aufgrund organspezifischer Anreicherungen können Radioisotope gezielt einzelnen Geweben zugeführt werden. Praktisches Beispiel hierfür ist die Anreicherung von Jod im Schilddrüsengewebe (weitere Einzelheiten s. Nuklearmedizin).

Durchführung der Strahlentherapie

Stehfeldbestrahlung

Von Stehfeldbestrahlung spricht man, wenn die Strahlentherapie relativ zum Patienten während der Bestrahlung nicht bewegt wird.

Kreuzfeuerbestrahlung

Wird aus Gründen der Schonung des gesunden Gewebes der Tumor nicht von einer Seite bestrahlt, sondern aus mehr als zwei Richtungen, so spricht man von einer Kreuzfeuertechnik (Abb. 9.**3**).

Bewegungsbestrahlung

Die Bewegungsbestrahlung ist durch Weiterentwicklung der Kreuzfeuertechnik entstanden. Der Grundgedanke ist dabei, die Strahlenquelle unter Ausrichtung des Nutzstrahlenbündels auf das Zielvolumen auf einem Kreisbogen zu bewegen. Dadurch wird neben der Hautentlastung eine weitgehende Schonung des gesunden Gewebes erreicht.

Fraktionierung

Die notwendige Tumordosis (50 – 80 Gy) wird im allgemeinen nicht auf einmal, sondern fraktioniert, d. h. verteilt über viele Tage verabreicht. Die Tagesdosen betragen dabei im Herd (Tumor) 1,5 – 2 Gy. Der Behandlungszeitraum des Patienten erstreckt sich aus diesem Grund über mehrere Wochen. Der Grund für die Fraktionierung ist die unterschiedliche Empfindlichkeit von Tumor und gesundem Gewebe. Häufig wird die Bestrahlung auch in sog. Serien aufgeteilt, d. h., zwischen den einzelnen Bestrahlungszyklen liegt eine bestrahlungsfreie Pause von mehreren Wochen (Reoxygenierung des Tumorbereiches).

Protrahierung

Unter Protrahierung versteht man die Bestrahlung mit niedriger Dosisleistung über einen langen Zeitraum. Die Anwendung von Radium in der

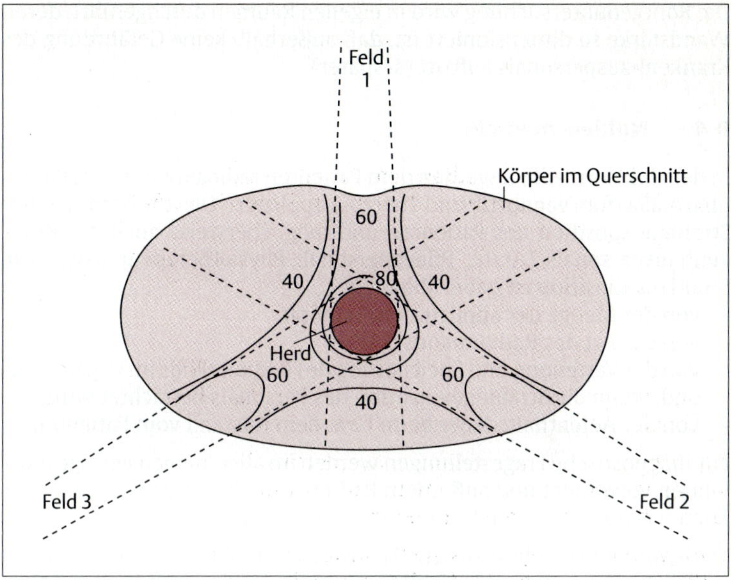

Abb. 9.3 Prinzip der sog. Kreuzfeuerbestrahlung. Die drei Felder schließen in diesem Fall jeweils einen Winkel von 120 Grad ein. Der zu bestrahlende Herd ist schraffiert angedeutet; von den durch die Überlagerung erhaltenen Isodosen sind die 80%-, 60%- und 40%-Isodose mit angegeben. Der Herd wird von der 80%-Isodose umschlossen. Die Körperbereiche außerhalb der Strahlenbündel erhalten weniger als 40% der Maximaldosis (Fokus-Haut-Abstand jeweils 80 cm, Feldgröße 5 × 5 cm, Strahlung des ^{60}Co)

gynäkologischen Strahlentherapie ist ein Beispiel für die protrahierte Bestrahlung.

9.3 Röntgendiagnostik

In der Röntgendiagnostik werden im allgemeinen zur Darstellung zweidimensionaler Bilder Röntgenstrahlen verwendet (daneben jedoch auch Ultraschall, Magnetresonanz usw.). Neben den klassischen Methoden der Röntgendiagnostik, der Direktradiographie, sind moderne Methoden wie die der Computertomographie, der digitalen Subtraktionsangiographie u. ä. eingeführt worden. Die Strahlenbelastung des Patienten hängt vom untersuchten Körperabschnitt (Organ) und der Art der Untersuchung ab. Die effektive Dosis für die einzelnen Untersuchungen liegt für den Patienten zwischen 0,01 und 1 mSv (1 – 100 mrem).

Die Röntgenuntersuchung wird in eigenen Räumen durchgeführt, deren Wandstärke so dimensioniert ist, daß außerhalb keine Gefährdung des Krankenhauspersonals auftritt (s. später).

9.4 Nuklearmedizin

In der Nuklearmedizin werden dem Patienten radioaktive Stoffe (Radiopharmaka) für Diagnostik und Therapie appliziert. Diese führen zu einer Strahlenexposition des Patienten und möglicherweise auch des Krankenhauspersonals (Ärzte, Pflegepersonal, Physiotherapeut usw.). Die Strahlenexposition ist dabei abhängig

- von der Menge der applizierten Aktivität,
- von der Art des Radionuklids,
- von der Verteilung und Speicherung des Radionuklids im Organismus und, wenn die Strahlenexposition des Personals betrachtet wird,
- von der Aufenthaltsdauer beim bzw. dem Abstand vom Patienten.

Für diagnostische Fragestellungen werden im allgemeinen geringe Aktivitäten verwendet und außerdem Radiopharmaka ausgewählt mit sehr kurzen Halbwertszeiten (Minuten bis wenige Stunden).

■ *Definition:* Die physikalische Halbwertszeit gibt die Zeitdauer an, in der durch spontan ablaufende Umwandlung die ursprüngliche Aktivität auf die Hälfte abgenommen hat. Daneben existiert noch der Begriff der biologischen Halbwertszeit, die von der Raffung und Ausscheidung des Organismus bestimmt wird. Aus physikalischer und biologischer Halbwertszeit kann die effekte Halbwertszeit berechnet werden.

Die Dosen in der Umgebung von Patienten, die Radiopharmaka zur nuklearmedizinischen Diagnostik erhalten haben, liegen deutlich unter 0,1 mSv (10 mrem) bei Daueraufenthalt. Es bestehen darum im allgemeinen keine Bedenken, derartige Patienten zu therapieren. Der Gesetzgeber läßt deswegen auch die Verlegung dieser Patienten auf Stationen außerhalb der Nuklearmedizin zu.

Völlig anders liegen die Verhältnisse bei der therapeutischen Anwendung von Radiopharmaka. Hier geht vom Patienten eine nicht zu vernachlässigende Strahlung aus. Sog. Therapiepatienten müssen deswegen in eigenen Stationen aufgenommen werden, deren bauliche Voraussetzungen eine Gefährdung der Umgebung ausschließen. Ein Aufenthalt bei diesen Patienten muß begrenzt werden. Bei unbedingt notwendigen physiotherapeutischen Maßnahmen müssen alle Möglichkeiten zur Reduktion der Strahlenexposition des Physiotherapeuten ausgeschöpft werden (Abstand, Abschirmung, Tragen von Dosimetern; s. auch Strahlenschutz, unten).

9.5 Strahlenschutz

Definition: Unter Strahlenschutz versteht man den Schutz von Menschen, Tieren und Sachgütern vor der Einwirkung ionisierender Strahlung.

Natürliche Strahlenbelastung des Menschen: 1896 entdeckte Becquerel die natürliche Radioaktivität. Seit diesem Zeitpunkt ist bekannt, daß die Menschheit immer schon unter dem Einfluß ionisierender Strahlung lebte. In der Folgezeit wurden noch andere Komponenten des Strahlungsmilieus entdeckt, die ebenfalls einen Beitrag zur Belastung des Menschen liefern (Tab. 9.**3**).

Die natürliche Strahlenexposition des Menschen schwankt in weiten Grenzen und ist abhängig von der umgebenden Gesteinsart (z.B. Granit oder Sandstein), der Höhenlage des Wohnortes und insbesondere von den verwendeten Baumaterialien. Der Mensch wird belastet durch die Höhenstrahlung, die Strahlung, die von den Baumaterialien ausgeht und von der Aufnahme natürlich radioaktiver Stoffe in den Körper. In allen Baumaterialien ist mehr oder weniger Radioaktivität, z.B. Radium, enthalten. Eines der Folgeprodukte des Radiums ist das Radon. Radon ist ein Gas; es wird aus den Baumaterialien freigesetzt, gelangt in die Luft und wird eingeatmet. Hierdurch wird zumindest in bestimmten Bereichen (z.B. Fichtelgebirge, Rocky Mountains, Südschweiz) eine erhebliche Belastung der Lunge bedingt (Tab. 9.**3**).

Durch zivilisatorische Einflüsse (z.B. Röntgenuntersuchungen, Verwendung von Radioaktivität in Gebrauchsgegenständen usw.) wird die natürliche Strahlenexposition erhöht. Besonderes Interesse an der zusätzlichen Strahlenexposition wurde durch den Unfall von Tschernobyl geweckt. Die Radioaktivität von Tschernobyl wurde in der Atmosphäre transportiert. Von der in der Luft vorhandenen Aktivität ging in den er-

Tabelle 9.**3** Jährliche effektive Dosis aufgrund der natürlichen Strahlenbelastung (Richtwerte)

kosmische Strahlung	ca. 0,3 mSv	(30 mrem)
terrestrische Strahlung (Umgebung)	ca. 0,3 mSv	(30 mrem)
Strahlung radioaktiver Stoffe im Körper	ca. 0,4 mSv	(40 mrem)
Lungenbelastung durch Radon und Folgeprodukte einzelner Bereiche (Fichtelgebirge, Finnland, USA) bis 5 mSv	ca. 1,0 mSv	(100 mrem)
	ca. 2,0 mSv	(200 mrem)

Tabelle 9.**4** Jährliche effektive Dosis aufgrund zivilisatorischer Einflüsse (Mittelwerte pro Kopf der Bevölkerung)

Produkte des täglichen Lebens (einschließlich Fernsehgeräte)	ca. 0,001 mSv	(1 mrem)
medizinische röntgendiagnostische Maßnahmen, insgesamt	ca. 1,5 mSv	(150 mrem)
Fall-out nach Tschernobyl (gemittelt über 50 Jahre)	ca. 0,02 mSv	(2 mrem)
	ca. 1,6 mSv	(160 mrem)

sten Tagen nach dem Unfall eine direkte Strahlung aus, später und heute spielt nur noch die mit Lebensmitteln aufgenommene Aktivität in den Körper eine gewisse Rolle. In Tab. 9.**4** sind einige Dosen aufgrund zivilisatorischer Einflüsse und des Unfalls von Tschernobyl und in Tab. 9.**5** aufgrund verschiedener diagnostischer bzw. therapeutischer Maßnahmen zusammengestellt.

Strahlenschäden: Man unterscheidet als Folge einer Bestrahlung (Unfall) die akuten Strahlenschäden, somatische Spätschäden, genetische Schäden und teratogene Schäden. Aufgrund der strengen gesetzlichen Strahlenschutzvorschriften werden heute akute Strahlenschäden praktisch nicht mehr beobachtet (s. später).

Bei den Überlebenden von Hiroshima und Nagasaki ebenso wie bei bestimmten Patientengruppen, die aus medizinischer Indikation bestrahlt wurden, fand man im Vergleich zur übrigen Population ein erhöhtes Auftreten bösartiger Geschwülste. Die Wahrscheinlichkeit für das Auftreten solcher somatischer Spätschäden ist abhängig von der Höhe der absorbierten Dosis. Veränderungen an der genetischen Information der Geschlechtszellen können unter Umständen in den Folgegenerationen zu Veränderungen bei der Nachkommenschaft führen. Teratogene Schäden können bei Exposition von Embryo und Fetus während der Schwangerschaft auftreten.

Die Wahrscheinlichkeit für das Auftreten maligner Erkrankungen ist eine Funktion der Dosis. Diese Wahrscheinlichkeit ist eine Rechengröße, deren Zuverlässigkeit insbesondere bei kleinen Dosen, wie sie beim Umgang mit Radioaktivität im Krankenhaus (oder aufgrund des Fall-outs nach dem Unglück von Tschernobyl) nicht geprüft werden kann. Induzierte maligne Erkrankungen aufgrund einer Strahlenexposition unterscheiden sich nicht von spontan auftretenden. Zur groben Beurteilung des Strahlenrisikos wurden in Tab. 9.**6** Gegenüberstellungen mit Risiken des täglichen Lebens vorgenommen.

Tabelle 9.**5** Effektive bzw. Herddosis für den Patienten bei verschiedenen diagnostischen bzw. therapeutischen Maßnahmen

röntgendiagnostische Maßnahmen			
– Lunge	ca.	0,05 mSv	(5 mrem)
– Abdomen	ca.	0,5 mSv	(50 mrem)
– CT (30 Schnitte)	ca.	5 mSv	(500 mrem)
strahlentherapeutische Maßnahmen (Herddosen)			
– Tumorbestrahlung	bis	80 000 mSv	(8 000 000 mrem)
– Entzündungsbestrahlung	einige	100 mSv	(10 000 mrem)
nuklearmedizinische Maßnahmen			
– diagnostische Maßnahmen (z. B. Skelett)	bis ca.	5 mSv	(500 mrem)
therapeutische Maßnahmen (Herddosen bei Struma maligna)	bis	1000 Sv	(100 000 rem)

Tabelle 9.**6** Strahlen- und andere Risiken im relativen Vergleich (statistisches Todesrisiko; pro Jahr bzw. Maßnahme)

Unglück nach Tschernobyl	1
Lungenaufnahme	0,05
Abdomenaufnahme	0,5
Schilddrüsendiagnostik mit ^{99m}Tc	0,5
Skelettdiagnostik mit ^{99m}Tc (Phosphanat)	5
Eisenbahnunfall	5
Mord	10
Autounfall	200
Haushalts- und Freizeitunfall	200
Unfall in Land- und Forstwirtschaft	500

Gesetzliche Regelungen

Vorbemerkung: Zwei Verordnungen regeln im wesentlichen den Umgang mit radioaktiven Stoffen bzw. Röntgenstrahlen: die Strahlenschutzverordnung in der Neufassung von 1989 und die Röntgenverordnung von 1987. Da die Wirkung ionisierender Strahlung unabhängig von ihrer Herkunft ist, sind die Grenzwerte in beiden Verordnungen im wesentlichen identisch.

Maximal zulässige Dosis für das Personal

Neben dem allgemeinen Grundsatz, die Strahlenexposition von Personen so gering wie möglich zu halten, werden vom Gesetzgeber in beiden Verordnungen maximal zulässige Dosen genannt, und zwar bei Ganzkörperbestrahlung 50 mSv/Jahr (5 rem/Jahr). Zusätzlich darf die während des gesamten Berufslebens erhaltene Dosis 400 mSv (40 rem) nicht überschreiten.

Es existieren gewisse Einschränkungen (für Jugendliche, Frauen im gebärfähigen Alter, für schwangere und stillende Frauen usw.). Die Grenzwerte schließen akute Strahlenschäden aus und sind so gewählt, daß die Wahrscheinlichkeit für das Auftreten genetischer Schäden und somatischer Spätschäden außerordentlich gering ist.

Strahlenschutzverordnung

Die wesentlichen Vorschriften dieser Verordnung dienen dem Schutz der mit diesen Stoffen Umgehenden und dem Schutz der Allgemeinheit durch unbeabsichtigtes oder fahrlässiges Abgeben radioaktiver Stoffe in Luft, Wasser oder Boden. Die Verordnung soll eine lückenlose Kontrolle der radioaktiven Stoffe von der Erzeugung bis zur Beseitigung als Abfall gewährleisten.

Röntgenverordnung

Die Röntgenverordnung gilt für den gesamten Bereich der Anwendung und Erzeugung von Röntgenstrahlen in den Grenzen von 5 keV bis 3 MeV. Ebenso wie die Strahlenschutzverordnung enthält die Röntgenverodnung eine Genehmigungserfordernis für den Betrieb von Röntgeneinrichtungen und von sog. Störstrahlern (z. B. Fernsehgeräte). Sie enthält ebenfalls Vorschriften für den Schutz einzelner und der Allgemeinheit. Die Besonderheit der Röntgenverordnung ist der Eingriff in das Verhältnis Arzt/Patient. Leitschnur für die Indikationsstellung zur Röntgenuntersuchung ist die Nutzen-Risiko-Abwägung.

Durchführung des Strahlenschutzes

Man unterscheidet drei wesentliche Möglichkeiten, sich vor Strahlen zu schützen. Diese sind:
- ausreichende Abschirmung,
- größtmöglicher Abstand und
- möglichst kurzer Aufenthalt im Strahlungsfeld.

Abschirmung

Die Auswahl von Abschirmmaterialien und deren Dicke richtet sich nach der Art der Strahlung (Korpuskular- oder Wellenstrahlung) und nach der Energie der Strahlung. Im Bereich der Röntgendiagnostik stellen Bleischürzen für das Personal bereits einen ausreichenden Schutz dar (Reduktion der Dosis auf $^{1}/_{100}$ bis $^{1}/_{1000}$ bei 0,5 mm Blei). Der Umgebungsschutz wird in der Röntgendiagnostik im allgemeinen bereits durch massive Backsteinwände, gelegentlich verstärkt durch einige Millimeter Blei, und in der Strahlentherapie durch meterdicke Wände (Barytbeton) erreicht.

Abstand von der Strahlenquelle

Die Intensität einer punktförmigen Strahlenquelle (Röntgenröhre) nimmt mit dem Quadrat der Entfernung ab. Die Dosisleistungen an zwei ausgewählten Punkten verhalten sich umgekehrt wie die Quadrate ihrer Abstände von der Quelle (Abweichungen von dieser Gesetzmäßigkeit ergeben sich bei nicht punktförmigen Quellen).

Aufenthaltsdauer im Strahlungsfeld

Der Aufenthalt im Strahlungsfeld geht direkt proportional mit der Strahlenexposition. Man wird deswegen bemüht sein, durch rasches Arbeiten den Aufenthalt im Strahlungsfeld möglichst kurz zu halten.

10 Gesetzliche Vorschriften beim Einsatz von Hilfsmitteln und Geräten im Rahmen der physikalischen Therapie

W. Rulffs

Moderne Technik, zunehmend komplizierte Systeme und immer differenzierter gestaltete Geräte bieten ohne Zweifel vielfältige Vorteile. Andererseits aber machen sie die Beurteilung von Risiken oder Gefährdungen bei ihrem Einsatz gegenüber Patienten, Behandlern und Dritten immer unübersichtlicher. Erste Forderungen nach einem Schutz für Benutzer und Dritte erhob 1968 das Gerätesicherheitsgesetz (Gesetz über technische Arbeitsmittel), das allerdings noch ganz auf den Arbeitsschutz abgestellt war.

Von 1977 ab an mußten in den Verkehr gebrachte technische Arbeitsmittel das GS-Zeichen (Geprüfte Sicherheit) tragen, welches ihnen nach entsprechender Prüfung durch eine amtlich bezeichnete Stelle zuerkannt wurde.

Es zeigte sich aber, daß bei der Verwendung medizinisch-technischer Geräte Schadensfälle in erheblichem Maße über Defekte an den Geräten hinaus durch Bedienungsfehler – vom Anwender verantwortet – verursacht wurden. Die Verantwortung dafür, daß bei bestimmungsgemäßer Verwendung entsprechender Geräte Patienten, Benutzer und Dritte keinen Gefahren aller Art für Leben und Gesundheit ausgesetzt sind, konnte nicht mehr auf den Hersteller oder Importeur solcher Geräte beschränkt bleiben. Dementsprechend nahm die 1985 verabschiedete „Verordnung über die Sicherheit medizinisch-technischer Geräte" (MedGV) die Betreiber und Anwender besonders in die Pflicht. Diese Verordnung gliederte die medizinisch-technischen Geräte entsprechend ihrem Gefährdungsgrad und den daraus abzuleitenden Sicherheitsauflagen in verschiedene Gruppen ein. Die Gruppe 1 mit den höchsten Sicherheitsanforderungen umfaßte energetisch betriebene medizinisch-technische Geräte, die in einer gesonderten Anlage aufgeführt wurden. In ihr waren u. a. enthalten „Geräte zur Stimulation von Nerven und Muskeln für Diagnose und Therapie". Gruppe 2 umfaßte implantierbare Herzschrittmacher und sonstige energetisch betriebene medizinisch-technischen Implantate. In Gruppe 3 wurden energetisch betriebene medizinisch-technische Geräte, die nicht in der Anlage zu Gruppe 1 aufgeführt und nicht der Gruppe 2 zuzuordnen waren, zusammengefaßt. Alle sonstigen medizinisch-technischen Geräte beinhaltete die Gruppe 4.

☐ EG-Richtlinien fordern inzwischen, die nationalen Gesetze, Vorschriften und Verordnungen europaweit zu vereinheitlichen.

Dadurch soll gewährleistet werden, daß Medizinprodukte in den Vertragsstaaten des Europäischen Wirtschaftsraumes (EWR) überall nach gleichen Anforderungen und dem gleichen technischen und medizinischen Niveau in Verkehr gebracht und in Betrieb genommen werden können. Im Vollzug der „Grundlegenden Anforderungen der EG-Richtlinien" trat am 1.1.1995 das Medizinproduktegesetz (MPG) in Kraft. Der Begriff Medizinprodukte ist hierin erheblich weitergesetzt als im Gerätesicherheitsgesetz oder in der Medizingeräteverordnung. Medizinprodukte nach dem MPG sind Instrumente, Apparate, Vorrichtungen, Stoffe und Zubereitungen von Stoffen bzw. Gegenständen, welche vom Hersteller zur Anwendung für Menschen zu den gleichen Zwecken wie Arzneimittel in den Verkehr gebracht werden, also zur Erkennung, Verhütung, Überwachung, Behandlung oder Linderung von Krankheiten, Verletzungen oder Behinderungen dienen, die zur Untersuchung von Vorgängen im menschlichen Körper oder zum Ersatz von anatomischen Komponenten des Menschen sowie zur Empfängnisregelung eingesetzt werden.

Damit gilt nun für fast alle Medizinprodukte (Produkte für den Einsatz in der Veterinärmedizin und In-vitro-Diagnostika sind zur Zeit vom MPG nicht erfaßt) anstatt einer Vielfalt verschiedener Gesetze und Verordnungen ein einziges Gesetz.

■ Das Medizinproduktegesetz will die ordnungsgemäße Versorgung mit Medizinprodukten sichern, die Leistung und Sicherheit von Medizinprodukten gewährleisten, Patienten, Anwender und Dritte schützen und den freien Warenverkehr aller Produkte mit einer CE-Kennzeichnung im Europäischen Wirtschaftsraum ermöglichen.

Der Hersteller von Medizinprodukten hat vor deren In-Verkehr-Bringen bestimmte Anforderungen der EU-Richtlinien zu erfüllen, die je nach Produktart unterschiedlich gestaltet sind. Erfüllen die Produkte die gestellten Anforderungen, so dürfen sie nach Einschaltung amtlich autorisierter Stellen die CE-Kennzeichnung (Conformité Européenne) führen. Diese CE-Kennzeichnung für Medizinprodukte ist ab 1.1.1995 gültig und kann als Paß für den ungehinderten Vertrieb im EWR betrachtet werden. Das MPG läßt allerdings den Herstellern von Medizinprodukten (Ausnahme Herzschrittmacher und Insulinpumpen) noch eine Übergangsfrist bis zum 13.6.1998. Bis dahin können Medizinprodukte wahlweise entweder noch nach den bislang geltenden nationalen Bestimmungen oder bereits europaweit nach dem neuen Recht in den Verkehr gebracht und in Betrieb genommen werden.

Medizinprodukte, insbesondere Geräte, die vor dem 13.6.1998 betrieben oder angewendet werden und die noch sicher sind sowie ihrer Zweckbestimmung dienen, brauchen allerdings nicht gegen CE-gekennzeichnete Produkte ausgetauscht zu werden. Ihr Betrieb bzw. ihre Anwendung bleibt zugelassen, solange sie Zweckbestimmung und Sicherheitsanforderung erfüllen.

Die CE-Kennzeichnung schließt das gleichzeitige Anbringen des GS-Zeichens aus, denn GS gewährleistet nicht die medizinische Sicherheit und berücksichtigt nicht die in den „Grundlegenden Anforderungen" festgelegte technische Sicherheit. Außerdem werden durch das MPG die medizinisch-technischen Produkte aus dem Gerätesicherheitsgesetz herausgenommen.

Dem Betreiber und dem berufsmäßigen Anwender von Medizinprodukten werden analog der MedGV vielfältige Pflichten auferlegt. Detaillierte Vorschriften werden allerdings noch in einer Verordnung vom Gesetzgeber zu treffen sein. Immerhin fordert das MPG, daß die Anwendung von Medizinprodukten nur durch entsprechend geschultes, auf die Sorgfaltspflichten verwiesenes Personal erfolgt, daß die Einhaltung relevanter Gesetze, Verordnungen und auch der Unfallverhütungsvorschriften gewährleistet ist, daß sicherheitstechnische Kontrollen entsprechend den verschiedenen Vorschriften und nach produktspezifischen Gesichtspunkten durchgeführt werden, daß ein Bestandsverzeichnis und ebenso ein Medizinproduktebuch geführt wird, daß die Genauigkeit von Meßfunktionen an Medizinprodukten gesichert ist und daß alle Zwischenfälle mit Personenschäden der zuständigen Behörde gemeldet werden.

Literatur

1 Grundlegendes zur physikalischen Therapie

Amelung, W., G. Hildebrandt: Balneologie und medizinische Klimatologie, Bd. I–III, Springer, Berlin 1985

Brüggemann, W.: Kneipptherapie, 2. Aufl. Springer, Berlin 1986

Cordes, C., B. Zeibig: Physiotherapie – Hydro- und Elektrotherapie. VEB Volk und Gesundheit, Berlin 1989

Dieckhöfer, K.: Kleine Geschichte der Naturheilkunde. Hippokrates, Stuttgart 1985

Dirschauer, A., U. Dirschauer, J. Hohenhöfel: Physikalische Therapie in Klinik und Praxis, 4. Aufl. Kohlhammer, Stuttgart 1986

Gillmann, H.: Physikalische Therapie, 5. Aufl. Thieme, Stuttgart 1981

Grober, J.: Klinisches Lehrbuch der physikalischen Medizin, 4. Aufl. Fischer, Stuttgart 1964

Grober, J., F. E. Stieve: Handbuch der physikalischen Therapie. Fischer, Stuttgart 1965

Günther, R., H. Jantsch: Physikalische Medizin. Springer, Berlin 1982

Hoff, F.: Fieber. Unspezifische Abwehrvorgänge, Unspezifische Therapie. Thieme, Stuttgart 1957

Holzer, W.: Physikalische Medizin in Diagnostik und Therapie, 6. Aufl. Maudrich, Wien 1947

Jungmann, H.: Naturgemäße Heilmethoden. Steinkopff, Darmstadt 1985

Kiernander, B.: Physical Medicine and Rehabilitation. Thomas, Springfield/Ill. 1953

Klare, V., H. Scholz: Die physikalische Medizin in der täglichen Praxis. Urban & Schwarzenberg, Wien 1949

Knaut, K., B. Reiners, R. Huhn: Physiotherapeutisches Rezeptierbuch, 4. Aufl. Steinkopff, Darmstadt 1986

Kohlrausch, A., K. Widmer, W. Rulffs, G. Rompe: Indikations- und Verordnungshinweise für die Physikalische Therapie, 3. Aufl. Deutscher Ärzteverlag, Köln 1983

Kovács, R.: Electrotherapy and Light Therapy, 6 th ed. Lea & Febiger, Philadelphia 1949

Kowarschik, J.: Physikalische Therapie. Springer, Wien 1958

Kukowka, A.: Abhandlungen aus dem Gebiet der physikalischen Therapie, Bd. I – III. VEB Georg Thieme, Leipzig 1954 – 1957

Lampert, H.: Physikalische Therapie, 3. Aufl. Steinkopff, Dresden 1955

Nikolowa-Troeva, L.: Physiotherapie der chirurgischen Erkrankungen. Urban & Schwarzenberg, München 1970

Ostermann, M.: Praktikum der physikalisch-diätetischen Therapie. 3. Aufl.. Lüdin AG, Liesthal/Schweiz 1952

Parow, J.: Funktionelle Atmungstherapie, 3. Aufl. Thieme, Stuttgart 1972

Schliephake, E., H. Lampert, H. Pfleiderer: Physikalische Therapie, Balneotherapie, Klimatherapie. Huber, Bern 1958

Schmidt, K. L., H. Drexel, K. A. Jochheim: Lehrbuch der Physikalischen Medizin und Rehabilitation. Fischer, Stuttgart 1995

Schmidt-Kessen, A. Adam: Wirkungsmechanismus der „Heißen Rolle". Z. Krankengymnastik 32 (1980) 648 – 655

Scholtz, H. G.: Physikalisch-diätetische Therapie, 5. Aufl. de Gruyter, Berlin 1963

Thom, H., W. Rulffs: Praxis der Physiotherapie. In Cotta, H., W. Heipertz, A. Hüter-Becker, G. Rompe: Krankengymnastik, Bd. III. Thieme, Stuttgart 1986

Vogler, P.: Physiotherapie, 3. Aufl. Thieme, Stuttgart 1983

Wagner, R.: Probleme und Beispiele biologischer Regelung. Thieme, Stuttgart 1954

2 Thermotherapie

Arnim, D. von, W. Rulffs: Physikalische Therapie in der Neurologie. In Grober, J., F. E. Stieve: Handbuch der Physikalischen Therapie, Bd. IV. Fischer, Stuttgart 1968

Benade, W.: Moore, Schlamme, Erden (Peloide). Steinkopff, Dresden 1938

Biermann, W.: Therapeutic use of cold. J. Amer. med. Ass. 157 (1955) 1189

Blair, E.: Clinical Hypothermia. McGraw-Hill, New York 1964

Brauch, F.: Die Behandlung mit ansteigenden Teilbädern. Steinkopff, Dresden 1941

Brüggemann, W.: Kneipp Vademecum pro medico. Kneipp Naturmittel, Würzburg 1979

Dévény, A.: Kryotherapie spastischer Kinder. Z. Krankengymnastik 34 (1982) 362 – 366

Devrient, W.: Überwärmungsbäder, 4. Aufl. Marcus & Webers, Berlin 1950

Fey, Chr.: Hydrotherapie, dargestellt mit besonderer Berücksichtigung des Kneippschen Heilverfahrens. Haug, Stuttgart 1950
Fey, Chr.: Über neuere Entwicklungen in der Kneippschen Hydrotherapie. Sanitas, Wörishofen 1961
Fritzsche, I., W. Fritzsche: Die wissenschaftlichen Grundlagen des Saunabadens, 3. Aufl. Janßen, Steinhagen 1980
Gehrke, A., H. Drexel: Grundlagen der Bäderbehandlung. In Brüggemann, W.: Kneipptherapie, Springer, Berlin 1980
Gillert, O., W. Rulffs: Hydro- und Balneotherapie, 11. Aufl. Pflaum, München 1990
Hartmann, A.: Badereise durch fünf Jahrtausende. Selbstverlag, Mainz 1969
Hentschel, H. D.: Wirkung und Anwendung pflanzlicher Badeextrakte. Fortschr. Med. 75 (1957) 75, 101
Jahnke, K. H.: Wärmeapplikationen und ihr Wirkungsmechanismus. Ther. Umsch. 10 (1953) 1
Knebel, R.: Wirkung und Indikation der Bäderbehandlung bei Herzkranken. In v. Bergmann, G., W. Frey, H. Schwiegle: Handbuch der inneren Medizin, Bd. IX/9. Springer, Berlin 1960
Krauss, H.: Hydrotherapie. VEB Volk und Gesundheit, Berlin 1960
Lampert, H.: Überwärmung als Heilmittel. Hippokrates, Stuttgart 1948
Lendle, L.: Pharmakologische Probleme in der Balneologie. Universitäts-Verlag Köln, 1962
Liman, W., u. Mitarb.: Arterielle Durchblutung unter Kryotherapie bei chronischer Polyarthritis. Z. phys. Med. Baln. med. Klim. 11 (1982) 196–201
List, M.: Eisbehandlung in der Krankengymnastik. Zentralverband Krankengymnastik e.V., München 1978
Martin, A.: Deutsches Badewesen in vergangenen Tagen. Diederichs, Jena 1906
Noelle, B.-M.: Kälte im Therapieverbund. Jahn & Ernst, Hamburg 1985
Ott, V. R.: Die Sauna. Schwabe, Basel 1948
Peithner, G.: Kältetherapie aus interdisziplinärer Sicht. Uhlen, Wien 1991
Rulffs, W.: Wärmepackungen und ihre Wirkungen. Allg. Therapeutik 8, 1961
Rulffs, W.: Kryotherapie – Indikationen und Kontraindikationen. Arch. Badewes. 34 (1982) 51
Rulffs, W.: Möglichkeiten der Kneipptherapie in der Klinik. In Brüggemann, W.: Kneipptherapie. 2. Aufl., Springer, Berlin 1986
Rulffs, W.: Wirkprinzipien der Balneotherapie. Arch. Badewes. 48 (1995) 326
Schleinkofer, G.: Gußfibel für Schule und Praxis. Kneipp, Bad Wörishofen 1982
Schlenz, J.: Das Überwärmungsbad (Schlenzbad). Inn-Verlag, Innsbruck 1948
Souci, S. W., K. Schöpp: Medizinische Bäder. In Ullmanns Enzyklopädie der technischen Chemie, 3. Aufl., Bd. XII. Urban & Schwarzenberg, München 1960
Trnavsky, G.: Kryotherapie. Pflaum, München 1978
Wiedemann, E.: Thermotherapie. In Grober, J., F. E. Stieve: Handbuch der Physikalischen Therapie, Bd. II/1. Fischer, Stuttgart 1971

3 Mechanotherapie

Beckmann, P., W. Walinski, Chr. de Werth: Internistische Übungsbehandlung. Hippokrates, Stuttgart 1961
Heiss, F.: Praktische Sportmedizin. Enke, Stuttgart 1964

Hollmann, W., Th. Hettinger: Sportmedizin, Arbeits- und Trainingsgrundlagen. F. K. Schattauer, Stuttgart 1980

Krafft, B.: Die Auftriebstherapie, eine spezielle Form der Unterwasserbewegungstherapie zur Behandlung von orthopädischen und neurologischen Erkrankungen, 2. Aufl. Eigenverlag 1985

Kraus, H., W. Raab: In Beckmann, P.: Krankheiten durch Bewegungsmangel. Barth, München 1964

Mucha, C.: Krankengymnastik. In Schmidt, K. L., H. Drexel, K.-A. Jochheim: Lehrbuch der Physikalischen Medizin und Rehabilitation. Fischer, Stuttgart 1995

Reindell, H., F. Roskamm, W. Gerschler: Intervalltraining. Barth, München 1962

Thom, H.: Physikalische Therapie von posttraumatischen Gelenksteifen. Unfallchirurgie 8 (1982) 334-340

4 Elektrotherapie

Alm, H.: Einführung in die Mikrowellentherapie. Berliner Medizinische Verlagsanstalt, Berlin 1958

Axelgaard, J., J. Brown: Scoliosis correction. Rehabilitation Engineering Center at Rancho Los Amigos Hospital. Ann. Rep. 7 (1978) 13 – 16

Bankov, S.: Ein neuer niederfrequenter Impulsstrom in der Rehabilitation von Schädigungen des Bewegungsapparates. Beitr. Orthop. 19 (1972) 458 – 462

Bassett, C. A. L.: Electrical effects in bone. Sci. Amer. 213 (1965) 18

Becker, R. O., D. G. Murray: The electrical controlsystem regulating fracture healing in amphibians. Clin. Orthop. 73 (1970) 169

Bernard, P. D.: La Thérapie Diadynamique. Naim, Paris 1949

Bobechko, W. P.: Scoliosis spinal pacemakers. J. Bone J. Surg. Vol. 56-A (1974) 442

Clayton, E. B.: Actinotherapy and Diathermy for Students. Baillière, Tindall & Cox, London 1945

Delherm, L.: Nouveau traité d'électroradiothérapie, vol. I – III. Masson, Paris 1951

Edel, H.: Fibel der Elektrodiagnostik und Elektrotherapie, VEB Volk und Gesundheit, Berlin 1991

Edel, H., S. Sterneck: Untersuchungen zur analgetischen Wirksamkeit stochastischer Impulsfolgen. Z. Physiother. 31 (1979) 249 – 252

Fukada, E., I. Yasuda: On the piezoelectric effect of bone. J. Phys. Soc. Jap. 12 (1957) 1158

Giljarowski, W. A., N. M. Kirillowa, J. J. Liwenzew, Z. A. Segal: Elektroschlaf. VEB Volk und Gesundheit, Berlin 1956

Gillert, O., W. Rulffs, K. Boegelein: Elektrotherapie. 3. Aufl. Pflaum, München 1995

Henke, G.: Elektrotherapie in der Praxis. Kirchheim, Mainz 1991

Henssge, E.: Selektive niederfrequente Reizstromtherapie und Elektromyographie. VEB Thieme, Leipzig 1952

Hymes, A. C., u. Mitarb.: Electrical stimulation reduces complications after surgery. Amer. med. Ass. 230 (1974) 1623 – 1624

Jantsch, H., F. Schuhfried: Niederfrequente Ströme zur Diagnostik und Therapie, Maudrich, Wien 1974

Koeppen, S.: Elektrotherapie. In J. Grober, F. E. Stieve: Handbuch der Physikalischen Therapie, Bd. I. Fischer, Stuttgart 1966

Liman, W. u. Mitarb.: Arterielle Durchblutung unter Kryotherapie bei chronischer Polyarthritis. Z. phys. Med. Baln. med. Klim. 11 (1982) 196 – 201

Lullies, H.: Elektro-physiologische Voraussetzungen der Elektro-Diagnostik und Elektro-Therapie. Elektromedizin 6 (1961) 87 – 92

Melzack, R.: Phantom limb pain: Implications for treatment of pathologic pain. Anesthesiology 35 (1971) 409–419

Melzack, R.: Prolonged relief of pain by brief, intense transcutaneous somatic stimulation. Pain 1 (1975)

Müller, O., E. Schliephake: Einführung in die Elektromedizin. Fischer, Stuttgart 1960

Nemec, H.: Die Elektrogymnastik. Springer, Wien 1941

Nemec, H.: Der interfero-dynamische Strom in der komplexen Interferenz-Therapie: Physiotherapy 64 (1973) 581–584

Nicolaides, A. N., D. Irving: The risk of deep venous thrombosis in surgical patients using multivariant analysis. Abstracts Vth Congress of the International Society on Thrombosis and Haemostase, Paris 21.–26. Juli, 1975

Nikolowa-Troeva, L.: Einfluß des Interferenzstromes auf die Regeneration des Knochengewebes. Kurortol. fizioter 2 (1969) 70

Nikolowa-Troeva, L.: Physiotherapie der chirurgischen Erkrankungen. Urban & Schwarzenberg, München 1970

Palmrich, A. H., H. Jantsch. H. Nückel: Über die Möglichkeit einer elektrischen Wehenanregung. Wien. klin. Wschr. 61 (1949) 40

Pothmann, R.: TENS – Transcutane elektrische Nervenstimulation. Hippokrates, Stuttgart 1991

Schliephake, E.: Kurzwellentherapie, 6. Auf. Fischer, Stuttgart 1960

Senn, E.: Elektrotherapie. Thieme, Stuttgart 1990

Thom, H.: Einführung in die Kurzwellen- und Mikrowellentherapie, 3. Aufl. Urban & Schwarzenberg, München 1963

Thom, H.: Stereodynamische Interferenzstromtherapie (Grundlagen und erste Ergebnisse). Elektro-Medica 48 (1980) 18–21

Thom, H.: Elektrotherapie. In Witt, A. N., H. Rettig, K. F. Schlegel, M. Hakkenbroch, W. Hupfauer: Orthopädie in Praxis und Klinik Bd. II, 2. Aufl. Thieme, Stuttgart 1981

Träbert, H.: „Ultra-Reizstrom", ein neues therapeutisches Phänomen. Elektromedizin 2 (1967) 197

Weigert, M., P. Venohr, C. Werhahn: Versuche zur Beschleunigung der Pseudarthrosenheilung an Kaninchentibien im Rechts-Links-Versuch durch elektrischen Strom. Langenbecks Arch. Chir. 329 (1971) 1016

5 Ultraschalltherapie

Beier, W., E. Dörner: Der Ultraschall in der Biologie und Medizin. VEB Georg Thieme, Leipzig 1954

Bergmann, L.: Der Ultraschall und seine Anwendung in Wissenschaft und Technik, 6. Aufl. Hirzel, Stuttgart 1954

Fuchs, G.: Ultraschalltherapie. Hollinek, Wien 1954

Knoch, H. G., K. Huhn: Therapie mit Ultraschall, 4. Aufl. Fischer, Jena 1991

Koeppen, S.: Die Anwendung des Ultraschalls in der Medizin. Hippokrates, Stuttgart 1951

Matthes, K., W. Rech: Der Ultraschall in der Medizin. Hirzel, Stuttgart 1949

Pohlman, R.: Die Ultraschalltherapie. Huber, Bern 1951

Rulffs, W.: Möglichkeiten der physikalischen Therapie bei Herpes zoster. Z. phys. Med. 6 (1977) 129

van Went, J.: Ultrasonic and Ultrashort Waves in Medicine. Elzevir, Amsterdam 1954

Walther, H.: Therapie des Herpes zoster mit Ultraschall. Arch. phys. Ther. 20 (1968) 227

6 Lichttherapie

Becker-Casademond, R.: Phototherapie. In Drexel, H., G. Hildebrandt, K. F. Schlegel, G. Weimann: Physikalische Medizin, Bd. 4. Hippokrates, Stuttgart 1988

Cordes, C., B. Zeibig: Physiotherapie – Hydro- und Elektrotherapie. VEB Volk und Gesundheit, Berlin 1989

Klein, E., E. O. Seitz, A. E. H. Meyer: Ergebnisse und Fortschritte auf dem Gebiet der Anwendung der ultravioletten und infraroten Strahlung in der Medizin. Steinkopff, Dresden 1955

Meyer, A. E. H., E. O. Seitz: Ultraviolette Strahlen, 2. Aufl. de Gruyter, Berlin 1949

Rollier, A.: Die Heliotherapie. Urban & Schwarzenberg, München 1951

Schröpl, F.: Die Fototherapie mit Psorilux-Bestrahlungsgeräten. Umschau, Frankfurt 1981

Seichert, N.: Phototherapie. In Drexel, H., G. Hildebrandt, K. F. Schlegel, G. Weimann: Physikalische Medizin, Bd. 4. Hippokrates, Stuttgart 1988

7 Inhalationstherapie

Bergmann, K.-C., B. Wisthal: Medikamentöse Therapie von Atemwegskrankheiten mit Inhalationsgeräten. Arcis, München 1993

Brauchle, A.: Der Naturarzt, 18. Aufl. Prisma, Gütersloh 1987

Dirnagl, K., O. P. Schmidt, B. Lauber: Pneumotherapie. In Schmidt, K. L., H. Drexel, K.-A. Jochheim: Lehrbuch der Physikalischen Medizin und Rehabilitation. Fischer, Stuttgart 1995

Köhler, D., W. Fleischer: Was ist gesichert in der Inhalationstherapie? Arcis, München 1991

Lindemann, H.: Inhalationsbehandlung. Pari Werk, Starnberg

Schlegel, J.: Diagnostik der obstruktiven Atemwegserkrankungen in der Praxis. Hoechst, Frankfurt 1993

Schwab, W.: Die physikalische Therapie in der Oto-Rhino-Laryngologie. In Grober, J., F. E. Stieve: Handbuch der Physikalischen Therapie, Bd. IV. Fischer, Stuttgart 1968

8 Kurortmedizin

Amelung, W., G. Hildebrandt: Balneologie und Medizinische Klimatologie, Bände I–III. Springer, Berlin 1985

Baier, H., Chr. Rompel-Pürckhauer: Die langzeitige physiologische Adaptation durch Kurbehandlung. Z. angew. Bäder-Klimaheilk. 7 (1980) 43

Deutscher Bäderverband: Deutscher Bäderkalender. Flöttmann, Gütersloh 1991

Deutscher Bäderverband – Deutscher Fremdenverkehrsverband: Begriffsbestimmungen für Kurorte, Erholungsorte und Heilbrunnen. Flöttmann, Gütersloh 1991

Gercke, W.: Prävention und Rehabilitation. Banaschewski, München 1958

Hildebrandt, G.: Chronobiologische Grundlagen der Ordnungstherapie. In Brüggemann, W.: Kneipptherapie. Springer, Berlin 1980

Hildebrandt, G., H. Jungmann: Die Kurortbehandlung. Deutscher Bäderkalender, Flöttmann, Gütersloh 1995

Hoechst Pharma Deutschland: Rehabilitation bei Neurodermitis, Psoriasis und anderen Hauterkrankungen. Bad Soden/Ts 1995

Kirschner, Ch.: Grundsätze für zeitgemäße Behandlung in Heilbädern und Kurorten. Deutscher Bäderkalender. Flöttmann, Gütersloh 1995

Kritžek, V.: Kulturgeschichte des Heilbades. Kohlhammer, Stuttgart 1990

Riehemann, W.: Medizinische Rehabilitation in Heilbädern und Kurorten aus der Sicht der Rentenversicherungsträger. Deutscher Bäderkalender. Flöttmann, Gütersloh 1995

Schmidt-Kessen, W.: Klimatherapie. In Schmidt, K. L., H. Drexel, A. Jochheim: Lehrbuch der Physikalischen Medizin und Rehabilitation. Fischer, Stuttgart 1995

Schmidt-Kessen, W., B. Hartmann: Balneologie. In Schmidt, K. L., H. Drexel, A. Jochheim: Lehrbuch der Physikalischen Medizin und Rehabilitation. Fischer, Stuttgart 1995

Schultze, E. G.: Meeresheilkunde. Urban & Schwarzenberg, München 1973

Wannenwetsch, E.: Der Stellenwert der Kur im Gesundheitswesen. Heilkunst 11 (1991) 429

9 Anwendung ionisierender Strahlung in der Medizin

Aurand, K., H. Bücker, O. Hug, W. Jacobi, A. Kaul, H. Muth, W. Pohlit, W. Stahlhofen: Die natürliche Strahlenexposition des Menschen. Thieme, Stuttgart 1974

Ewen, K., G. Schmitt: Grundlagen des praktischen Strahlenschutzes an medizinischen Röntgeneinrichtungen. Enke, Stuttgart 1975

Frommhold, W., H. Gajewski, H. D. Schoen: Medizinische Röntgentechnik, Bd. I: Physikalische und technische Grundlagen, 4. Aufl. Thieme, Stuttgart 1979

Fuchs, G.: Die Strahlengefährdung des Menschen in der gegenwärtigen Zivilisation. Akademie-Verlag, Berlin 1971

Handbuch der Medizinischen Radiologie, Bd. I/1. Springer, Berlin 1968

Handbuch der Medizinischen Radiologie, Bd. XVI/1. Springer, Berlin 1970

Handbuch der Medizinischen Radiologie, Bd. XVI/2. Springer, Berlin 1971

Hug, O.: Medizinische Strahlenkunde. Biophysikalische Einführung für Studierende und Ärzte. Springer, Berlin 1974

Jaeger, R. G., W. Hübner: Dosimetrie und Strahlenschutz. Thieme, Stuttgart 1974

Laubenberger, Th.: Leitfaden der medizinischen Röntgentechnik, 5. Aufl. Deutscher Ärzte-Verlag, Köln 1990

Scherer, E.: Strahlentherapie. Radiologische Onkologie. Springer, Berlin 1976

Scherer, E.: Strahlentherapie. Eine Einführung, 3. Aufl. Thieme, Stuttgart 1981

Schlungbaum, W.: Medizinische Strahlenkunde, 7. Aufl. Anhang: Einstelltechnik. de Gruyter, Berlin 1993

Stieve, F. E., H. S. Stender: Strahlenschutz, Kurslehrgang für die in der medizinischen Röntgendiagnostik tätigen Personen. Hoffmann, Berlin 1990

Strahlenschutzkurs für Ärzte. Grundkurs, 5. Aufl. Hoffmann, Berlin 1994

Veröffentlichungen der Internationalen Strahlenschutzkommission, ICRP, H. 34. Pergamon Press, Oxford 1982

Veröffentlichungen der Internationalen Strahlenschutzkommission, ICRP. H. 60. Pergamon Press, Oxford 1990

10 Gesetzliche Vorschriften beim Einsatz von Hilfsmitteln und Geräten im Rahmen der physikalischen Therapie

Anselmann, N.: Harmonisierung bei medizintechnischen Produkten. Dt. Ärzteblatt 89 (1992) C 235–238

Jeiter, W.: Das neue Gerätesicherheitsgesetz. C. H. Beck, München 1980

Krebs, A.: Verordnung über die Sicherheit medizintechnischer Geräte – Med GV. Einführung, 3. Aufl., Bibliomed, Melsungen 1986

Richtlinie 93/42/EWG des Rates vom 14. Juni 1993 über Medizinprodukte. Amtsblatt der Europäischen Gemeinschaften vom 12. 7. 93 Nr. L 169/1–42

Rulffs, W.: Verordnung über die Sicherheit medizintechnischer Geräte. Der Dt. Badebetrieb 77 (1986) Heft 8

Sichere Geräte in der Medizin. Medizingeräteverordnung – Text mit Erläuterungen. Herausgegeben vom Ministerium für Arbeit, Gesundheit und Soziales des Landes NRW. Ausgabe 1990

Sachverzeichnis

E

F

G

I

J

K

N

Q

R

S

T